小腻腻的向日葵小班系列丛书

后天美女养成记

（升级版）

小腻腻 著
NINI WORKS

U0244053

经济科学出版社
Economic Science Press

It's all about sharing

腻腻的话

2007年4月30日，向日葵小班诞生了。开博时没有任何雄心壮志，只是想跟同学们分享些生活中的经验，开篇日志就叫做"It's all about sharing"。因为当老师这么多年，发现学生们需要的不光是书本上的知识，不光是考试的技巧，更是生活的态度和智慧。而这些东西不太容易在学校里得到，就来向日葵小班做客吧！

不知不觉过了三年，这个博客变成我生活中很重要的一部分，也非常欣慰地看到积极阳光的态度影响了这么多朋友的生活。而正所谓"教学相长"，读者们提出的不少问题也促使我不断查阅资料，吸收新的知识，修正、提升自我认知。

这是一个知识改变命运，态度决定生活的年代。而博客这个平台让我一介草根得到如此广泛的关注，更有幸获得经济科学出版社和编辑刘瑾的赏识，有机会把自己的生活体验集结成书，实在是而立之年最好的礼物。

为了慎重起见，书中所涉及的产品和方法都经过我亲身验证，并集合各方用户反馈，力求做到公正客观。如有疏漏、不正确之处，诚恳欢迎批评指教。但其实介绍产品不是本书的目的，而是分享探索学习的过程。变美跟任何学科一样，是个多方吸收知识再分析消化为己所用的过程。我也从最开始的盲目跟风到形成自己的一套体系，期间走过不少弯路，但更多的是收获，所以迫不及待要跟大家分享。

书中的方法并无什么高深的道理或玄妙，唯一的灵丹妙药就是两个字——坚持。别再抱怨自己天分不如人，先天不足后天补，每个女生都能通过努力修炼成后天美女。

在这本书发行一年多之后，承蒙大家的厚爱和出版社的支持，本书升级版也与大家见面了，升级版中做了一些必要的修订和补充，希望对读者更有参考价值。这一年多来我改变了生活的轨道，更多地四处旅行，博览群书，吸收更广泛的知识来充实自己。在这个纷乱甚至有时让人悲观的世界里，要坚持做自己不容易，但仔细想想其实也不难。不要忘记向日葵的精神，在寒冬中也努力吸收养分养精蓄锐，在阳光下尽情绽放，用灿烂的笑容来装扮自己，创造每一天的美好新生活。

When one door closes,
another will open.

希望这本书和向日葵小班，能陪伴你我茁壮成长！

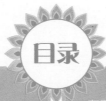

目录

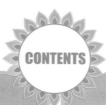

CONTENTS

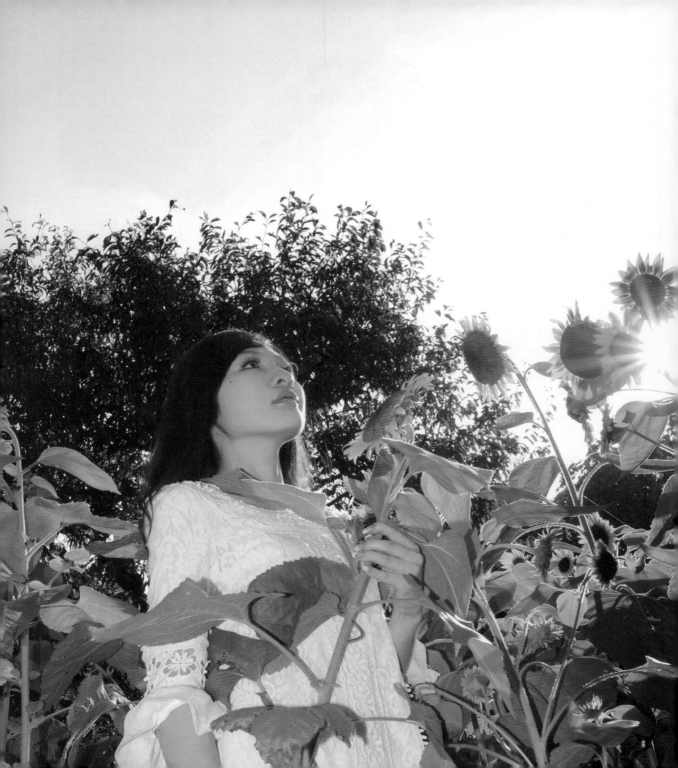

总 有 一 种 生 长　让 我 们 满 怀 希 望

120斤的小飞象，蝶变成80斤娇小美少女的传奇演化史

人生从减肥开始

我的人生，是从减肥才真正开始的。这样说也许有点夸张，但记得看过日本某减肥达人的一句话，意思是说，连自己身材也不能控制的人，不要指望能掌控自己的人生。

这世界上只有极少数人是被神吻过的孩子，天生好身材，怎么吃也不胖。同理，还有不用保养皮肤就吹弹可破，和不用学习也总考第一的人。我们这些凡夫俗子，甚至出生就不幸头先着地的人该怎么办呢？是自哀自怨庸碌过一生？还是自己动手创造绚丽人生？

我生下来就是个重达8斤的胖娃娃，害得妈妈要经历剖腹产之苦。从小脸上就是肉嘟嘟的，但是不爱吃饭。妈妈怕我长不好，就给吃了小儿催肥粉，多年后听到这个消息真是晴天霹雳！

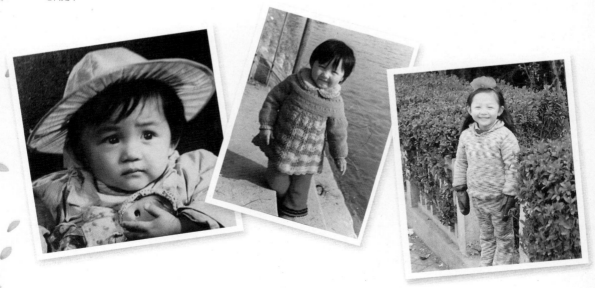

小时候一直算微胖，不过娃娃胖点到不碍事，深受叔叔阿姨们的喜欢，每逢看到我都想上来捏两把……

小学时瘦过一阵，用妈妈的话来说那是"抽条"，也是我童年最活跃的一段时间。小学的生活过得无忧无虑，有帮伙伴一起唱歌跳舞做游戏，不过纯真的美好总是不能长久。

上初中后开始住校，那时候完全没有健康观念，也没有太多选择。每天吃着食堂的油腻饭菜，也不爱吃蔬菜水果，还常把方便面当宵夜，而坐着学习的时间远远多于起身活动的时间，结果当然是义无反顾地走上发福之路。那时候还满怀少女情怀，想学杂志上的明星拍艺术照，就跟妈妈提出这个要求作为十三岁生日的礼物。当时成都还没有时尚摄影的概念，妈妈就带我去了最火爆的婚纱影楼。结果拍出来的效果惨不忍睹，仿佛中年大妈硬要扮清纯，吓得我之后很长一段时间根本不敢拍照。本想销毁这些照片，幸好妈妈帮我藏了起来，多年之后再看很有喜剧效果。

住校的生活一来饮食不健康，二来节奏

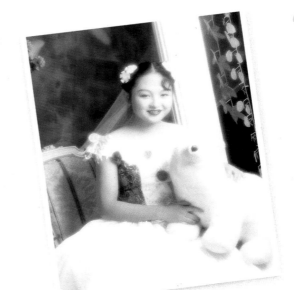

紧张，学习压力大。六年下来我变成了习惯性便秘，最糟的时候一周才能大便一次。那时候肚子总是鼓鼓的，坐下来就三层松垮垮的肥肉缠身，象腿也渐渐形成。这张图片是我上高二时学校组织旅游拍的，当时还想穿背带裤来掩盖这一事实，却只能欲盖弥彰，导致自己占据了画面上最大的体积。

又胖又要装娇羞，这样的照片也敢拿出来献丑，全是因为好友一句鼓励的话："真

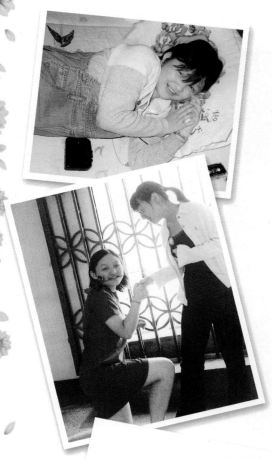

的勇士，敢于面对曾经肥胖的人生！"那时候不但外表羞于见人，学习成绩也不好，数学尤其差。因为在我们这所中学，身边的同学都是各校选出来的佼佼者，有些人特别聪明，有些人自控能力特别强。但我当时一样优势也没有，越是学不好就越没有信心，就越想逃避；但外表又这么不堪，不知能逃到哪里去。那时候就寄情于看电影和听音乐，希望天降神迹在自己身上，某天睡醒就会肥妹变公主。故事的结局你也想得到，不作出任何努力就想要收获的美梦，在哪个世界里也不会实现的。幸好那时候看的都是英文电影，听的都是英文歌，总算收获了好听力，为好口语奠定了基础，任何付出都不会是白费的。

我就这样一路肥到高三毕业，要跟同学们各奔东西了。我勉强考上本地一所二流大学的专科，闺蜜猪儿则被复旦大学录取。在天台上与她告别，心中其实充满对未来的迷茫和不安。

另一位瘦子是考到北京学医的数学课代表白白，今天看了这张照片才猛然意识到，在中学里成绩好的女生几乎都不会太胖，原因不外乎是天赋异禀或自控力超强吧。

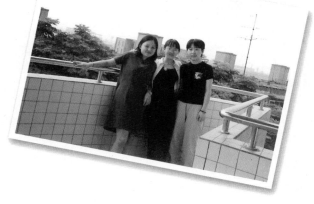

奇迹不是一天发生的，但一定会发生

　　我天生胸无大志，本想将就读完这所大学，学个旅游管理专业，毕业后就当导游混混看。结果上学报到第一天梦就破碎了，因为被告知还要继续学高等数学和微积分，担心自己混不下去。这时候正好父母提出希望我留学，于是把赌注压在这上面，花了一年时间自学雅思，自己申请学校和签证。最终出发机票到手那一天，觉得人生终于出现转折，命运即将改变。

　　但十几年后的今天，尤其在当了多年出国培训教师之后，我想告诉同学们不管做什么事，**外因只是一个契机，真正改变还是要靠自己**。有些人觉得在国内学不好是因为教育制度的问题，只要到了国外自然会发光发热，但事实绝不尽然。不少砸钱出国读了两三年语言学校的学生，还要回国来参加培训班，目标只是要考个雅思6.0这样的及格分数，再上大学。这些人可能拥有丰厚的物质条件，却缺乏最基本的学习精神和动力。

　　比如我当时申请学校本想找中介，但咨询过价钱之后觉得太贵，拿了一堆免费资料回家研究，发现程序其实并不复杂。英联邦国家很欢迎中国留学生，直到今天不少学校的网站上甚至能直接在线申请。那个年代网络还不发达，但也可以上学校的网站下载申请表格，填好了之后发传真过去。申请过程中也遇到过不少困难，但正好促使我查找资料学习，第一次感到学东西是为了自己，不是被老师或家长逼迫，而且学了真的有用。这过程对我是个很大的锻炼，不管是在之后的学习或者工作中，这种motivation and ability to learn（学习的主动性和能力）都是最宝贵的财富。

　　当老师这几年教了上万个学生，也算阅人无数了，稍加了解之后基本能看出一个学生的前途，是会蒸蒸日上还是碌碌无为。这不在于能不能出国，而主要是个人有没有决心和毅力掌控自己的人生，有没有主动吸收知识并学以致用的精神。

　　但留学生活绝非想象中的轻松浪漫，这里虽然不需要从早到晚上课，作业也不多，但教授要求学生要自己阅读大量学术书籍和期刊，所有的project也都是要消化吸收知识后加上自己见解的成果。而在生活上，我本来就爱吃甜食，再加上在甜甜圈店打工，又为了省钱就每天吃店里卖不完剩下的甜甜圈果腹，在新西兰蔬菜比较贵，奶制品则又好又便宜，正好也是我爱吃的，所以留学初期主要的饮食结构就是甜品+奶制品，再加点辣的老干妈豆豉调味，可以想象当时肥成怎样吗？真可惜那段时间连仔细照镜子都不肯，更别说拍照存证，不然大家就有更惊悚的照片可以看了。

其实当时自我感觉还并不算太糟，因为身边的外国同学都是粗壮型的，比起来我还算秀气的，总被她们怜惜地感叹说：You're so small, you should eat something！就这样被催眠着，长成了120斤的小飞象，直到假期回国才惊觉商场里好看的衣服都穿不下了，亲朋好友见面都意味深长地打量我说："长好了嘛！国外就是养人呐！"同学聚会也不敢合照留念，真不愿意见到自己在画面中无限膨胀的样子。这种羞辱感就成为我前进的动力，我决定改变形象。

再回到新西兰，我开始潜心研究减肥方法。初期走过不少弯路，比如尝试极端的苹果减肥法，甚至断食法，又或者极其伤身的催吐法，肥没减下来，却搞得身体虚弱，甚至生理期不正常。幸好我从小受妈妈的影响不爱吃药，就算感冒也只是多喝水扛过去，从没想过用吃减肥药的方法。曾有位同学告诉我，她吃了某名牌减肥药，兴奋得睡不着觉，躺在床上都能听见自己的心跳声，早上六点就爬起来去图书馆做高数。而另外一些同学长期吃药，瘦是瘦了，却总是处于狂躁状态，皮肤粗糙、精神不好。

其实减肥和学习或工作一样，不能急于求成。这么简单的道理大家都知道，却不见得真正明白其中含义。就像口语基础不好的同学总梦想哪天张口就能讲出流利的英语，却不愿照我说的每天跟读20分钟，总问有没有"更简单的方法"，作为老师真是感觉很无奈。而在博客上遇到请教"三天快速瘦身法"的同学，我也总是反问他们是用多长时间肥成现在这样的？何来三天减肥这样不切实际的幻想呢？你付出多少，就会收获多少，任何违反大自然规律的行为都是会受惩罚的，而且注定不能持久。

那时候我意识到一时的瘦并非终极目标，关键是如何长期保持。跟所有的学问一样，这背后并没有什么惊人的玄妙，只要掌握消耗大于摄入的原则，再配合一些生活习惯就能做到。不过这个公式里有个神秘小配方，就是"坚持"二字，缺了它不能成事，偏偏却是最难做到的。

在看这本书的同学们，如果自我感觉有肥胖困扰，请先自问一下你在学习工作甚至感情生活上是不是有诸多不顺？最后期限快要到了却还毫无头绪？觉得自己事事不如人？得不到认同感？……所有的烦恼归根结底，在于你没有坚持，没有全情投入地去为一件事耕耘。如果你决心要改变，不如就从健康的减肥做起，慢慢改变生活习惯。

减肥不该是一时兴起，而是一种长期坚持的lifestyle。

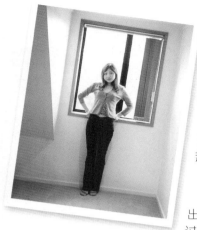

我开始拒绝喝甜的饮料，而且改变了整个饮食结构，尽量只吃自制的低卡食品，虽然并没有马上瘦下来，但确实开始出现平稳的变化，几个月后就感到衣服裤子都变宽松了。左图为减肥一年半左右拍的，虽然现在看来还是很胖，但生平第一次穿上了紧身牛仔裤，自我感觉超级HOT，从没这么瘦过。从那时候就开始习惯穿高跟鞋，除了能拉长身体的线条，还能帮助消耗更多热量。

两年以后妈妈来看我，说出同样的话："从没见你这么瘦过！"我那张肥脸也终于消肿了，露出久违的尖下巴。

大学毕业时在鸭子湖边留念，穿着从二手店淘来的复古印花裙，心情一片蔚蓝。自从瘦下来之后变得自信开朗多了，开始敢跟教授当面讨论问题，上课也乐于举手发言了。跟同学一起做group project的时候也敢大声说出自己的想法，并交到不少好朋友。

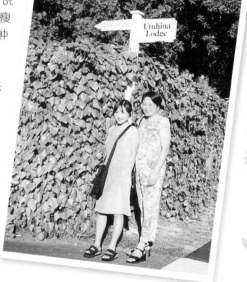

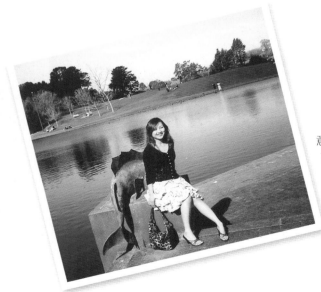

再次放假回国，终于拍到了相对满意的艺术照，一洗十三岁大妈照的耻辱。而且在亲朋好友面前终于扬眉吐气，连妈妈也来探讨减肥秘方，认为连我都能成功她也有希望了。现在，妈妈过得比我更健康，坚持每天练瑜伽和清淡饮食，身材和各方面状态都保持得相当年轻。说起来还真要感谢妈妈把瑜伽和普拉提介绍给我，因为我那时候还算是温和地、慢慢地瘦下来的，可还是出现了松弛的现象。及时的塑形运动，让我从单纯的"瘦"变成"紧"，穿衣服更好看了。

左图应该算是我最瘦的时候，不但每天练普拉提，上课也很拼命。两个半小时一节课，很多老师都是坐着讲的，只有我踩着高跟鞋走来走去，不但有利于跟学生直接互动，也能锻炼身体。那年暑假还挑战过一天上10小时的课，累到回家就只有趴下的份了。整个暑假课程上完后，意外的收获就是瘦到前所未有的境界，而且很紧实。忙完之后去度假，恨不得有多短穿多短，整天露着小腹到处跑，实在是因为小时候做梦都没想到过自己有天也能穿这样的衣服啊！

年轻时比较生猛，就算出门逛街也要穿高跟鞋，走几个小时也不怕累。高跟鞋真是瘦腿最好的武器，只要走路方法正确，再加上放松按摩，能把小腿肌肉练得修长。

每年冬天会允许自己小胖一下，但夏天一定要再瘦回来。年龄慢慢大了，不会再穿中空装到处跑，但偶尔还是要穿穿紧身背心提醒自己时刻不能放松。

算起来从刚开始减肥到现在也有十个年头了，中间经历过几次起伏，现在维持在比较理想的状态。其实每个人瘦到一定阶段，都会有些减不下来的死穴。比如我是上臂粗壮的蝴蝶袖怎么也无法消除，而且大腿也比较有肉。通过做运动也无法根本改善，就要利用穿衣术扬长避短，让人视觉上看起来更瘦。所以我最爱穿这一类型的搭配，宽阔的袖子遮住手臂，下摆微微散开显得大腿较细，而用腰带拉长比例显出腰身。每个人都求好心切，但若不是做职业模特，没必要追求身体每个部

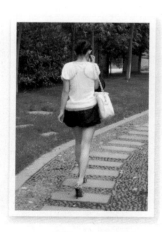

位都要完美，只要穿对衣服也能达到理想的效果哦。

而我自己到了这个年龄也不敢太瘦，女性体内没有一定的脂肪含量容易衰老。但今天可以自豪地说一句，我已经达到可以自如控制胖瘦的境界，既能维持身材，还不会亏待嘴巴。如果发现自己稍微胖出能容忍的限度，也能通过饮食调节迅速瘦下来。

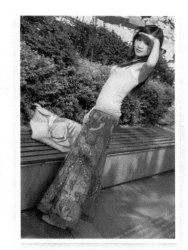

这本书就是想跟大家分享这些生活习惯，很多东西不算什么秘密，不需要你打针、吃药、做针灸，更不用到美容院花钱买罪受。就从一些小细节做起吧，西方人说God lives in the details，小细节决定大成败。当你慢慢能够学会坚持掌控这些细节，变得更瘦、更健康、更自信，掌控自己的人生也就不是难事了。

而当你在这样做的时候，记得告诉自己：Miracle does not happen overnight, but it does happen.(奇迹不是一天发生的，但一定会发生)。我一个天资不高的人也能做到的事情，相信你会比我做得更好。

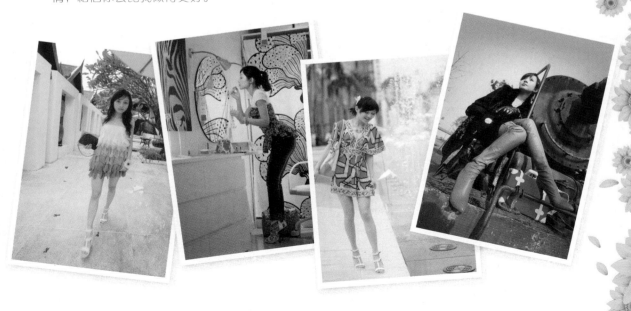

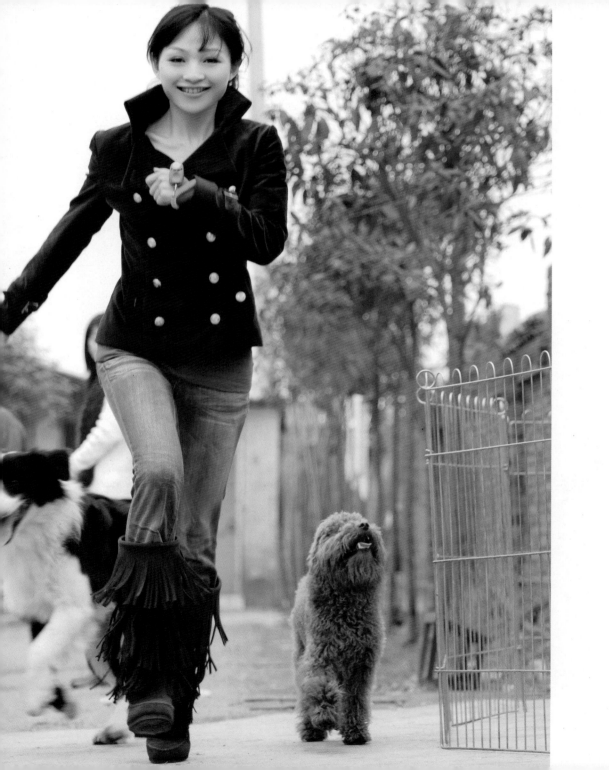

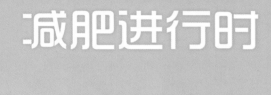

减肥进行时

　　减肥之根本，在于"入口管制"，要知道"开源节流"。控制饮食就是节流，一定要配合增加消耗的开源才有效。

姐减的不是体重，是尺寸

每个减肥的人，都应该准备一条属于自己的SKINNY JEANS

自从在博客上写了减肥专题，被问到最多的问题是："你用了多长时间瘦下来的？几个月能减几斤？"这些看似简单的问题还真难倒我了。细细想来，我在减肥过程中几乎没有以体重来衡量过成果。

用体重作为衡量胖瘦的标准是不准确的，我们看一个人的胖瘦不是把她拉去秤上过磅，而是看整体的身形线条。要知道肌肉比肥肉重，也就是说，同样身高的两个人站在你面前，看起来比较瘦的那个人搞不好比胖的要重。而很多减肥院或减肥药推出"X天减去XX斤"这样煽情的口号，但实际上是否用了泻药或利尿剂这些有害药物导致身体脱水，就不得而知了。表面上看起来体重减轻了，肥肉还是华丽地挂着，停药之后一喝水就弹回去了，而皮肤还会变松。除此之外，大家应该能体会到早晚测出来的体重是不同的，在生理期间因为水肿也总是会重一些，纠结于这些数字只会让自己徒增烦恼，也会失去继续减下去的勇气。

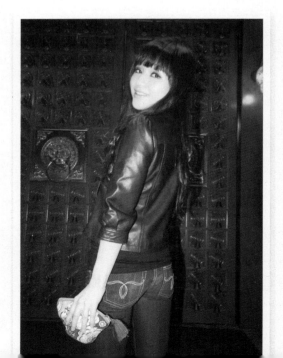

所以"姐减的不是体重，是尺寸"，最好的方法就是用穿裤子来衡量。SEX AND THE CITY中说每个女人衣柜深处都有一条SKINNY JEANS，拿那条传说中能刚好挤进去扣上扣子的牛仔裤，用来测试自己有没有长胖。隔段时间就找出来套一下，能轻松穿上者喜气洋洋，可以吃点好的慰劳自己；要是感觉裤子变紧了或根本穿不上，那简直比世界末日还可怕。

其实我减肥的原始动力之一也正是为了穿上好看的衣服。记得曾胖到腰上三层肉，却毫无自知之明地羡慕别人穿紧身牛仔裤。某天鼓起勇气走进服装店，被店员用鼻孔瞄了一眼鉴定要试穿27号的。试穿的过程那叫一个惨烈，跟牛仔裤搏斗了半天，拼命吸气收腹总算扣上扣子，可穿上就再难脱下来。当时好友直率地怂恿说："买啦，你总有一天能穿得下啦！"听她的话买下了这条裤子，成为我的第一条SKINNY JEANS，为它开始减肥了。三天两头拿出来试穿，慢慢觉得松了，几个月之后竟能轻松穿上。大受鼓舞又跑去买了条26号的，征服新高峰之后又买25号……直到现在一直保持在穿24号。除了一些日韩牌子，很少有牛仔裤会做到24的小码，以至于现在买牛仔裤的问题变成很难找到这么小的了，真是甜蜜的烦恼啊！

所以建议减肥中的姐妹们别再纠结体重，不同阶段都应该准备不同尺寸的SKINNY JEANS，敦促自己一路奔向变瘦的康庄大道，瘦身成果看得见！

牛仔裤的款式、板型这么多，要选哪种比较合适呢？最好是有点弹性的紧身款式，要使劲挤才能穿进去那种，更能看出身形。牛仔裤穿一段时间后都会被撑大，但有弹性的款式一般洗过之后就会缩回原来的大小，而没弹性的硬质面料就不会还原了，不适合用来测量。而且每个牌子的尺寸会稍有不同，最好坚持买同一牌子的同款牛仔裤比较才能说明问题。

如果是下身很瘦、上身胖的体型，则可以定期测量手臂和腰腹的尺寸会更加直观。

 # 调整心情，积极面对平台期和反弹期

自从写减肥专栏以来，时不时有同学来汇报说变瘦了，但也有不少人抱怨减了一段时间之后遇到了平台期或反弹期。平台期这个概念我自己没体验过，于是问她们："怎么算是平台期？"答曰体重不再持续下降了，怎么也瘦不到理想的体重云云。

这下就明白为什么我没体验过平台期，因为不爱称体重。以前不爱称是因为数字太惊人，后来不爱称是因为觉得不准，所以想再次强调不要过分重视体重这个数字，它无法证明你的胖瘦，不如牛仔裤测量来的现实。

用体重来衡量平台期其实是很多人给自己找的借口，无法每天看见数字变化就想放弃，懒骨头驱使下恢复错误的生活习惯。而牛仔裤的尺寸不是立竿见影的，从一个个尺码慢慢小下来需要时间，磨炼你的意志，但这个变化才是实实在在的。而当然会有一个阶段，当你停在某个尺寸上再也难以变小的时候，这就要调整心态。

减肥是循序渐进的，像我自己从27码瘦成26码最快，大概用了半年的时间。26码变25码几乎用了一年，之后再有一年就停在这个尺寸。这时与其想："糟糕，我没有继续变瘦了！"不如想成是："太棒了，我没有再发胖！"其实25码跟我以前比起来已经是个很理想的状态，能够维持在这里就是个伟大的成就了，当然更应该继续坚持。

当我瘦到25码的时候全身肉比较松，尤其是腹部、臀部和手臂线条不好看，于是开始学瑜伽和普拉提。练普拉提一年左右，腹部线条有明显的改善，变得很平、很紧，吃东西也不容易突出来，经常在课间得意地邀请女同学摸我的腹肌。这时候正好接触了澳洲牌子的牛仔裤叫做TSUBI/KSUBI，尺码有超小的24，就网购了一条来试试。裤子拿到手上吓一跳，腰围看起来比有些童装还小，硬挤进去了，还要小队长帮忙才能扣上扣子。这条裤子就是我攀登新高峰的SKINNY JEANS，有里程碑的作用。这裤子小到淘宝上的山寨卖家都不做了，说没什么人买，都只能买到最小25码的。后来又陆续买了些其他牌子的24码，其中尺寸最小的是日本的SLY，超级紧身。现在的任务，就是维持在24码，就让它成为我的最后一个平台吧，毕竟要是瘦到SLY24码穿了都觉得大，那视觉上应该比较恐怖了。

而反弹期对我来说并不陌生，自从减到25码以后经历过三次比较猛烈的反弹期。话说第一次是读书时代，学习压力大，忍不住开始暴食，幸好意识到裤子变紧了之后停止大吃甜品，因为年轻新陈代谢旺盛很快就瘦了回来。第二次是还没当老师之前，有几个月跟小队长住在广州，每天过着除了大吃大喝之外就坐着看电视和上网的腐败日子，肥得都穿26码的裤子了。回成都之后觉得无法见人，心态就是摆不正：人家好不容易享受到当瘦人的喜悦，又要被亲朋好友异样的眼光打量，阴笑着说你长好了？从那时候开始每天煮南瓜、煮蔬菜汤来清肠胃，狂喝玫瑰茄和醋，自己在家里开着音乐乱舞。上厕所都不好好走路，用跑跳步，就是为了增加点消耗。这次打击反弹行动快、狠、准，三个月左右就回到穿25码的状态了。

而第三次反弹更引起我的高度重视，因为咱终于奔上三了，生理机能和新陈代谢无可抗拒地下降，如果不阻止这股势头后果不堪设想。反思根源，应该是2008年冬天我爱上喝酒，为暖身每天喝一小瓶药酒，喝下睡得特别好。春夏又爱喝红、白葡萄酒，带两兄弟出去晒太阳吃饭的时候自己就能来上一瓶。其实酒精的热量相当高，以红酒为例，每250毫升就有热量240大卡，一瓶通常是750毫升。而50度左右的烈性白酒每100毫升有298大卡，仅仅是二两的酒哦！更别说添加了各种糖精或果汁的鸡尾酒，统统都是液体能量。而且喝酒一般不会空口，不知不觉就吃些下酒的小菜和零食，更是过量了。想通这个简单的道理后我很懊恼，一是因为惭愧自己多年减肥达人还犯这种低级错误；二是叹息以后不能随心所欲喝酒了，只能偶然为之。现在就是尽量少喝酒，多在家煮汤和吃南瓜，每天坚持普拉提并且站着上网，有机会就扭腰，坐下来就夹书。现在已经能穿进24码的裤子了，但还是有点紧绷，需要继续努力。有时真的好想来一杯，最近学了个红酒泡洋葱的保健食谱，说是有降血压血糖、治疗便秘、改善视力等功效，马上跑去买了一堆洋葱来泡。小队长再次道破天机："你不就想变着法儿喝酒吗？还要打着个保健的旗号！"其实洋葱泡酒真是无比难喝。

生命这东西真是在于折腾，越折腾越有劲儿，越折腾越美好。如果减下来之后出现了反弹，根据我的三个案例先分析原因，然后还是开源节流这个道理，慢慢再把尺寸拉回来。做到肥瘦控制自如，才是能长久的真功夫！

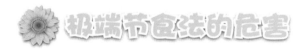

极端节食法的危害

减肥之根本，在于"入口管制"

纵观坊间流传的各种减肥秘方，多数中心思想无外乎只吃一种东西，而且吃得很少。比如苹果减肥法、香蕉减肥法、土豆减肥法、吃肉减肥法甚至可乐减肥法，顾名思义，就是一天三餐只吃这些东西。我在迷茫的青春时代体验过其中很多种，个人感觉并不好。

大家都听说过苹果减肥法吧？就是每天只吃三个苹果。根据本人亲身体验，早饭吃完一个苹果肚子没有任何感觉。到上午10点左右就根本无法集中注意力了，心里想的是另外两个苹果——干脆再吃一个吧？开了这个头就不得了，边吃边有悲愤的感觉：还没到中午已经把一天2/3的粮食吃完了，接下来怎么办？到了午饭时间当然就是第三个苹果，下午2点左右，意志彻底崩溃，炒饭、面包、大鸡腿，今天吃了明天再减——这句话对各位减肥路上屡战屡败的同学们来说耳熟吧？

另外还有些被疯狂追捧的营养餐单，帮你一一列出每天三餐应该吃些什么，说照做就会瘦云云。个人觉得这种方法的操作性比光吃苹果还低，不信一起来看看网上最火的"哥本哈根减肥食谱"：

第1日

早　餐　一杯黑咖啡，一块方糖
中　餐　2个煮鸡蛋，一个西红柿，水煮菠菜(无限量)
晚　餐　1块牛排200g，生菜加橄榄油和柠檬拌食(无限量)

第2日

早　餐　一杯黑咖啡，一块方糖
中　餐　200g低脂火腿，一盒200g天然酸奶
晚　餐　1块牛排200g，生菜加橄榄油(其他油也可以)和柠檬拌食（无限量）

第3日

早　餐　一杯黑咖啡，一块方糖，1片烤面包片
中　餐　2个煮鸡蛋，1片火腿，生菜沙拉
晚　餐　水煮芹菜，一个西红柿，一个新鲜水果

第4日

早　餐　一杯黑咖啡，一块方糖，1片烤面包片
中　餐　200ml橙汁，200g天然酸奶
晚　餐　1个煮鸡蛋，一大根胡萝卜切碎生吃，一块200g的白干酪

第5日

早　餐　一大根胡萝卜切碎，洒上柠檬汁
中　餐　200g熟鳕鱼(可以用鳟鱼或者大菱鲆代替)，洒上柠檬汁，一勺黄油
晚　餐　1块200g牛排，新鲜的生菜沙拉，新鲜的西芹块

资料来源：Onlylady论坛 – www.onlylady.com

　　一共要进行13天，我看到第五天眼睛就发绿了：水煮芹菜？切碎的胡萝卜撒上柠檬汁？午餐是橙汁加酸奶？要是真有人能坚持下来那就是超人！据说很多论坛上姐妹们亲身实践证明很有效，在13天内真有人减了7~10公斤，让人不得不服。不过敬告各位超男超女，这个减肥食谱其实并无任何神奇之处，它之所以会有效无非就是提供很低的热量，对于本身严重超重、平日热量摄取过高的人来说，这样激烈的降低摄入比例导致身休消耗脂肪的储存。如果必须在短时间内急速瘦身，比如肥得变形的要去见旧情人啦，胖胖准新娘想把自己塞进那件

小礼服啦，用这种方法是未尝不可的，但不可不先了解后果：

后果之一，就是这样过激的方法必然对身体机能和新陈代谢造成很大的打击，尤其低血糖和肾虚者切不可为之。

后果之二，就是经过13天又萝卜又芹菜还每天早上只能灌黑咖啡的生活，一旦疗程周期结束了，爱吃的人（喂，这个你总不能否认吧？你不爱吃原先怎么会胖成那样子？）心理上一定想要补偿自己的口腹之欲，结果吃得比以前更多，迅速反弹。

如果前两个你都挺过来了，连第三个后果你也能承受，那这本书对你已经毫无意义了，合上它赶快去超市买芹菜吧。要知道罗马不是一天建成的，快速减重的后果就是造成橘皮纹，也叫妊娠纹。因为你的皮肤长期以来都被肥肉撑开绷紧，快速瘦下来之后就

会变得松松垮垮，尤其集中在手臂、腹部、臀部和大腿。我曾在街上看过一个瘦如竹竿的女生，整条腿背面全是深深的一道道橘皮纹，比烫伤还恐怖。最可怕的是橘皮纹一旦形成，是很难去除的。我算是瘦得比较温和均匀的，但臀部还是有几道顽固的纹，试过精油按摩法也没有明显效果，只能安慰自己：反正那个部位平时看不见。如果纹长在明显的地方，恐怕只能借助外科手术来改善了。我想，谁都不希望自己激瘦、身体虚弱又满身皱纹吧？

这些看似有效其实对身体伤害很大的减肥食谱之所以流传甚广，无非因为人都有个懒惰心理，不愿自己动脑分析，看到一些煽动性的字眼就盲目照做，不管是否适合自己。其实减肥是需要因地制宜的，所以我不会告诉你每餐吃什么，只想跟大家分析一些减肥原理，请根据自己的具体情况来合理安排饮食。

 ## 减肥，到底靠节食还是运动

除了少数因为某些疾病服用激素类药物而不正常肥胖的人以外，一般人长胖无非是因为从食物中摄取的热量超过了消耗的热量，导致脂肪囤积。减肥归根到底的原理无非是控制摄入，增加输出，那到底要摄入多少热量才能减下来呢？

我研究过很多阐述热量的资料，有些计算方式太过复杂，让数学不好的人头昏。每个人的身高、体重、运动量不同，简单来说一个成年人一天的基础代谢热量（BMI）是1500大

卡（kcal）左右，也就是在最少活动的情况下用以维持身体正常机能的热量，当然多数人一天摄入的远不止这么多。如果每天减少摄入250～500大卡，理论上来说一个月就能减少1公斤。对于减肥期间的女性，营养学家通常建议每日摄入的热量维持在1200大卡左右。

这时候有人会想到，如果不愿从饮食中控制，光靠增加运动量能不能同样达到减肥的效果呢？这是难以实现的，因为即使是剧烈运动，消耗的热量也远不如我们想象的多，看看下面这个表就知道：

运动	消耗热量（kcal/60分钟）	运动	消耗热量（kcal/60分钟）
逛街	110	有氧舞蹈	300
骑自行车	184	仰卧起坐	432
打网球	352	游泳	1036
慢跑	665	快跑	700

资料来源：薄荷网，www.boohee.com

这里列出的消耗量是在一小时内连续不断做同一个运动来计算的，其中以游泳消耗量最大，但这样真的能减肥吗？大家都知道做完剧烈运动后会非常累，而且胃口大开，吃得更多，这对想变健壮的男生来说是合适的。因为他们运动后摄入的超额热量会被转化为脂肪，再通过持续锻炼变成肌肉。可是对女生来说，哪个年代也没有以壮为美吧！

跳一小时的有氧舞蹈，自以为卡路里熊熊燃烧了300大卡，结果喝瓶有糖可乐就又补上258大卡，所以减肥之根末，绝对在于"入口管制"这四个字。这并非说要挨饿，而是要用心选择自己吃的东西，珍惜每一天的卡路里配额。用同样的热量，要吃到饱腹感强、对身体有益处的食物。

但这并非说完全不需要运动，要知道"开源节流"，控制饮食就是节流，一定要配合增加消耗的开源才有效。适当的温和运动能促进新陈代谢，提高基础代谢率（BMI）。也就是说让身体燃烧热量的能力更强，来辅助和促进控制饮食的成果。先通过调节饮食，肥肉型的人先把肥肉减少，肌肉型的人更要先把肌肉变肥肉才能瘦下来。等肉变松了，脂肪才容易被分解消耗。等整体身型瘦下来之后，再开始做些拉伸运动来塑造优美修长的线条。之后的章节里将详细说明如何吃得低卡、美味又方便，以及没有半根运动神经的人也能做的运动，减肥其实真不难哦！

切掉卡路里摄入从油开始

　　计算卡路里的方法对在国外的同学来说非常可行，因为绝大多数食品标签上都有一栏nutrition facts，第一项就是calories，标的清楚明白。我以前去超市常蹲在地上慢慢研究标签，里面有些问题要注意：

　　有些标签上的单位是千焦（kJ），1kcal=4.185kJ，不要被看上去很大的数字吓到了。

　　要看清热量是以多少单位的重量来算的，有些是per 100g，有些per 30g，有些则写为per serving（每份），这就要算算整袋是多少克或者多少份，免得晃眼一看数字不大加起来却很惊人。

　　西餐的烹调方式相对简单，容易计算，在提倡健康的大环境下甚至像KFC这样的连锁快餐店也开始标注热量，只要发挥主观能动性去控制，在国外一定发福的说法是不成立的。但要提醒大家切勿过犹不及，一天至少也要摄入1000大卡才不至伤身。

　　至于中餐就麻烦了，尤其对每天必须吃食堂盒饭的人来说，那么复杂的调料和那么多油炒出来的菜如何计算准确热量？现在有些减肥网站发达到列出了川菜、粤菜甚至新疆菜的热量，很好很强大，但我一直好奇是怎么算出来的。比如它精确到宣称回锅肉每322克含746大卡，谁知道322克回锅肉是多少？是用多肥的肉炒出来的？放了多少油？是连菜汁一起计算热量的吗？又比如红油抄手每277克含有781大卡，这是钟水饺还是龙抄手做出来的？一碗到底有多少克？我们总不可能随身带个公平秤吧！我数学本身就烂，还想少死点脑细胞呢，所以都是采取"小迷糊心理清"的方式。

　　在无法确切计算热量的情况下，大原则就是尽量减少热量高的元素，其中最大敌人就是油。有人误以为用昂贵的橄榄油来炒菜就不会胖，其实是油热量都一样，每一百克都在900大卡左右。只不过橄榄油和葡萄籽油这一类富含对身体有益的不饱和脂肪酸和维生素E，比其他油健康一些而已。

记得刚回国的时候看到挂念已久的川菜端上桌却没有哪道不是泡在红油里的，不由得倒抽一口冷气。实在不能忍受自己的减肥成果毁于一旦，于是不管在家吃还是外食都厚着脸皮搞碗热开水放在旁边，把所有的菜都涮过再吃。不用执着于洗得很干净，把多余的涮掉就行了。吃完看着水碗里浮的一层油心里很爽——这些罪恶的泉源被及时扼杀在摇篮里了。不要担心涮过没味道，很多中餐本来就过咸，吃太多盐对心脏不好也容易水肿。这样涮掉一些正好，更不会因为味道太重让你需要狂吃米饭，一举几得！

至于油炸食品，不管是西式薯条、炸鸡腿还是中式油条、油炸豆腐，能免则免。这些魔鬼不但热量爆棚，还可能含有更罪恶的反式脂肪（trans fat）。它来自于一种叫氢化植物油（hydrogenated oil）的东西，因为其低廉的价格在工业上被广泛运用于油炸烘烤食品中，能增加酥脆或柔软的口感，也让食物保质期延长。但它其实是一种形态异常的脂肪酸，很难被人体代谢，还会干扰体内正常脂肪酸平衡，增加患肥胖症、心血管疾病和糖尿病的危险。

路边小店甚至一些连锁餐厅的油炸食品十有八九都是用氢化植物油做的，而且长期反复使用，脂肪氧化聚合与环化还会产生有毒物质，奉劝大家莫贪图口舌之快毒害身体。如果逢年过节，在自家或可靠的餐厅一定要吃点油炸糕点之类，我会认真用面包片等先吸油，吸到没有油印了再有节制地浅尝则止。口味是可以改变的，我们天生爱吃油香的东西，但当我明白了这些食物对身体的害处后，长期尽量少吃，继而变得真正不爱吃了。曾经迷恋薯条、薯片，现在闻到都觉得难以下咽，精神的力量就是这么强大！

●●●爱甜的孩子也能瘦

切掉多余的油，热量就降低了一大半，另一个大敌则是糖。每一百克白砂糖含有400大卡热量，而且除了提供能量对身体没有任何好处，英文叫做empty calories。吃糖过多除了长胖，还会影响视力，损坏牙齿，更可怕的是促进细胞氧化，氧化的后果就是衰老。对于有些朋友来说，离不开糖怎么办？

　　我之所以叫做小腻腻，就是因为从小对甜的东西充满了迷恋，所以自己发明了一个理论：那就是为了保持健康，我们能吃的糖是有限额（quota）的。限额要用在刀刃上，留到吃自助餐狂扫拿破仑的时候，留到中秋赏月吃冰皮月饼的时候，留到过生日大啃奶油蛋糕的时候。所以要从其他渠道管制，其中被很多人忽略的就是你喝的东西，**有糖饮料通常就是导致肥胖的元凶！**

⊙ 聪明选择饮料

饮料名称	100ml该饮料的热量（Kcal）	一瓶饮料的总体积（ml）	一瓶饮料的总热量（Kcal）
可口可乐	43	600	258
百事可乐	41	600	246
七喜	40	600	240
果粒橙	46	450	207
营养快线	33.46	500	167.3

　　从上表可以看出，一瓶有糖可乐的热量相当于两碗饭而且没有任何营养；喝这个C那个C的瓶装果汁并没有想象中那么健康；那些号称低糖的瓶装茶饮料更是无法掌控，不信你自己泡一杯绿茶，看要加多少糖才能达到那个甜度。现在有些茶饮料也出了无糖版本，但一般只能在超市买得到。某天在楼下杂货店买饮料，一瓶瓶拿过来看配料表里有没有白砂糖，龟毛的态度让珠圆玉润的老板娘很不爽。她边喝XX超甜果汁边斜眼瞄我："你都这么瘦了，还不敢喝甜的？"回她一个灿烂笑容："要是我喝了甜的，就不是这么瘦啦！"

　　当然人比人气死人，比如我有位好友身高166cm，体重只有42公斤，腿又细又直让人崩溃。最可恨的是此女从无减肥困扰，吃自助餐气哭餐厅老板，还整天把可乐当水喝。但我深知自己不是这类人才，如果你在看这篇文章，那你多半也不是，我们这类天生胖子要成为后天瘦人只能靠自己检点。

●●●清新健康花草茶——想瘦，一定要先爱上酸

我在减肥初期采取的第一个方法就是改变饮料种类，远离汽水、果汁开始喝花草茶。桌子上总是放着一大杯各种颜色的花草茶，被朋友戏称为巫婆汤。其实花草茶为零卡路里，不含咖啡因，还有各种美容功效，是比茶和咖啡更适合女生的饮品。尝试过很多种，到现在最喜欢的有以下这些：

�‍◌ 洛神花/玫瑰茄（Roselle）

它含有丰富维生素A、C和苹果酸，可以解毒利尿去浮肿，改善便秘，还有活血、补血、养颜、美白的功能。热水、冷水都能冲泡，最爱它泡出来犹如红酒一般鲜红透亮的色泽，喝起来酸酸的又带点回甜。有人担心这种花一泡就会出点蓝紫色继而变成紫红，以为是添加色素，其实是里面的花青素之本色。

胖人多半不爱吃酸的东西，但想瘦就一定先要爱上酸，因为酸味的东西其实是碱性物质，我们吃的蛋白质、脂肪和碳水化合物等经过代谢在体内形成酸性物质，造成毒素堆积影响新陈代谢，后果包括容易感到疲惫乏力、皮肤暗淡无光……最可怕的是脂肪堆积。所以一定要多喝酸的东西，调节体内酸碱平衡促进新陈代谢，洛神花就是好选择。有位年长的朋友长期便秘，吃什么药都不管用，喝了这个就无比通畅，喜得她每天到哪儿都提着一大杯红彤彤的洛神花茶。

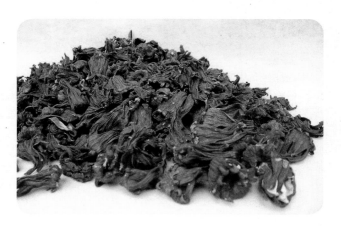

不过要注意这种花草茶最好在饭后喝，我曾有段时间每天早上起来就开始喝，结果饿的胃口大开。所以最好在吃完饭，尤其是控制不住吃多了油腻东西之后喝一杯泡得很浓的花草茶，帮助消化，并坚持睡前不要再吃东西。

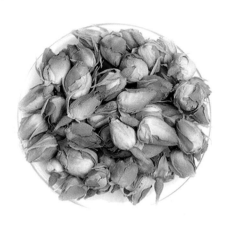

◢ 玫瑰（Rose）

玫瑰是女人的好朋友，她外用美白补水，内服也是很好的选择，具有活血、养颜、美容的功效，还含有丰富的维生素A、B、C、D、E、K。关键还是它味道好闻，喝起来也有一种淡淡的甜香，可以跟别的花草搭配在一起喝。市面上的玫瑰有很多不同品种，颜色有深有浅，最好喝的是浅粉色的法国千叶玫瑰，价格微贵却物有所值。

中医认为玫瑰花性温，有理气解郁、化湿和中、活血化瘀的功效，主治肝胃气痛、吐血咯血、月经不调及痢疾等症。在经期跟红枣、枸杞一起冲泡饮用能改善情绪忧郁，还你一个红润好脸色。不过要注意因为玫瑰活血散瘀，经期出血量大的姐妹不宜饮用。

◢ 柠檬马鞭草（Verbena）

柠檬马鞭草跟玫瑰是绝配。这种发源于法国的草药有着淡淡的清香，有点像我们过端午节门口挂的艾草。法国人吃晚餐要3～5个小时，吃到半夜是家常便饭，那法国女人为什么还这么瘦？她们的秘密有很多，其中一个就是饭后一杯马鞭草茶。书上说它解毒、消炎、镇痛、减缓静脉曲张和腿部水肿，最大的功用在于帮助消化，所以吃饭的时候不要再边吃边喝可乐，喝这个就对了。

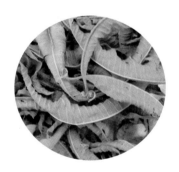

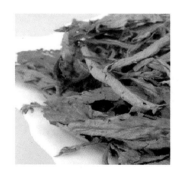

◢ 甜菊叶（Stevia Rebaudiana）

如果喝惯了有糖饮料一时不能适应花草茶的清淡口味，可以试试加一些甜菊叶。顾名思义，它是甜的，甜菊素就是从这里面提炼出来，当作糖的代替品可供糖尿病人食用。它本身并不能减肥，却可以解馋，因为它叶片的甜度是一般砂糖的200倍以上，跟花草茶一起冲泡，是低热量的天然代糖。泡的时候一两片就好，不然味道会很怪，买一点点可以用很久。

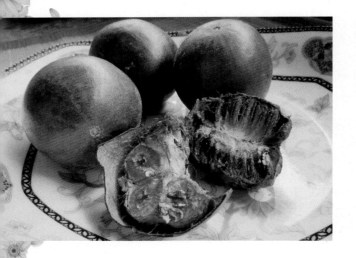

◁ 罗汉果

不方便买到甜菊叶的，我们身边的中药铺也能随手找到好东西——罗汉果。以前一直觉得罗汉果是老人家吃的东西，后来当老师嗓子不好就买来泡水喝，发现好处多多。它不但能清肺止咳、润肠通便，还有降血脂、血压之功效。关键是它含有丰富的甙类甜味素，甜度是蔗糖的300倍，热量却极低，还能帮助糖尿病人降血糖，被称为"神仙果"。每次只需要放八分之一颗，可以搭配任何花草茶一起，泡出来味道清甜，比放糖更好喝。不过要注意罗汉果性微凉，本身寒性体质的女生可以加些枸杞同泡，并避开生理期饮用。

▷ 云南野生酸木瓜

酸木瓜是云南特产，果实本来是青色的，放置的时间长了就会变成金黄色，果香浓郁。云南人喜欢用新鲜的酸木瓜来炒菜，能平衡肉类的油腻。而晒干的酸木瓜除了用来泡茶，还能制作泡酒，具有丰胸美容、治疗风湿病痛等保健功效。而且木瓜本身含有丰富的蛋白酶，能帮助消化，避免脂肪囤积。我爱喝它的原因主要还是够酸，放几片味道就很足了，适合晚饭过后喝来消食。

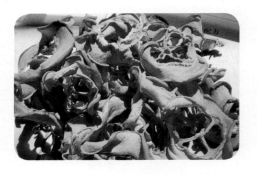

就像精油一样，花草茶的世界广阔，因为产地、品种和培植制作方式不同，价钱也差很多。上面说的那几种都可以在网上买到散装的，价格比较便宜，适合大量喝。我最近爱上了一个德国牌子FLORTE，是在香港海港城CITY SUPER的专柜找到的。最特别的是这盒荔枝茶（lychee glee），里面不光有荔枝，还添加了苹果、柠檬草、小豆蔻和玫瑰花瓣，想象一下这个组合！试喝的时候一靠近唇边就异香扑鼻，还没进嘴已然醉了。其实喝起来没什么特别味道，就是香味太迷人，这个跟有护眼作用的杂莓（very berry）一起泡出来更好喝，也可以放点洛神花增加酸味，长期饮用，使你骨子里都散发出这种香味，这种味道可比充满化学物质的香水天然的多。

每天用花草茶代替两瓶有糖饮料就能切掉500大卡左右的热量，赶快行动吧！

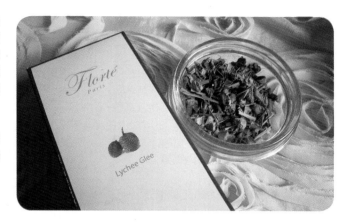

●●●水是最好的减肥药

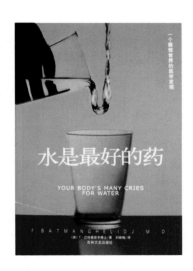

我每天的喝水量已达到惊人的地步，几乎随时都在喝水，也常常跑厕所。尤其是在天热或长时间上课需要大量讲话的时候，每天可以轻松喝到两公升以上。每次跟朋友出去逛街，人家一下午一次厕所都不用上，我要上四五次。一开始还有点羞涩，后来干脆就自封"尿多多"，理直气壮地响应大自然的召唤。爱喝水这个习惯跟我身材的维持有很大关系，这背后是有科学根据的。

有位小朋友知道我在收集减肥资料，送了一本由美国著名医学博士F.巴特曼撰写的《水是最好的药》。这本书在美国被称为医疗圣经，作者根据多年临床经验得出一个简单而惊人的结论：很多肥胖症和慢性疾病的根源仅仅是因为身体缺水，包括喝水量不够和喝错了水。巴特曼博士用喝水疗法治愈了3000多名患者，书中还有大量读者来信和照片对比，有些巨型胖子居然光靠喝水减去了整整100多斤！

有些人说这些案例太夸张，我觉得一点也不奇怪。全世界胖人比例最高的就是美国，这与他们的饮食习惯非常相关。这些人在减肥前都把碳酸饮料和咖啡当水喝，而这些都不是身体真正需要的，它们含有大量脱水因子，不仅让进入身体的水迅速排出，而且还会带走体内储备的水。水是生命之源，它所提供的水电势能是大脑和各部位体细胞工作的直接能量来源。而且根据巴特曼博士的说法，水是一种"清洁"能源，它不会在体内堆积，而是随着尿液排出体外，还能带走体内毒素。

水电势能对大脑活动尤其重要，如果体内水分不足，大脑就需要不断从血糖中吸收糖分来维持正常运转。而当血糖浓度下降，人体内的平衡机制就会发出神经信号刺激我们进食，特别是淀粉和蛋白质等容易转化成葡萄糖的物质，这就是为什么我们有时候会突然很想吃蛋糕或甜食的原因。吃下去的食物通过肝脏转化为血糖，以供应大脑的需求。但是只有20%的血液循环会经过大脑，也就是只有20%的血糖会被完全分解掉。剩下的就会被肝脏储存起来，最终转化为脂肪，并通过血液循环到脂肪组织堆积起来，而且脂肪细胞自身也能从血液里吸收糖分转化成脂肪。

而体内缺水除了造成肥胖，还容易引起高血压、关节炎、糖尿病、抑郁症甚至癌症。那到底要如何喝水呢？

首先，一定要避免含咖啡因和酒精的饮品，尤其是可乐这样的碳酸饮料，这些东西根本算不上是水。巴特曼博士建议最好喝纯净水，注意这指的是pure water，意思是不含糖、不含咖啡因和酒精的水，也就是符合美国饮用标准的自来水，不是指我们在超市里看到的瓶装纯净水。纯净水这种东西叫做purified water，也就是蒸馏水。它去掉了水中的一切杂质，但也去掉了人体必需的矿物质，长期大量饮用会带走体内自身的矿物质，造成营养不足。所以我家的饮用桶装水专门挑选了一种弱碱性的矿泉水，有助于平衡体内酸碱值，也有利于减肥。光喝白水也太无聊了，建议用矿泉水泡花草茶，不含咖啡因又芬芳，对身体更好。如果习惯了咖啡或茶也并非要完全戒掉，因为咖啡里面含的可可和茶里含有的多酚都有抗氧化作用，但每天最多一杯起两杯止。

而我们从前听说"每天八杯水"的概念太抽象，是八杯多大容量的水？根据这本书的说法，人体每天总共需要4升（liter）左右的水分，其中2升左右用于排尿，这样肾脏有了充足的水分供应，压力较轻。健康的尿液应该是透明略带黄色的，胖人或有慢性疾病的人尿液则呈深黄色。另外有1升多随呼吸蒸发，剩余部分则通过汗液和皮肤表面水分蒸发流失。而为保持肠道正常蠕动，粪便也会携带一些水分。在炎热的气候下，人体就需要更多水分。

但这并非说我们一天要喝4升水，因为其中2升来自新陈代谢和食物中的水分，另外2升则应该通过饮水补充。这样算起来估计多数人都是喝水不足的，而且有不少都是感到很口渴了才会喝一点，这时候身体已经处在脱水状态了。最佳的喝水方法应该是：

■ 起床一杯蜂蜜温水或温淡盐水，以补充睡眠期间蒸发的水分，唤醒身体机能，帮助肝脏和肾脏排毒；

■ 餐前半小时一杯，水分被充分吸收形成胃液，让胃做好消化食物的准备。这样不但能控制进食量，还能预防胃胀、心口灼热、肠炎和便秘等问题；

■ 餐后两小时喝250～400毫升的水，这样能够促进饱足感激素的分泌，增强肠道消化机能，也能防止身体因为缺水而产生的虚假饥饿感；

■ 全天维持不间断地补充水分，特别是进行体力活动之前。在剧烈运动后不可大口喝水，要小口慢慢补充水分，平时喝水也最好细水长流。但在便秘严重情况下，可以猛喝几大口温水，对刺激肠道、帮助排便非常有效；

■ 无论再热的天气，女生也不能喝冰水，保持体内温暖、血气充足畅通才是减肥之根本；

■ 容易水肿的人睡前4小时避免喝水，并去医院检查肾功能是否有问题。

因为喝水多，排尿的过程中也会带走体内的矿物质，巴特曼博士建议大家每天补充一些海盐（粗盐）。不过个人觉得常在外面吃饭本来就吃得过咸，要补充矿物质可以通过用矿泉水来泡花草茶和多吃含丰富矿物质的水果、蔬菜、海鲜。

多喝水之后常常跑厕所，也是一种热量消耗。很多上班族长时间坐在电脑前不动，加上坐姿懒散不正确，很容易下半身发胖。趁着起身上厕所的机会舒展一下身体，踩着高跟鞋来回多走几步，热量就消耗于无形之间了。

●●●水果并非减肥圣品

另一个高糖分的来源则是水果，不是所有水果都像大家以为的那样是有利于减肥的，像菠萝、荔枝、桂圆、西瓜、哈密瓜、香蕉和柿子这样高糖分的水果其实热量并不低。

曾有人留言说夏天胃口不好，每天晚餐就吃半个西瓜，感觉解暑又减肥。其实西瓜根据品种不同每一百克的热量为25~34大卡，以2公斤的西瓜计算，吃下去总热量为500~680大卡，相当于好几碗饭，这就是为什么她"感觉"自己在减肥，却越减越肥的原因。所以别人去水果摊都挑甜的买，我却问老板哪个酸，总体来说糖分偏低的水果有苹果、猕猴桃、葡萄柚、草莓、李子、柠檬和橘子类。不过不管是什么水果，也不要一次大量进食，以免总热量偏高，千万不要认为水果可以完全代替正餐。

光靠吃水果来减肥，还会造成糟糕的"悠悠球效应"（Yo-yo Effect）。因为水果只含很少的蛋白质和碳水化合物，无法供给身体完成必要的基本代谢的物质，于是我们的身体就会开始分解肌肉来维持。一段时间后体重的确会下降，但那是因为肌肉萎缩了，肥肉却还在。一旦无法坚持开始进食蛋白质，又会再合成更多脂肪，变得又肥又松垮，反而更难看。所以水果要吃，但要选择低糖分的品种，并用来代替零食作为加餐。而如果正餐吃得太油腻，可以饭后一小时吃些富含蛋白酶的菠萝和奇异果，或是酸的柠檬或山楂等，来帮助消化。

再啰嗦一句，果汁的确比较容易入口，但比起吃新鲜水果效果差得多。最大的原因在于多数水果中都含有能分解维他命的氧化酶，本来的状态是各自躲在不同的细胞壁里互不干扰。但制作果汁的过程中细胞壁遭到破坏，这对欢喜冤家见面的一瞬间就开始起化学作用，榨汁之后维他命C的损失高达80%左右，除此之外像花青素这些抗氧化成分也会有所损失。而且最可惜的是榨完果汁后通常会把渣滤掉，又损失了宝贵的膳食纤维。如果再遇到商家往里面加糖，热量可观更不利于减肥。

要让吃水果更可口，不妨学学泰国人，往切开的蜜瓜、杨桃上撒点盐，甚至来点辣椒粉，五味杂陈绝对过瘾。而在炎热的夏天，最好是把各种当季的新鲜水果切片，用无糖酸奶当沙拉酱拌匀，撒点烤过的杏仁碎，就是一顿清爽的午餐。

●●●低热量代糖的使用

　　如果你已经中了甜蜜的毒，非要吃真正的甜品才罢休，可以适量食用代糖。我们很熟悉的木糖醇就是代糖的一种，其家族常见的还包括阿斯巴甜（蛋白糖）、安赛蜜、低聚果糖、甜菊素等，英文统称artificial sweetener。这在国外的超市都很容易买到，有名的牌子是EQUAL。EQUAL在国内的超市不太多见，但一般在糖尿病人食品架上能找到不同品牌的木糖醇和甜菊素，网上也很方便购买。

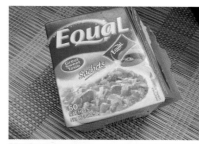

　　上面说的几种代糖都是从植物中提炼出来的，甜度接近蔗糖，热量却只有白糖的十分之一，连糖尿病人也可以安心食用。喝咖啡一定要放糖的人，就最好放代糖，STARBUCKS也有提供EQUAL的小包装。我通常自己在家煮养颜甜品，比如银耳汤、莲子羹、红豆沙之类的，也放木糖醇调味，吃起来没有罪恶感。如果会自己烤蛋糕面包的，同样可以用它代替白糖，又砍去一大半热量。

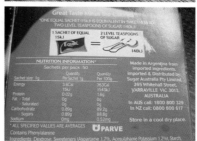

●●●木糖醇和阿斯巴甜会致癌吗？

　　网络的普及提供了查资料的便利，但资讯爆炸之余假信息也满天飞，这几年网上流传着"食用木糖醇会致癌"的说法，说得头头是道让人难辨真伪。针对这些传言，卫生部全国食品添加剂标准化委员会顾问、曾经参与制定《食品添加剂卫生标准》的尤新教授接受记者采访时说：这是混淆了木糖醇和糖精的概念，现在的甜味剂分为营养甜味剂和高倍甜味剂两种，醇类包括木糖醇都是第一种。木糖醇是从木糖这种植物中提取的，是无毒的，即使添加过量，也对人体无害，但食用过多可能会导致拉稀。而俗称甜味素的阿斯巴甜的添加也同样不限量。但是糖精就不同了，其含糖量是蔗糖的300～500倍，添加量规定在每公斤0.15克以下。实验证明，过量糖精钠会对人体有害。

中国农业大学食品科学与营养工程学院院长罗云波教授则表示：阿斯巴甜是被我国政府批准使用的正规食品添加剂，在安全上不会有太大问题，目前还没发现因阿斯巴甜而对人体产生危害或致癌的案例。它最早于1965年在一次实验中发现，自1981年美国食品和药物管理局（FDA）核准通过后，目前阿斯巴甜已被100多个国家及多个国际权威组织认可，其中包括粮农组织/世界卫生组织食品添加剂联合专家委员会（JECFA）及美国、加拿大的糖尿病协会等。中国于1986年正式批准阿斯巴甜在食品中的使用。

适量甜味剂不会对身体有害，但要注意的是，如果用于烹调，购买代糖时要看看说明上有没有使用禁忌，比如阿斯巴甜（蛋白糖）就不耐高温高酸，不能用来烤蛋糕或炒菜，以及患有遗传性代谢病苯丙酮酸尿症患者不宜食用。

●●●当心低糖陷阱

除了原料的形式，现在超市能买到的很多零食也添加了甜味剂，号称无糖（sugar-free）或低糖（low-sugar）。选购这种食品时别被这样的字眼迷惑，还是要翻过来看看热量。有些号称低糖，其实为增加口感在里面添加了淀粉糖浆、麦芽糖甚至大量油脂，热量同样不低，记得一切以卡路里为总指标。

另外则建议不要因为代糖没有热量，就每天大量饮用号称零卡路里的碳酸饮料，这样可能更不利于减肥。我们的大脑对甜味有种自然反应，当舌头感觉到甜味刺激时，大脑就会指挥各消化储存器官做好准备，也会刺激胰岛素的分泌。如果甜味是来自没有任何热量的碳酸饮料，等于发出虚假信号，造成身体自动储存更多能量并转化为脂肪，而减少能量消耗。所以减肥可乐是没有减肥作用的，最多能说比传统可乐热量少一些，但大量饮用可能反而会增加食欲，让人更胖。口渴的时候，还是喝健康清新的花草茶或无糖豆浆吧！

所以食用代糖最好购买原料形式的，自己在煮甜品的时候注意适量，每天喝咖啡时加一两包配点心慢慢吃问题也不大。什么东西都要掌握一个度，甜味剂只是慰藉我们的心灵，不能当成减肥的灵丹妙药而大开杀戒。

●●●●轻松吃甜点

　　我的饮食习惯自从开始减肥以来改变了很多，以前爱吃的油炸生冷几乎都戒掉了，唯独甜点是永远的软肋。为了克服这个困难曾尝试着自己烘烤健康蛋糕，用香蕉糊代替面团，无糖酸奶代替黄油，烤出一堆健康而不堪的东西，自己都不想吃。现在会常煮些银耳之类的健康糖水，或者自制芝麻糊，但咖啡店里精美的甜点还是无法抗拒。其实不是不能吃，只要掌握了正确方法就算吃甜点也不容易胖。

　　●选择分量小而精美的，就算贵点也值得。我们吃甜点的配额就这么多，不要浪费在劣质又大量的东西上，要吃就吃精的。现在食品工业分化严重，多数便宜的蛋糕都是用廉价的氢化植物油制作，也就是反式脂肪。再加上一堆有害的糖精色素，吃下去对身体没有任何好处。所以选芝士蛋糕和提拉米苏这类，起码里面含有大量的钙、维生素AD、维生素B族和蛋白质，对健康还有点贡献。而且比较贵的蛋糕多数用新鲜水果，不像劣质蛋糕里面用糖分高又含防腐剂的罐头水果。

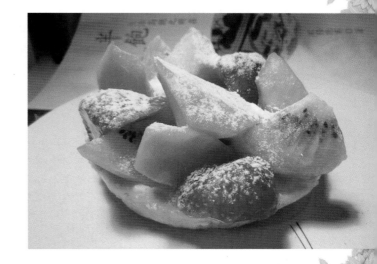

　　●还有一类糕点尽量不要碰，就是用酥皮做的，比如牛角面包和蝴蝶酥。自己试过烘焙的同学应该知道酥皮的真面目，它是一层面皮一层油夹杂着制成的，所以才能烤出千层酥脆的效果。可以想象热量有多高吗？光是酥皮本身热量就高达每百克426大卡！如果再加一些叉烧啊、蛋黄啊、莲蓉之类的做馅，简直就是颗热量炸弹。除了少数比较讲究的蛋糕店，多数酥皮都是用氢化植物油做的。

●一般认为甜点应该在饭后吃，其实恰恰相反。我不管是吃自助餐，还是上馆子点菜，都是先吃甜品。这样做的好处在于，通常我们美餐一顿之后甜品再上桌，这时其实已经饱了，但又处于馋嘴或不想浪费的心理硬撑着吃，造成进食过量。甜品爱好者们都给自己找个梦幻的借口："我们有两个胃！用来装甜品的是另一个胃！"我也曾经这样麻醉自己，后来有天突然醒悟："还两个胃呢！咋不说我们是牛，有四个胃呢？"胃就一个，是自己给撑大的，后果就是越吃越多，而且身形很难看。饭前先吃甜点，配一杯无糖豆浆或者是普洱、菊花茶，慢吃、慢喝、慢慢品味。吃完之后就会觉得饱了一半，而且心理上还处于刚吃过蛋糕的原罪感，再吃其他菜的时候就会比较节制了。

吃慢一点，多瘦一点

记得小时候看的卡通片里有不少关于"大胃王"比赛的情节，参赛者总是一群大胖子夹着一个小瘦子。计时开始，只见大胖子狼吞虎咽，小瘦子不紧不慢细嚼慢咽，吃到最后总是瘦子获胜。卡通当然是有夸张成分的，但我因此开始注意观察，发现除了青春期长身体用脸盆吃饭的男性，女性中的瘦子一般都是吃得很慢的。回想自己高中开始发福的时候就是因为学习压力大吃得快，饿死投胎一般，能在5分钟内灌下三个包子和一碗稀饭，还不觉得饱。

这种如同猛虎下山般吃饭很容易过量，我们的饱足感起码需要15分钟的时间通知大脑，这段时间内如果还在吃就超过了限额，容易把胃撑大。有研究证实，同样数量的食物，如果不经过充分咀嚼快速吃下，很快就会感到饥饿，等不到吃下一顿饭就疯狂寻找高热量的零食和饮料，不胖才怪。

那怎么让吃饭速度慢下来呢？首先要端正心态，别像猪八戒吃人参果般整个吞下也不知啥滋味，要细细体会食物的味道。每次放进嘴里一小口，至少咀嚼20次以上，让味蕾充分感受它的细微口感再咽下，让吃东西成为一种享受。这样速度慢下来了，吃的也少了，却更有满足感。

如果开饭时太饿，害怕无法控制速度，可以先喝点东西垫底。广东人习惯饭前喝汤，民间也传说"饭前喝汤，苗条健康；饭后喝汤，越喝越胖"，人民群众就是有这种淳朴的智慧。饭前喝一小碗汤有助于润滑口腔和食道，防止干硬的食物刺激消化道黏膜，有利于食物稀释搅拌，促进消化吸收。最重要的是，这能让食物进到胃里贴近胃壁，增加饱腹感，有效控制食量。有研究表明餐前一碗汤，能让人体少吸收100~190大卡的热量。但是注意一定要选择无油的清汤，像广式的老火靓汤那样。

很多人担心饭前喝汤会稀释胃液影响消化，其实胃酸是随着进食而分泌的，饭后喝汤才会有稀释效果。而当已经吃饱了再喝汤容易把胃撑大，反而容易肥胖。如果没有条件喝老火靓汤，饭前来一杯温热的低脂牛奶或无糖豆浆也能有类似的功效。

随着工业文明的过度发展，快餐肆虐的后果就是现代人的肥胖。所以近年欧洲流行对抗快餐文化的slowfood movement(慢食运动)，就提倡人们慢慢用心品尝精细制作的美食。想瘦下来一定要吃饭慢下来，抽点微不足道的时间去享受每一餐吧。

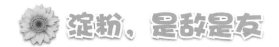

淀粉，是敌是友

吃碳水化合物会长胖，是我们刚对减肥有所认识就被灌输的一个思想，直到现在美剧里提到减肥都还说low-carbs diet（低碳水化合物饮食）。如果你能彻底把碳水化合物从餐单里面去掉，我敢打保票你一定会瘦，但带来的后果就是皮肤、头发没有光泽，精力无法集中，对读书和工作来说不是一件好事。而且这个方法很难坚持，在完全切掉淀粉摄入期间容易感到饥饿，身体的基础代谢值会降低，一旦重新开始吃淀粉体重就会迅速反弹。

要搞清楚淀粉是敌是友，首先要清楚它使人发胖的原理。一般人生活中摄入的都是精细的碳水化合物，比如白米、白面包和年糕，它们消化吸收速度快，会马上造成血糖上升。之后的一连串则是连锁反应：血糖上升——身体分泌胰岛素——胰岛素促进脂肪合成减少分解——葡萄糖进入细胞被分解利用——血糖下降。而如果胰岛素分泌过多，血糖下降的速度过快的话，我们很快又会觉得饿了。所以如果吃的主食是以精制粮食为主，不但容易囤积脂肪，还会增加食量。煮饭的时候要适当加入糙米、玉米、黑豆等杂粮来增加膳食纤维和各种有益元素。

我喜欢吃面食，刀削面、铺盖面、荞麦面、烤面包都是我的最爱，可别人不是说吃面食长胖吗？对我来说，刀削面、铺盖面有口感，荞麦面是降糖食品，烤面包我选择全麦的能提供粗纤维帮助消化，都是上好的减肥食品。而且碳水化合物能提供的满足感，不是其他东西可以比拟的，选择health-friendly的碳水化合物，能让你有精神不会总是处在饥饿状态。

	土豆（每100g）	薯片（每100g）	薯条（每100g）
热量（大卡/KCAL）	76	550	300

不过吃淀粉还有个陷阱，就是制作方法。比如很多人觉得土豆、红薯等淀粉多，为减肥不敢吃，其实它们是无辜的。虽然这些东西淀粉含量比一般蔬菜多一点，却是低脂肪高纤维，还含有宝贵的维生素C和B族，更有抗氧化的多酚，而且本身热量并不算高。但是通常在制作时多用油炸和煎炸方法，吸了太多油导致热量标高容易肥胖。如果用蒸煮的方式来料理，这些粗粮用来代替主食绝对是优秀的减肥食品。而像炒饭、炒面之类几乎用油泡出来的食品，还是戒掉为妙。

●●●分食法：肉跟淀粉分开吃

淀粉和蛋白质分开吃的方法在中西各流派的减肥学说中都可见踪影，虽然有些营养专家不认同，但我自己是在减肥早期刚了解到分食法时就这样做了，一直坚持到现在，感觉的确很有效。

这里指的蛋白质主要是动物性的，也就是各种肉类。因为人体消化肉类和淀粉的酵素是不同的。负责消化肉类的胃蛋白酶需要偏酸环境，而消化淀粉质的淀粉酶需要偏碱的环境，如果两种一起吃会给胃带来过重的负担。

当我们进食淀粉的时候，在口腔里已经开始进行分解，因为唾液中含有淀粉酶这种消化酵素，在偏碱的环境里活动性较强。而当淀粉酶来到胃部，如果没有太多胃酸，它还是可以正常工作。但当我们再吃进肉类，就会开始分泌较多的胃酸，以利于胃蛋白酶在偏酸的环境下作用。所以当同时进食肉类和淀粉，胃里就会有两种消化酵素在作用，这样互相干扰的后果就是消化不充分，而且容易产生胃胀气，所以最好分开吃。

有些流派的分食法需要按照比例来摄入碳水化合物、蛋白质和脂肪，这样才能发挥最好效果。但普通人不像明星那样有私人营养师和厨师，很难坚持做到。我自己试验下来感觉并不需要这样严格，只需记住一句精髓：肉跟淀粉尽量分开吃！也就是说如果吃中餐，米饭就只能跟蔬菜搭配；要吃肉也只能跟菜一起，不能吃米饭；如果是西餐，则不可吃整个汉堡，若吃了中间夹的肉饼和沙拉，最好把面包用来喂鸽子。寿司我则只吃上面那片生鱼，饭团由小队长负责消灭。而不管这餐吃淀粉还是肉，都要尽量多摄取蔬菜和多喝水。

这个原则说起来简单，但对很多人来说实际操作有困难：比如包子、饺子怎么办？难道要含泪挥别红烧牛肉面？任何规矩都是死的，但人是活的，可以灵活操作。我一般大致跟随这个原则，但又实在爱吃包子、饺子，尤其不能抗拒炸酱面，时不时要放纵一回。如果一定要破戒把淀粉跟肉一起吃，都尽量放在早餐和午餐，让身体有足够的时间消化，晚餐则坚决不进食淀粉。每次破戒之后要喝醋、山楂水或洛神花茶这些酸的东西来帮助消化，这在之后的章节会有详解。

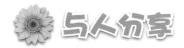

与人分享

减肥不能光自己埋头苦干，与人分享是成功的捷径。我很幸运有个胃口奇佳又爱吃米饭的小队长在身边，帮着吃了不少东西，常开玩笑说我的肉都长在他身上了。比如吃寿司，他除了吃自己的分量，还把我吃完生鱼剩下的饭团也干掉。吃盖浇饭，则是我吃上面的菜，下面的白饭他就着酱油也吃得津津有味。有时候连我自己都不好意思，觉得酱油拌饭看起来好心酸，他自己却乐在其中，说白饭就是最好吃的东西，这就叫天作之合吧。所以开个玩笑，女同学们还没找男朋友的话，不妨把"爱吃白饭"也定为择偶标准之一吧。

跟闺蜜相约喝茶喝咖啡的时候，难免要吃些甜点，这时候就会提议叫一份，大家分着吃。女孩子们边吃边天南海北地聊天，摄入的量比一个人享用少多了，也很开心。

在家煲汤则会把鸡肉、猪蹄、排骨之类的分给狗狗们吃，两个小动物开心地在那撒欢儿，我也乐在其中。不过注意狗狗不能吃有盐分的东西，不然会掉毛和得皮肤病，煲汤里

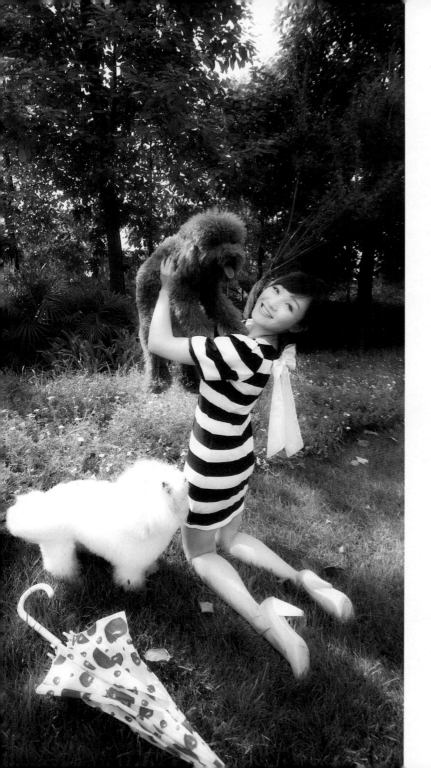

面不加盐的肉就很合适。另外我家两只狗狗也很爱吃甜食，看到我吃蛋糕就围过来，用水汪汪的大眼睛望着我，不停地舔嘴唇，让人无法拒绝。大家一起吃吧，全家其乐融融~不过狗狗也不是什么蛋糕都能吃的，巧克力味的就绝对不可以，这对它们来说是致命毒药。另外有些狗狗肠胃不好，吃浓度高的奶制品如芝士蛋糕等会拉肚子，要注意观察它们是否有福消受这些甜点。

说到底还是对待食物的态度，不要为吃而吃，要享受吃的过程和与人分享的喜悦，让你不用摄入过多食物也能有满足感，自然能保持纤瘦的身材。

有进有出，不做小腹婆

　　每个人肥胖的部位不同，小腹通常是重灾区，尤其现在的人整天坐着上网，就算一些天生四肢很瘦的女生也逃不过腰上长游泳圈的宿命。通常遇到当面来请教减肥问题的同学，我都先伸手摸摸她的小肚子，然后询问是否有便秘，十问九准。正好印证了那个统计结果：中国90%的女性都有便秘问题。

　　我在读高中时就严重便秘，因为食堂伙食可怕，加上学习的压力，几乎一周才能成功一次。过程之曲折惨烈就不赘述了，有体验的人自然心有戚戚焉。而且不要以为一周一次才叫便秘，严格说起来只要做不到每天最少排便一次就是便秘，而有此现象的人体内会残留1～15斤的宿便。摸摸你的小肚子，里面可都是华丽丽的黄金三百两呐！更可怕的是宿便充满毒素，人体内85%以上的毒素都是从便中排出的，如果堆积起来还会造成火气大、口臭、长痘痘、精神不佳这些可怕的后果。

　　为什么女生容易便秘呢？最大的原因是体质。一般女性都是寒性体质，新陈代谢比较慢，"出口"就会有困难。所以不管什么年龄，不管是否生理期，无论任何季节，都要忍口尽量避免吃冰的东西，免得肠道受刺激、功能紊乱，造成拉肚子与便秘交替的恶性循环。

　　其次是压力和快节奏的生活。你有没有觉得每当要赶报告、准备考试或者要完成某项project期间最容易便秘？每当这时，我体内有一种微妙的连锁反应，每当精神紧张就直接反映在肠道上。通常，你会每天起床塞下早餐，打仗般冲去上班、上学，就算有点感觉也没时间，忍着。等你有空了想好好处理这个问题，它又神龙见首不见尾了。我的口号是：排便乃人生头等大事！如果你不能掌控自己的作息时间，那就在时间表中找到一天中相对悠闲的时光来进行这项大业，并且养成习惯定时进行。

　　想要畅通无阻，最好的办法就是摄取大量膳食纤维，促进肠胃健康自然的蠕动。现代人的饮食很难做到这一点，因为我们吃的多数是经过精细加工的食品，比如白米、白面之类，里面的纤维基本上都已经在加工中损失掉了，让肠子不努力工作也能吸收营养和热量，所以很容易变胖。你看我家PO哥和叮当从没这个烦恼，吃了马上拉，让人羡慕不已。我自己亲身体验了多种帮助排便的食品，最终选出了当之无愧的排毒冠军——南瓜。

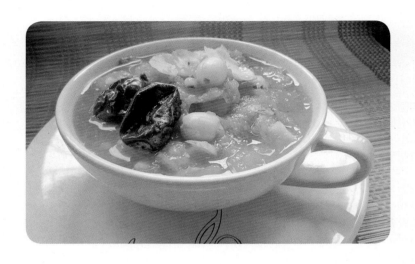

●●●南瓜是我们的好朋友

南瓜含有丰富的多糖、氨基酸、活性蛋白、类胡萝卜素、膳食纤维及多种微量元素等，热量却很低。对糖尿病人来说，更是降糖食品。我的家族有糖尿病史，自己又爱吃甜食，就格外注意对糖尿病的预防。有人说南瓜不好吃，可能是没有选对品种和做法。

首先，去菜市场买南瓜的时候，最好要挑选"海南老南瓜"。这是近两年新出来的品种，体积很大，呈长圆形。这种南瓜的好处是很容易熟，大火煮个5分钟就能煮烂，而且很香甜。最吸引我的是它的粗纤维比一般的南瓜要丰富得多，有利于排毒。

南瓜粥配方还包括百合、苡仁和少许枸杞、红枣等，注意不能放白米，最多放点黑米。百合和苡仁都有美白的功效，苡仁更可以利尿，顺便解决水肿性肥胖的问题；枸杞有明目之功效，红枣为你补血，充沛精力。只要先把这些材料用清水泡2小时左右，直接丢到锅里跟南瓜一起煮熟就可以了。这年头卖菜的小贩都会帮你把南瓜皮削好，你就只需要切块、下锅就可以了，再容易不过。

　　如果哪天我暴饮暴食了，之后的几天我绝对会乖乖连续吃两天南瓜粥，清理一下肠胃。每顿用来当成饭跟菜一起吃，很快会瘦下来。另外，长期吃不但瘦身，皮肤也会好起来。

　　有同学提出疑惑：南瓜应该也是淀粉含量高的食品啊？用来当饭吃不会有违反分食法的精神吗？大家看看下面这个数据对比，就知道南瓜的构成大部分是水，淀粉含量极低，加上高单位的纤维素，减肥期间该用什么来做主食就一目了然了：

	南瓜（每100g）	白米饭（每100g）	白面条（每100g）
热量(大卡)	22	116	284
碳水化合物(克)	5.3	25.9	61.9
脂肪(克)	0.1	0.3	0.7
蛋白质(克)	0.7	2.6	8.3
纤维素(克)	0.8	0.3	0.7

　　南瓜唯一的缺点，就是跟胡萝卜一样吃太多之后脸色会变黄，停止食用后会恢复原状。我还没遇到过这种状况，不过为了预防还是把南瓜跟其他代餐交替着吃比较保险。

●●●自制酸奶，自制健康

　　培养便意，从早做起。早上起床后应该先喝一杯加蜂蜜的温开水，叫醒肠胃让他们开工。然后就把适量抹茶粉跟酸奶搅拌均匀当早餐，如果赶时间可以带着路上喝，让它在排毒路上助你一臂之力。

酸奶的健康功效：

(1) 含多种消化酵素，可以分解米饭、面食类蛋白质以及油脂，减少人体肠胃负担，且能消除口臭，防止肠胀、腹痛。

(2) 含丰富的乳糖酵素，能够帮助喝牛奶会腹泻的人不再烦恼。可制造维生素K及B1、B2、B12，提供身体凝血功能，并保护神经系统。

(3) 制造必需氨基酸供人体使用，提供活力的来源。

(4) 使乳糖代谢为乳酸，而乳酸会与钙形成酸钙盐，有利于钙质的吸收。

酸奶的保健功效：

(1) 可分泌杀菌素，使有害菌无法生长和制造致癌物，细胞壁可提供糖胜肽质(Poly Poptide多胜肽)能抗肉瘤、修补遗传物质，使病变细胞恢复正常，加强抗氧化剂的活性，防止老化。

(2) 降低胆固醇、血脂肪，防止脑中风、心脏病等的发生。

(3) 可预防病原菌的感染，有效提高免疫机能。

(4) 可抑制肠内有害菌，防止腐败菌猖獗。

(5) 能促进肠道蠕动，消除便秘。

有同学曾提出在某些地方看到说空腹不能喝酸奶，原因有三：一是空腹饮用酸奶，其中所含的乳酸菌在酸度较高的胃里容易大量死亡。二是酸奶酸度高，会刺激胃部。三是空腹喝酸奶，其中的蛋白质会浪费。

听起来似乎有点道理，但根据中国营养学会理事、食品科学博士、中国农业大学食品学院营养与食品安全系范志红教授的说法，网上这些传言都是一知半解的。她指出：如果酸奶不是很酸，那么早晨空腹喝完全可以，除非是胃溃疡和胃酸过多的人，应当避免空腹吃酸味食品。如果是消化不良、胃酸过低的人，那么吃饭的时候喝酸奶，反而有促进消化的作用。至于乳酸菌死亡的问题，的确，空腹时胃酸浓度较高，乳酸菌容易在强酸环境中死亡，影响其保健价值。但即便没有了乳酸菌，酸奶的总体营养仍然优于牛奶。酸奶的营养成分非常适合代餐食用。说什么蛋白质会浪费，只是在不了解酸奶成分的情况下做的一种推测，在科学上并不能站住脚。

所以，只要起床后先喝过一杯蜂蜜水，就可以中和胃酸浓度，这时候再喝酸奶就完全没问题了。

我之前一直订购某无糖酸奶，后来发现配料表中有"增稠剂"这样的东西，出于对食品安全的警觉，我决定——自制酸奶。

做酸奶，听起来似乎很麻烦，直到在一家印度餐厅吃到了超浓超纯的自制酸奶，才下定决心要自己动手做。

现在很多小家电品牌都推出酸奶机，价钱也很便宜，我先后买过两个，提醒大家不管什么牌子一定选择不锈钢内胆的。因为每次做之前要用开水煮内胆进行消毒，塑料材质煮开会散发毒性，不锈钢则没这个烦恼，爱煮多久煮多久。

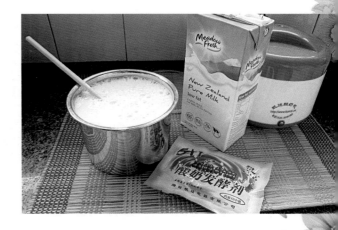

跟机器一起还应该购买菌种，我买的是荷兰菌种，含有嗜热链球菌、德氏保加利亚乳杆

菌亚种、嗜酸乳杆菌、双歧杆菌、干酪乳杆菌、双歧因子等，一堆让人眼花缭乱的名字，总之就是对肠道很有好处，而且做出来的确更浓、更酸。如果不想买专门的菌种，可以用现成的原味酸奶来做引子，跟牛奶的比例维持在1：5左右。

材料都准备好后，做法非常简单，只需要花五分钟：

1.把酸奶机的内胆取出来，用沸水煮开消毒。

2.取一小包菌种倒入内胆，再注入牛奶搅拌均匀。牛奶尽量选择好一些的，这东西真是一分钱一分货。看到有介绍说要先把牛奶加热到43℃，还要用温度计量，听起来特别麻烦，我就直接把从冰箱里拿出来的牛奶倒进去，做出来依然很成功。

3.盖上盖子，设定好时间，通常需要发酵8～12小时。正好睡前设好，第二天起来就可以直接吃了。

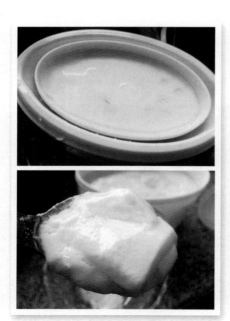

酸奶机不但操作简便，清洗也容易，只需要把内胆拿出来冲干净就好，比豆浆机还好洗。一点小小的投资，就能为生活带来健康和乐趣。

第一次做有点忐忑不安，结果第二天早上起来看到成品像模像样、一举成功，深受鼓舞。做出来是有点豆花状，闻起来就像我们小时候吃的那种玻璃瓶酸奶的味道。现在市面上的酸奶很少有这么纯的了，很多都添加了粘稠剂、工业奶粉和香精之类的东西，酸奶刚做出来活性是最高的，市售酸奶在包装、运输、储藏过程中都损失了不少活性。这个酸奶刚做出来是温温热的，可以直接吃，正好满足了很多同学冬天不想吃冰东西的愿望。当然，如果放在冰箱里冰几个小时再吃味道更好。

可能因为我用的是低脂牛奶，做出来的酸奶比较稀，但味道一样的好。

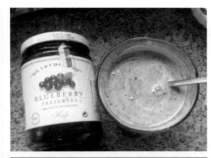

如果无法接受完全不加糖的酸奶，可以自行发挥想象力创造不同的口味。这杯蓝莓酸奶是为小队长做的，他的口味比较喜甜，加的是宜家买的蓝莓果酱，搅拌均匀颜色很漂亮。如果在减肥期间，最好还是加无糖果酱或代糖。

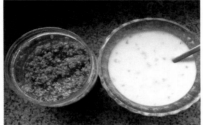

家里总是泡着一大罐桂花蜜，加一点在酸奶里不但香甜，偶尔咬到桂花口感更是丰富。

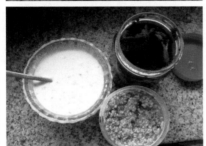

再贪心一点，加些蜂蜜玫瑰酱，一碗美白、排毒、养颜又无比美味的桂花玫瑰蜂蜜酸奶即成，这可是任何牌子都难做出来的味道哦！

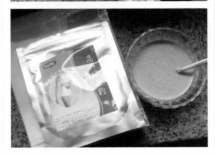

还可以做成抹茶口味的酸奶，翠绿的色彩非常吸引人。所谓抹茶就是日式绿茶，其实起源于中国，在唐宋时期鼎盛。现在的抹茶粉采用低温冷冻干燥技术处理，最大程度上保留了绿茶的营养价值。这种状态下的绿茶，具有强大的抗氧化（也就是抗衰老）、分解毒素以及促进新陈代谢的功效，口味清爽的抹茶酸奶最适合做夏天的早餐。

●●●豆浆渣让你一路通畅

秋冬时节不宜喝凉的酸奶，我几乎每天都会用豆浆机自制豆浆来喝。自己做的豆浆不但喝起来放心，味道香浓，剩下的豆渣更是宝物。有些人会把豆渣过滤出来扔掉，真是暴殄天物，这个东西可是帮助排便的上品，内涵丰富的膳食纤维，可以有效促进肠道蠕动，帮助排出毒素。

我自从开始注意从各方面调理以来很少便秘，偶尔生理期前后还是会发生这种状况，吃南瓜也不见效。于是把黄豆、黑豆加红枣打出来的热豆浆，连同豆渣再加点黑芝麻粉一起喝下去，补血、补气还能保持肠胃温暖，吃完第二天排便非常顺畅。

●●●洋葱：我很冲，但我很温柔

很多人不喜欢洋葱刺激的味道，我却非常爱在烹调中用到它。做拿手菜番茄牛尾汤和咖喱的时候都爱放大量的洋葱，慢火炖化之后刺激味消失了，反而能给汤里头增加甜润的感觉。每次做这些菜都会煮一大锅，连吃几顿之后也对排便很有帮助。

洋葱含有前列腺素，能有效扩张血管，从而改善心和脑的供血，帮助治疗心脏和脑部的疾病，还能降血压、血糖和血脂。对于肠胃方面，则有明显的刺激作用，能有效治疗便秘。洋葱用来入菜简单又健康，在烧菜或汤菜中都可以加入，经常摄取可以帮助维持体内代谢平衡。

资料来源：《不生病的智慧》，马悦凌，江苏文艺出版社。

●●●排毒小零食

这款在我国台湾地区流行的减肥零食乳酸菌绿茶梅有帮助排便的作用，评价非常好。我研究了它的有效成分，包括山楂、柠檬草、普洱茶、藤黄果和甲壳素，都是比较安全的。其中藤黄果听起来很恐怖，但其实这是所有减肥药中最温和无副作用的，在西医药理中被证实能抑制脂肪合成、促进脂肪燃烧和减少食物摄入。而甲壳素则是天然动物纤维，来自蟹虾等海洋生物的壳。它在胃中具有能溶解且吸附油脂及胆固醇的能力，又因其几乎无法被消化，所以可以阻止食物中的油分在消化道中被吸收，达到"油切"的效果。

这个梅子外面裹着一层绿茶粉，稍微有点苦味，总休还是挺好吃的，吃完肚子仿佛马上咕咕叫了两声。头天吃了两颗，配上大量的水，第二天就大便了四次，感觉把宿便都排出来了，小肚子马上扁了下去。而且这梅子的好处，还在于只要不吃过量，不会造成肚子疼，也不会让你有脱水现象，但是能把肠胃清得很干净。建议不是严重便秘者每天最多吃两颗，吃的时机最好是饭前半小时。吃完多喝水，让甲壳素均匀分布在肠胃里等待食物的降临，而其他成分则能帮助消化。

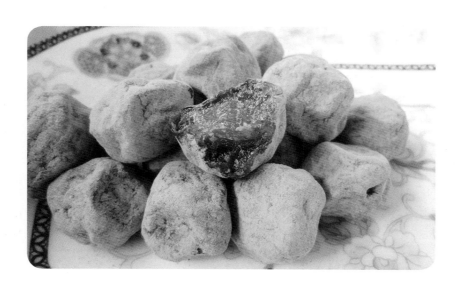

我目前已经吃完了一袋，从刚开始每天拉三四次，到现在固定每天两次，暂未出现不良反应。但它毕竟算一定程度上的减肥药，可以在便秘严重的时候用来缓解，清空宿便，但不建议长期每天吃。我会随时囤两袋，旅行的时候带着救命。因为我天生神经紧张，到了不熟悉的新环境就容易纠结，吃再多东西也不容易拉，有这个梅子就不怕了。不过出门在外每天吃一颗就好，不然情况紧急又不方便找厕所就惨了。

总的来说是药三分毒，能不吃就不吃，尤其要避开含有大黄、番泻叶这些成分。其实最终解决便秘的根本还是改善饮食结构，多摄入膳食纤维，保持体内温暖，让身体运行通畅，自然排便。

●●●物理治便秘法

如果是长期积累的顽固性便秘，光靠食疗无法快速改善，可以配合物理治疗法。这可不是说要去搞水疗灌肠那些可怕的东西，而是我们用自己的双手就可以轻易做到。

最简单的方法就是每天晚上躺在床上，用掌心沿肚脐周围画圈按摩，顺时针和逆时针分别一百下。如果皮肤干燥最好配合按摩油或身体乳来做，力道可以稍微大一点，按到微微发热，借由外力促进肠道蠕动，能明显帮助排便。可别小看这简单的步骤，唐代"药王"孙思邈就坚持"常以手揉腹"为自己的养生之道。

另一个好办法则是按摩带脉，也就是腰间最细的地方到腹股沟这一带，用手指按下去会感觉到一条经脉。从中医的角度看，适当刺激这条带脉有调经止带及疏肝行滞的作用。这个按摩也适合睡前躺着进行，用大拇指按摩这条经脉，从上到下轻揉，能马上感觉肠胃蠕动加强，肚子开始咕咕叫。按个几分钟再揉揉小腹就睡觉，第二天能明显感到排便顺畅和便量增多。

如果腰间肉肉比较多，难以按到带脉的话，可以用敲的方式，原理跟近年流行的敲胆经一样。平躺着双手握拳，轻轻从腰间敲到腹股沟，敲个一百下左右就可以了。不少人亲身试验过，说敲几天后不但便秘消失，还感觉食欲也有所减退，身体感觉更轻松，连脸上的痘痘都消退了。其实解决了便秘，就能及时排除体内毒素，口气清新、精神饱满，痘痘退散也是意料中的了。

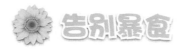

偶尔的放纵，是为了更好地前进

　　上面谈到的原理都不是什么清规戒律，但对天生爱好美食者来说要每天坚持也是种折磨，可以偶尔放纵一下。我和小队长都爱吃，博客上贴了不少天南海北的美食照片，曾被人质疑说："你吃这么多，怎么可能不胖？"要知道那只是偶尔为之的，我多数时候尽量在家自己煮些低卡健康的东西来吃，但每周总有一两次外出寻觅美食，旅行时更从不忌口。

　　据我观察，瘦人要不就是完全不爱吃，要不就是对吃的质量很挑剔，吃饭是为了享受而非充饥的。遇到用心做出的美食，我会把身材放一边先慰劳味蕾。最不能抗拒的是自助餐，每次除了狂攻海鲜、生鱼，还一定要把每种甜品吃个遍才肯罢休。

　　吃完之后罪恶感当然油然而生，不少女生会用催吐法把刚吃下去的东西再呕出来，这其实是非常不利于健康的。

　　这样暴食暴吐并不可能让人明显瘦下来，反而会导致脸部浮肿，而且开始长痘痘，精神也会变得很不好。

　　要从暴食的阴影中挣脱出来，调整对食物的心态，学会去爱上那些低热量且对身体有益的东西。现在就算要上馆子大吃，我也会选比较健康的菜，吃之前喝热豆浆或清汤垫底，对每道菜的态度都是品尝，而不是猪八戒吞人参果。

　　但有时候遇到太好吃的还是忍不住会过量，尤其当面对不可抗拒的甜品，觉得过分克制的话人生就太难为自己了。很多人减肥失败就是因为缺乏毅力，一旦破戒之后就开始放纵自己。其实偶尔的放纵，是为了更好地前进，就把偶尔的美餐当作前进的动力吧，只要懂得如何化解，就能打破暴食催吐的怪圈！

暴饮暴食之后，首先不能马上坐下来，更不能躺着，要进行轻量的活动帮助消化。最好的方法就是慢慢散步，所谓"饭后百步走，活到九十九"这句老话可不是白说的。如果有条件的话，最好散步半小时左右，做不到这点也至少站半小时再坐下。按摩也可以帮助消化，不过至少要等饭后一小时再进行，免得刺激正在工作的肠胃，方法就是在解决便秘那一节讲的揉小腹和按摩带脉。另外可以配合喝醋来帮助消化，这可是保持身材的灵丹妙药。

●●●保持身材的灵丹妙药——醋

最开始想到喝醋减肥，是因为体内酸碱值这个概念。身体健康的人一般体液是中性稍偏弱碱性，而肥胖的人通常是酸性体质，正是因为吃了太多不正确的食物。酸性食物主要包括淀粉类、动物性食物、甜食、精制加工食品(如白面包等)、油炸食物或奶油类，而碱性食物主要是蔬菜水果类、海藻类、坚果类、发过芽的谷类、豆类和豆制品。

食物酸碱性一览表

强酸性食品	蛋黄、白糖、甜点、乳酪、金枪鱼、比目鱼、鱼籽
中酸性食品	鸡肉、猪肉、牛肉、面包、小麦、火腿、培根、鳗鱼
弱酸性食品	白米、花生、章鱼、海苔、巧克力、葱、空心粉、啤酒
强碱性食品	黄瓜、胡萝卜、海带、柑橘类、葡萄、柿子、茶叶、葡萄酒
中碱性食品	大豆、番茄、香蕉、蛋白、菠菜、白菜、生菜、竹笋、西瓜、板栗、草莓、柠檬、山楂、醋、梅子、杨桃
弱碱性食品	红豆、苹果、甘蓝菜、豆腐、油菜、梨、马铃薯、豌豆、绿豆、芹菜、番薯、莲藕、洋葱、茄子、南瓜、蘑菇、萝卜、牛奶

资料来源：www.aibohe.com

看了这个表，有没有觉得还是偏酸性食物比较诱人？但如果吃太多，蔬菜水果又补充不足的话，就会造成百病根源的酸性体质，容易肥胖、身体酸痛劳累、内分泌失调、长色斑不说，高血压、高血脂也会找上你。在这种体质下，就算靠吃药、针灸、抽脂这些极端方法减下去了，也会很快反弹，并搞垮身体。

要调节到偏碱性体质，首先要注重饮食均衡，每天尽量多摄取新鲜蔬菜水果。这样做是终极正道，但见效比较慢，我就想到了喝醋这个方法。醋虽然是酸的，其性质却是碱性，而且能促进胃酸分泌，帮助消化。

在我减肥的初期，就曾经采用极端的喝醋减肥法。每顿饭吃完以后就捏着鼻子灌一小杯。这的确很有效，那时候天天都能感觉自己变瘦，游泳圈一层一层消失，牛仔裤慢慢变松，心中狂喜不能自拔。后来感到喝纯醋有点刺激，尤其沿着食道一直烧到胃里比较难受，就改喝稀释过的，至于调配的浓度因人而异，原则是不可用过多水来稀释，除非你天生喜欢那股酸味，喝醋就要快、狠、准。所以我一般用小茶杯装半杯水，然后往里面加醋，边加边尝，一直加到自己能承受的浓度为止，然后捏着鼻子一口灌下去。

◉应该选哪种醋？

我们平时做菜用的黑醋就可以，尽量选择用传统工艺纯酿造的，少些对人体有害的添加剂。其实醋这种东西本来就便宜，又不会大量消耗，不妨就买市面上高价位的，像我家常备的手工特制保宁醋就很香醇。

白醋则要小心了，我研究过不少牌子的配料表，发现多为人工调配的。传统的白醋是由酒精发酵而成，颜色淡黄略带香气。而为了节省成本，现在的白醋多用醋精、水、盐、糖、香精等调配而成，有些还加入对身体有害无利的糖精，颜色纯白，闻起来有刺鼻的味道。这些化学的东西最好别拿来喝，用来泡脚还差不多。

而在江浙和广东一带常见的是红醋，用来吃大闸蟹和云吞面那种，色泽粉红带有芬芳，喝起来比较顺口。选择红醋时也要看配料表，尽量找传统方法酿制的、避免添加香精和糖精的产品。

我喝得最多的是果醋，因为在国外留学期间超市的货架上很容易找到，主要由苹果等果汁发酵酿造，这是西方人做沙拉的原料之一，通常配料就是单纯的果汁，喝起来比较放心。现在在国内超市的进口食品货架上也能找到，常见的有美国亨氏HEINZ APPLE CIDER VINEGAR和韩国清净园苹果醋，价钱也不贵。我喜欢搞些花样，把干玫瑰花蕾或花瓣泡进去，自制玫瑰苹果醋。这样美白的功效更进一步，也更好喝。同样的道理，你可以试试泡桂花醋、薰衣草醋、梅子醋……就看怎么发挥想象力了。如果稀释以后还是觉得酸，可以加一点蜂蜜或者与甜菊叶甚至罗汉果一起泡。

喝醋减肥法近年备受追捧，有商家趁机推出调味型的果醋，口味多变又好喝，号称是新一代减肥饮料，价钱也不便宜。可是仔细看看，配料表上多半都有白砂糖的成分，这让它喝起来的口感是比较好，但是减肥就变成了不可能的任务。醋那么酸的东西，大家可以自己试验一下要往里面加多少白糖才能达到果醋饮料的甜度，其热量爆棚比可乐有之过而无不及，坚决别碰这类东西。

◉什么时候喝醋合适？

喝醋最好的时机就是吃完饭之后，尤其是晚饭吃多了的情况下，浓度可以根据饱胀程度来调节。切记不可空腹喝醋，这样会对胃过分刺激，而且喝完后会增加饥饿感。

另外，在喝醋之后最好马上用清水漱口，免得腐蚀牙齿，喝醋之后因为珐琅质比较脆弱，不宜马上刷牙，起码等到漱口后半小时再刷。

◉什么人不适合喝醋？

胃壁过薄、胃酸分泌过多、胃溃疡、十二指肠溃疡患者，平时吃放醋的菜也要限量的人，更不要尝试喝醋。

◉醋可以用什么代替？

如果实在不喜欢醋的味道，可以用其他酸味食物代替。比如洛神花茶、山楂干泡水或柠檬水，喝这些跟醋的原理一样，切记不要放糖就行。现在也很流行喝普洱茶减肥，有"刮油"作用，不过毕竟茶里含有咖啡因，心脏不好和神经脆弱的人还是尽量少喝浓茶。

⊙吃火锅也放醋

除了喝醋，我在外面吃红汤火锅的时候也都不用油碟，吃白汤火锅不碰沙茶酱、蚝油这些高热量高盐分的东西。请服务员拿个空碗，倒进半碗醋，再加入大量的蒜泥、葱花和香菜，把菜放在里面涮过吃得津津有味。其实这样不但能去掉多余的盐分和油分，蒜泥还有杀菌兼促进新陈代谢作

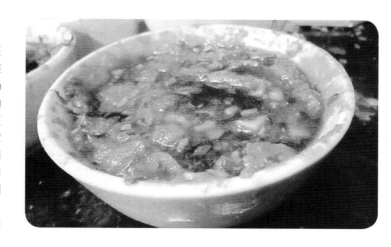

用，醋也能中和吃火锅无可避免的大量肉食。在说服自己爱上这个口味之后还真挺好吃的。我当然知道这种方式无法得到所有人的认同，但有图有真相，这是牛油红汤火锅吃到一半时，醋碗里漂浮的牛油。边拍照边对同桌吃油碟的人大喊："这就是你们吃下去的油！"

几年前有本畅销书叫做《有关品位》，英文名ACQUIRED TASTES，其实讲的是后天培养的品位，在饮食、服装上都一样。为了健康美丽，我说服自己接受了很多以前嫌弃的口味，后来慢慢真心爱上了这些味道，毕竟这才是保养身材和皮肤的根本啊。

●●●每日进餐计划自己定

一般减肥书上都会列出每日餐单，不知有多少同学跟我一样，只是看看而已，没办法切实执行的呢？不管是上班还是上学，我们每天多数时候都在外面吃饭，要做到餐餐吃那些清淡健康的东西恐怕有困难，不如把握大原则，每日进餐计划自己定。

一日三餐的大原则，我建议减少每餐的分量，慢慢进食，只吃到七分饱左右。而在每顿饭之前用健康的小零食来加餐，随时补充能量，维持新陈代谢的旺盛，给心灵带来的满足感更多。

●●●豆浆是女生的最佳早餐

通常的观念说"早餐要吃好"，被很多人误以为吃得好就是吃得多，早上一起床就拼命灌下一大堆鸡蛋、馒头、包子、面包。这时候肠胃还没完全苏醒过来，昨天的还没拉，又要应付这堆东西，难免力不从心，容易引起消化不良。而另一个极端则是因为忙碌的生活，宁愿省下早餐时间多睡几分钟，肚子空空就去上班上学。长期下来造成营养不均衡，抵抗力下降，还容易得胆结石，形成血栓和引发心肌梗塞。而上午一直饥肠辘辘，容易在午餐和晚餐吃过量，更容易肥胖。

所以早餐要吃得清淡，而且要有足够的营养。夏天的最好早餐就是酸奶，之前已介绍这里不再赘述。

到了秋冬喝酸奶就不太合适了，要减肥必须保持身体的温暖，而冷天喝凉的对女生内分泌也不好。所以一进入秋季，我就拿出豆浆机来自制豆浆当早餐。营养学家认为豆浆是最佳的早餐，因为无糖豆浆的热量相当低，每百克仅有14大卡，两大杯的热量仅仅相当于一个苹果或两片饼干。但它的饱足感可要比苹果和饼干强烈得多，喝下去马上让身体热起来，就不会觉得饿了，尤其是连豆渣一起吃下去还能增加膳食纤维帮助排便。

豆浆是女人的恩物，里面含有大豆异黄酮、大豆皂甙、大豆多糖、大豆低聚糖及其他多酚类物质等，能帮助预防多种慢性疾病，还含有丰富维他命E。就我自己、妈妈和不少身边朋友亲身长期体验，坚持喝豆浆能让皮肤变白，而且是全身从里到外的那种白，充满润泽感。

●●●空腹不能喝牛奶、豆浆吗?

有一种说法，说早餐不适宜喝豆浆、牛奶，原因是会造成蛋白质的浪费，这要具体问题具体分析。我们的身体最大的能量来源是碳水化合物，也就是来自淀粉和各种糖分之类的食物在体内转化而成的葡萄糖，有了它们身体就不会在能源不足的时候把蛋白质拿来供应能量。

　　而在我们的想象中，如果不摄入碳水化合物，身体不就应该消耗脂肪作为能量来源吗？其实脂肪的代谢需要碳水化合物的帮助，不然就会在代谢的路上半途停下来，而这些代谢不掉的中间产物聚集起来会产生毒素。所以我们的身体为了避免这一点，就会用蛋白质代替碳水化合物完成对脂肪的分解，造成蛋白质的浪费。

　　理论是这样，但运用到实际呢？以全脂牛奶来说，里面含有4.6%的乳糖和3%的脂肪，而蛋白质的含量仅有3%。乳糖也就是碳水化合物，含量超过蛋白质，自然是首先代谢的对象。所以只要不是乳糖不耐症患者，早餐喝牛奶完全没问题，总比有些人习惯早餐只吃个鸡蛋健康得多，那里面的蛋白质可都是实实在在全浪费了的。

　　而无糖豆浆里面的碳水化合物含量较少，早餐光喝这个的确会造成蛋白质浪费，不妨加点料。我还是主张白糖要少吃，可以往温热的豆浆里加点蜂蜜调味，又好喝又健康。

●●●喝豆浆会造成乳腺增生吗？

　　另一个迷思是喝豆浆会造成乳腺增生，因为里面含有雌性激素。这又是一个谬误，豆浆里面所含的大豆异黄酮数量有限，而且毕竟是植物性的，每天喝一两杯，不过量是不会引发问题的。要说喝豆浆会乳腺增生，那我们吃动物性激素的猪、牛、羊、鸡、鸭肉不更该增生？根据美国癌症协会（American Association for Cancer Research）近年来的研究，每天喝豆浆还能调节妇女体内雌激素与孕激素水平，使分泌周期变化保持正常，能有效预防乳腺疾病和子宫疾病、卵巢疾病的发生。所以豆浆对女性荷尔蒙水平其实是双向调节的，低了帮你调高，高了帮你降低，维持体内平衡。

●●●自制豆浆

　　豆浆好处这么多，强烈建议大家买个豆浆机自己做，因为市面上难以买到无糖

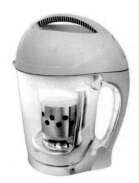

豆浆，而且原料和制作过程也没有保障。据报道，很多地方为了防止豆浆煮糊，添加了工业消泡剂，听着都恐怖。现在市面上豆浆机多如牛毛，不少采取新型滤网设计。这种结构相对于传统的滤网容易清洗，记得小时候家里的豆浆机一年都用不上一回，就因为清洗太麻烦，无法坚持使用就没有意义。新式的用起来很简单，只要头天睡前把豆子泡好，第二天早上起来加水打开机器就可以去洗脸刷牙化妆了。煮好一壶豆浆只需要20分钟，拾掇好了正好喝，还可以装在保温杯里带在路上饮用。

除了简单的黄豆，大家还可以发挥无限创意，比如加些黑豆更有补气补肾的作用。我喜欢在头天晚上泡豆子的时候加点百合、银耳一起泡软，第二天早上把几颗红枣洗净撕碎丢进去一起打，味道更香浓，还增添养颜功效。时间不那么紧的话，再往里面加一些黑芝麻粉，更增添香气，而且有养发的作用。

如果喝腻了豆浆，还可以自制杏仁露，这可是一道传统广东糖水。在中药店和南北干货杂店可以买到那种小杏仁，分为南杏和北杏两种。南杏又名甜杏仁，质地松化，肥厚饱满，内含丰富的维生素E和不饱和脂肪酸，能润肺平喘，并含有丰富膳食纤维，具有润肠的功效，适合日常保健适用。而北杏又称为苦杏仁，质地坚实口感微苦，药理上来说有止咳平喘的功效，也能润肠，但具有一定毒性，最好不要经常食用。

所以我们自制杏仁露，最好选择南杏仁，把纯杏仁加上艾仁、百合和碎银耳泡一晚后，用豆浆机熬成浆。加了银耳口感浓稠，充满胶原蛋白，放凉之后加一点蜂蜜，真是美妙的早餐，还可以装在密封杯里随时补充营养。经常喝杏仁露不但美白效果显著，还有抗氧化、抗衰老的作用，真是减肥美容的圣品。

如果没有豆浆机，或者没有时间

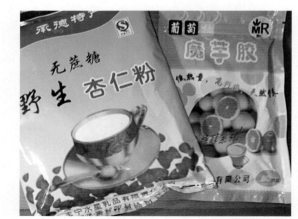

自己做的人可以喝这种只需温水冲调的杏仁露，不含蔗糖用代糖调味的。因为比较甜，我还建议跟魔芋胶一起冲开，吃起来像杏仁糊的感觉。坐办公室的姐妹们抽屉里应该常备这两包，作为加餐用，热量极低又很饱肚子。

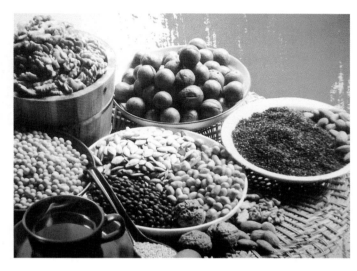

总之，早餐就是要做起来方便迅速，吃起来也不麻烦，所以各种糊类是我的最爱。一些专卖养身食材的网店推出了为客人量身定做的美容早餐，根据每个人需求现磨营养粉。我买的这种里面有红枣、枸杞、黑豆、黑芝麻、首乌、红豆、阿胶、葡萄籽，都由中医师针对我想要的补血和养头发的目的来设计。这些材料在客人下单之后才制作，经过低温烘焙后磨细，不加糖，闻起来超香，吃起来就像驴打滚儿上沾的那层豆面儿，我空口都能吃得很欢，用豆浆或牛奶冲开当早餐也很美妙。

如果光喝这些也不觉得饱，到学校或办公室之后可以吃下面的零食作为加餐。

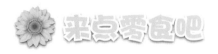

很多时候我们想吃东西并不是因为饿，而是贪图口舌之快。我是零食的忠实拥护者，口号是"不爱吃零食的孩子不是好孩子！"但一定要慎选零食，薯片、薯条的一律靠边站，优秀的零食要符合几个条件：**低热量低盐分；饱腹感强；对身体有某种好处**。小零食大学问啊，就让我这个爱好者来介绍几款香香嘴，希望也合你口味：

▶ **无糖苦荞沙琪玛**

苦荞听名字就很苦，其实对健康大有裨益，更是降血糖的圣品。这个沙琪玛松松软软，吃起来很甜，很适合学生或者上班族用来加餐。在寒冷的冬天，来一杯热乎乎的无糖豆浆、牛奶或咖啡，配上甜蜜的沙琪玛，暖胃又暖心。

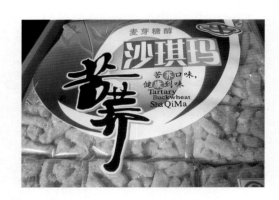

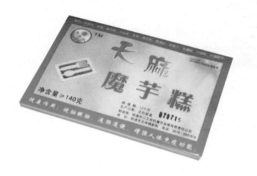

◀ **木糖醇天麻魔芋糕**

它的口感很像比较硬的果冻，酸酸甜甜的，吃起来清凉爽口。不知不觉就吃下一盒，全身舒坦，而其热量低到可以忽略不计，属于家中常备之甜品。而且还加入天麻，有补脑的作用，魔芋更可以通便，真是好处无穷。目前在淘宝上不容易买到，不过又出了新品种——无糖魔芋果冻，也可以用来代替。

▶ **SOYJOY水果大豆营养棒**

从日本一路发烧过来，近年非常流行的大豆营养棒，在屈臣氏和网上都能买到。它主打低GI值（升糖指数）的配方，主要由黄豆蛋白粉加各种水果、坚果做成，不含精细淀粉，吃了对身体好，热量低而且顶饱。吃起来比较干，最好一点点嚼，边吃边喝大量的水，慢慢品尝味道。吃完之后会感觉在胃里膨胀起来，很久都不容易饿，唯一的缺点就是过甜，真希望有无糖版本。

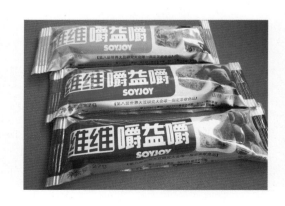

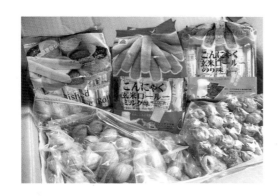

◁ **北田蒟蒻糙米卷**

记得少吃精细粮食，多吃粗粮才是正道。这个蒟蒻糙米卷由糙米、雪莲子、薏仁、荞麦、麦片、豌豆、红豆、绿豆、花豆、黑豆、黑米和玉米这些粗粮制成，有海苔、蛋黄、南瓜和牛奶等口味，非油炸制品。最重要是里面有creamy的夹心，好吃爆棚。适合配上一杯脱脂牛奶或无糖豆浆做加餐，带来无穷满足感。

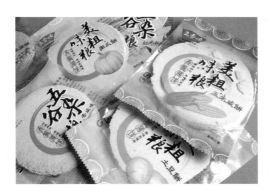

◁ **五谷杂粮饼**

由各种粗粮制成，完全不放油，薄薄的饼子吃起来很脆很香，小小一袋几口就干掉了，让人回味无穷。

▷ **烤紫薯**

紫薯是红薯的一种，含有丰富的矿物质、维生素和食用纤维。它的氨基酸和胡萝卜素含量是大米、小麦和玉米的数倍，常食用可以防治呼吸道、消化道和关节腔等胶原性疾病，能抑制癌细胞生长，是抗疲劳、抗衰老的最佳保健食品。其实基本上所有蓝紫色的食品都身怀绝技，比如紫薯、蓝莓、紫甘蓝等，它们都含有其他食物少有的花青素——一种强力抗氧化成分。再次提醒大家抗氧化就是抗衰老，一定要从早抓起。

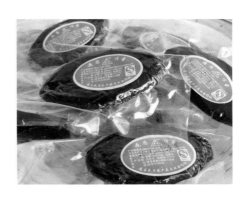

现在很多超市有卖生紫薯，有时间可以自己买回来煮。我就喜欢直接蒸来吃，或者跟牛奶一起打成淡紫色的紫薯牛奶，香浓好喝又有饱腹感。如果没条件自己做，可以买这种真空包装开袋即食的烤紫薯，我买过多次，完全是纯的，没有加糖。来不及吃早饭可以抓一两个路上吃，配上牛奶就是营养又健康的早餐，而且非常饱肚子。包里也会随身携带一个，可以作为课间的加餐，方便又美味。

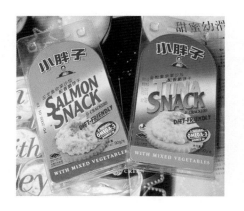

◎ 小胖子沙拉饼干

如果夏天很热不想吃东西，可以用"小胖子"来代替正餐。淀粉与蛋白质分开吃并非绝对的，如果你不吃淀粉怎么都不会饱，可以尝试控制总卡路里的摄入。像这样的Tuna Salad with Cracker在很多营养师开出的减肥菜单上都榜上有名，所以包装上就写了Diet-friendly的字样。它的热量很低，却能提供优质蛋白质、维生素和补脑的OMEGA-3深海鱼油。关键是这个东西不是一般的好吃，尤其是金枪鱼沙拉里面加了马蹄粒，涂在薄脆的饼干上一口咬下去，大脑瞬间一片空白……吃完一包超级满足！

◎ 三色芝士米饼干

这个米饼有我最爱的组合：大颗烤杏仁加浓郁的芝士，再加上脆脆的海苔，丢进嘴里越嚼越香，真让人情不自禁，一吃就停不下来。这在某些超市的日本进口货架上买得到，但是网上价钱便宜很多。我有段时间简直沉迷其中，每次打开一袋就非吃光才能罢休。安慰自己这个热量起码比薯片低，而且芝士可以补钙，杏仁可以美白，对身体有好处的东西多吃一点也不亏。不过如果在减肥期间，最好控制自己每次只带几小包在身上，吃完就算。

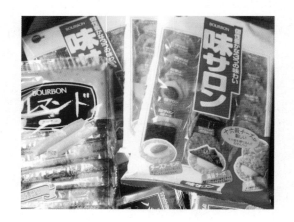

▶ 好多鱼

这是课间学生给我吃的，一吃就爱上，跑去超市买了几大盒，最好吃的是茄汁和海苔味。它非油炸，不添加人工色素、防腐剂和味精，主要由马铃薯粉烘焙而成。连一向口味挑剔对零食嗤之以鼻的小队长尝了之后也握着不肯松手，还催我去多买几包，可见有多好吃。它是中空的，口感非常香脆又轻薄，调味恰到好处，就算吃完整袋也完全不会有罪恶感。热量没有标示，但绝对不会高，成为我家常备零食。

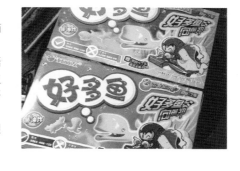

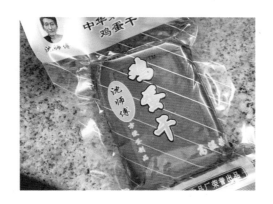

◀ 鸡蛋干

豆干低卡、健康大家都知道，现在又出了新品种——鸡蛋干。用蛋白制作，吃的时候切成薄片，分为酱香味、烧烤味等。味道很香，跟卤的蛋白差不多，口味重的可以沾辣椒面儿来吃，一整块吃下去也挺饱的。

▶ 蒟蒻干/蒟蒻条

这是去宝岛台湾旅行时发现的零食，有洛神花、青苹果、葡萄、芒果、柠檬草这些甜的口味，咸的更有五香、麻辣、烧烤和黑胡椒等。蒟蒻也就是魔芋，热量几乎为零，却有帮助消化的作用，吃下去也很顶饱。这种蒟蒻干很有嚼头，适合看电视或上网的时候慢慢吃，吃多了也不怕胖。唯一的弊端是咀嚼过多容易造成腮帮咬肌过分发达，脸会变大。我现在偶尔吃蒟蒻干，都跟兔子似的用门牙轻轻咬，不敢用力嚼。

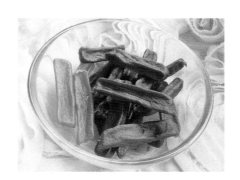

▶无花果干

在我心目中，无花果是一种很稀罕的东西，能吃到新鲜的机会不多，通常在精致的法国料理中能找到它的踪影。干的无花果可以用来泡水喝，泡软了捞起来吃口感一样好，里面的籽咬在嘴里扑扑作响很有趣，而且吃几颗也很饱肚子。擅长养生的广东人煲汤也常加入无花果干，贪其丰富的营养价值，能够健脾消食、润肠通便、降血脂血压、利咽消肿甚至抗癌、防癌。

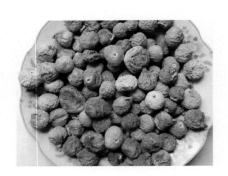

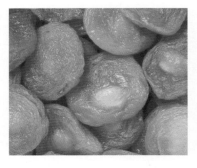

◀杏包仁

杏干是小时候常吃的东西，重新燃起对它的热情是因为看到一位人称"瑞士通"的博友撰文介绍，说吃杏是欧洲目前最流行的保健方法。

"科学家发现，杏子有很强的防癌、抗癌效果。杏子中含有丰富的维生素 A，在水果中仅次于芒果，位居第二，维生素 A 有修复上皮细胞及防癌作用已为大家共识；而杏子中含有的大量维生素 B17，目前被认为是最有前途的抗癌药之一，杏中含有的扁桃甙也有抗癌活性。此外，吃杏对眼睛特别有益，是电脑一族喜爱的护眼食品。以往的问题是：鲜杏吃太多会伤身体，后来有研究发现，将杏制成杏干、杏汁饮料或浸泡水中数次后再吃，既能保留其中有效的防癌护眼物质，又安全无副作用。南太平洋上的岛国斐济，是世界上至今无人患癌症的国家，这个国家人人都有喜欢吃杏干、杏仁的特殊饮食习惯，他们吃杏干如同欧洲人吃面包，一日三餐不离。"

资料来源：灯不鲁姑的新浪博客http://blog.sina.com.cn/u/1346981855

杏干不但对身体好，味道也好吃。在网上能买到这种新疆特产杏包仁，柔软的杏肉里面包着一小颗杏仁，感觉很新奇。但需注意，果脯含糖量高，像杏干、葡萄干这类东西都不能一次吃太多，可以每天用小袋子适量分装随身携带。

另外注意选购的时候要买直接晒干的，千万别选那种腌制过的蜜饯杏干，甚至所有的蜜饯都不要吃。这种东西里面不但含有大量白糖和各种人工甜味剂，盐分也很高，还有不少防腐剂，热量高而且危害大，要敬而远之。

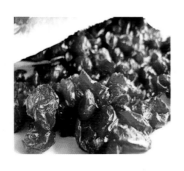

◐ 蔓越莓干

新鲜的蔓越莓也是不容易吃到的稀罕水果，它具有很强的抗氧化作用，还含有丰富的生物黄酮，具有防止胃部感染和泌尿道感染的作用。女性特殊的生理构造比较脆弱，容易得尿路感染，是非常痛苦的难言之隐。国外的医生不建议病人吃太多抗生素，便鼓励多喝蔓越莓汁，作为"天然抗生素"发挥作用。蔓越莓干可以直接吃或泡水喝，还能用来烘焙糕点。美中不足的是市面上的蔓越莓干都是加了糖的，还是不能多吃。

◐ 蓝莓干

凡是名字里面有个"莓"（berry）的水果无不浑身是宝，但又身娇肉贵，新鲜的只有在产地才能吃到，身在欧洲或东北的同学们真是幸福。像我在成都就算买得到新鲜蓝莓，也贵到飞起，在高级超市一小盒就要四五十元，总是舍不得买，拿起又放下，放下又拿起。终于某次咬紧牙关买了一盒，回家吃的时候都一颗一颗，每颗都在嘴里嚼到稀烂才肯吞。相比之下蓝莓干的价钱就温柔多了，在网上买100克30元左右，有加糖和不加糖两个版本。拿到手其实还是小小一袋，但是光看颗数就比超市那一盒多了去了。

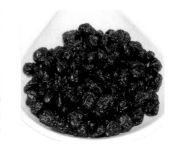

蓝莓含有丰富的花青素，是强有力的抗氧化食品。更重要的是它对眼睛好，市面上流行的护眼保健品多数就是从蓝莓中提取的。长期食用还可以增强记忆力、保护心脏、增强人体免疫力。

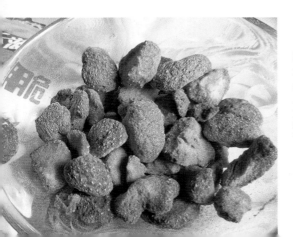

◐ 冻干草莓

草莓当季的时候当然最好吃新鲜的，由于喷洒过农药，一定要用洗洁精稀释泡过之后再用大量清水冲干净才可以吃。到了无草莓可吃的季节，就可以试试这种冻干草莓，无防腐剂、非油炸，采用新技术脱去水分，最大程度保留了草莓的营养和风味。同时没有加糖，吃起来酸酸甜甜的、很可口。现在市面上冻干水果不少，除了草莓还有树莓、黄桃等，都是零食的好选择。

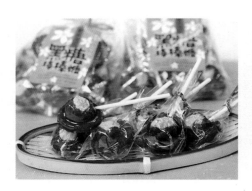

◎ 黑糖棒棒糖

一定要吃棒棒糖的话，就选择黑糖的吧！古早味的黑糖深受台湾同胞喜爱，它没经过精制提炼，热量比较低，还有补血的功效，正适合爱吃甜又要健康的矛盾心态。吃起来有一点点药味，仿佛轻微的板蓝根味道，但还在可以接受的范围，感觉也不太甜。中间有颗话梅，很适合嘴巴痒痒想啃点啥的时候，也是包中常备之良品。

▶ 黑巧克力咖啡豆

我在读书时自创过一招咖啡豆减肥法，用来满足那张因为压力大随时想嚼东西的贱嘴。国外超市有自助卖散装咖啡豆的地方，外国人一般称好重量就在旁边提供的grinder打成粉，拿回家煮咖啡。我灵机一动称了一些拿来当零食吃，晚上看书赶论文的时候犯困嘴巴痒，就一颗一颗慢慢嚼碎，只要吃得下吃再多都不怕会胖。干吃咖啡豆听起来可能有点吓人，其实味道并没那么不堪，仔细品尝苦中回甜。而且咖啡因本来就是利尿去水肿、提高新陈代谢的减肥成分，嚼碎的豆子吞下去更是粗纤维还能促进肠道蠕动，个人觉得这个方法很有效。如果实在吃不惯或者买不到纯咖啡豆，就可以买这种用巧克力包住的，但毕竟有糖还是别吃太多。

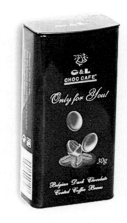

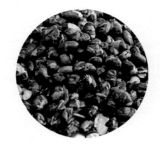

◀ 香酥有机黑豆

黑豆营养价值极高，具有补肾、补气、活血之功效，老祖宗早就在实践中发现了它的驻颜、乌发之神奇功效。除了用来打豆浆，现在也有各种黑豆零食。这种香酥黑豆最健康，非油炸烤制出来的，甚至连盐也没加。吃起来口感酥脆，超市就能买到散装的。

▶ 坚果类

坚果类食品也是长期被抹黑的，很多人认为坚果热量高会导致发胖，减肥期间应该敬而远之。其实不少坚果对身体非常有益，它们集合了植物的营养精华，含有丰富的矿物质、维他命E及B群，还有天然抗氧化成分，吃了会给皮肤增添从内到外的光泽。里面膳食纤维也不少，所以很多医生建议吃坚果治疗便秘。而吃坚果能带来极大的满足感，这是其他零食所不能比拟的。

坚果里面的确含有大量的油脂，但这是能降低胆固醇对心脏有好处的不饱和脂肪酸。之前说过，不管好油坏油热量都是一样高，所以吃坚果一定要有个度，不能边看电视边狂嗑两斤瓜子，营养学家建议一天吃刚好自己手能抓握的一把为宜，超过就有发胖的危险了。吃坚果的时间最好在上午，配上花草茶或无糖豆浆、牛奶，能增加饱足感，减少午餐的食量。

而且选择坚果时也要注意，尽量吃那种带壳的，不要买经过深度加工的产品。比如小时候流行的零食琥珀桃仁，就是在核桃外面裹了一层糖浆。不但热量飚高，更可能是用变质的材料来制作，用来掩盖不正常的味道，吃了没有好处。

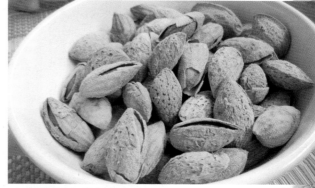

我爱吃的坚果除了常见的葵瓜子和南瓜子，还有这种盐焗薄壳杏仁，也叫巴旦木。杏仁具有美白通便的作用，热量在坚果中也算比较低。这东西在网上可是卖疯了，外壳用盐烤过，果仁饱满吃起来很香，却又不会过咸。

碧根果也是网络零食热销榜的常客，我喜欢吃奶香味的，吃起来就像奶油饼干的感觉，太神奇了。碧根果对补脑很有益处，不过吃起来最大的障碍是如何控制不要过量，因为味道太好了。总之记得不管吃什么坚果，每天别超过一把，多的拜托家人藏在你找不到的地方吧！

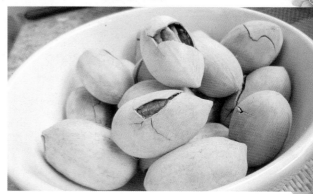

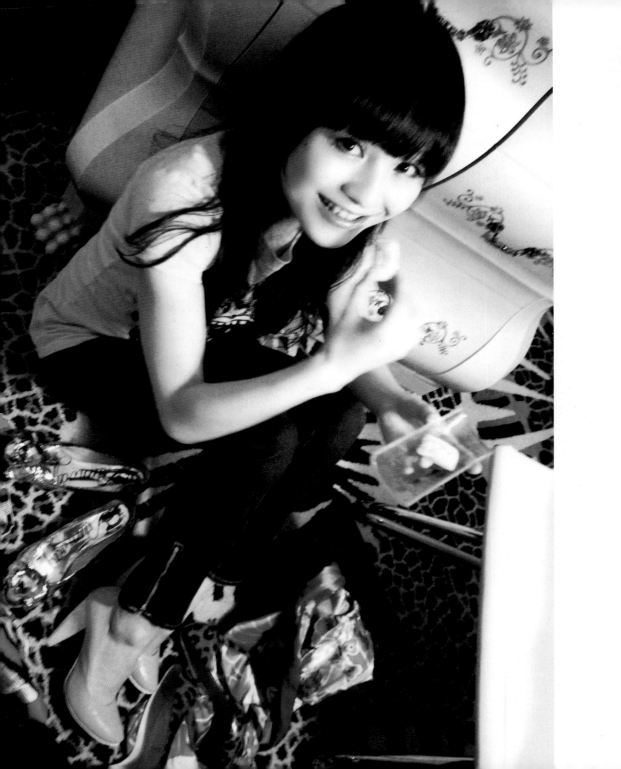

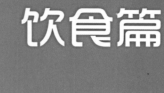

饮食篇

　　只要菜单上有，我定会先来一个清蒸百合老南瓜。点的时候以自己有糖尿病来要挟绝不可以另外放糖。开始吃肉之前先来点老南瓜垫底，之后就不容易吃过量了，而且有效补充膳食纤维。

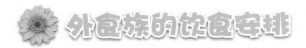
外食族的饮食安排

要吃淀粉，就选择中午吃吧，不过要尽量跟肉分开。至少在减肥期间，中午吃饭就只配素菜，别附带狂啃排骨。如果吃面，也尽量别选红烧牛肉的，不过若是炸酱面那点小肉肉也就睁一只眼闭一只眼喽~

我一般早上吃过紫薯之类的淀粉零食之后就不再吃米饭了，会吃一些带肉的菜，遇到太油太咸的用开水涮过。要么就吃面，荞麦面、铺盖面、担担面都是我的最爱，吃二两不同口味的，大量放醋，再多叫一碗烫青菜，就是一顿均衡的午餐了。如果想吃饺子、抄手之类，也不必太过拘泥于分食法，适量吃一些，再配大量少油青菜类，晚餐节制一些就可以了。

另外，冒菜也是午餐好选择，四川人叫做冒菜的其实就类似于外地的麻辣烫，就是把各种蔬菜和鸭血、红薯粉等放进火锅汤料烫成一碗。吃的时候多放点醋，香辣有劲，只要不喝红油汤，健康又好吃。总之，每个地方吃饭习惯都不同，大家根据爱好自行调整就好。

注意吃过午饭之后不要马上睡午觉，这样最容易滋生肥膏，起码要散步或站立半小时之后再休息。

一般大家中午都会匆匆凑合，晚上就呼朋唤友大搓一顿，吃太多还没完全消化就睡觉，或者因为太撑一直睡不着都不利于减肥。但也不能因为想瘦就不吃，或不social啊！我以前晚餐喜欢吃重口味的东西，结果吃得太咸太辣导致大量喝水，第二天起来水肿。现在要出去吃晚饭，都尽量选择河鲜或海鲜等清淡的菜系，如果偶尔吃吃烧烤、火锅或比较油腻的川菜，都要过水或蘸醋吃。

因为我对食物比较挑，通常朋友们都会自动让出点菜权。只要菜单上有，我定会先来一个清蒸百合老南瓜。点的时候以自己有糖尿病来要挟绝不可以另外放糖。开始吃肉之前先来点老南瓜垫底，之后就不容易吃过量了，而且有效补充膳食纤维。

四川这边的餐馆通常还有一道"耙耙菜"，这里的"耙"就是软的意思，是用白水煮的蔬菜。一般包括红白萝卜、玉米、冬瓜、青菜头等，用来平衡川菜油腻的口感。只要有这道菜，我也都会点，伴着大鱼大肉一起吃，吃了菜还可以用这个汤来涮掉其他炒菜多余的油。各地都有自己的饮食文化，相信类似这样返璞归真的白水煮菜到处都能找到吧。

　　总之，晚上可以吃鱼吃肉，但一定要搭配大量蔬菜，尽量不要吃白米白面这样的精细主粮。

 美食日记：外食菜单参考

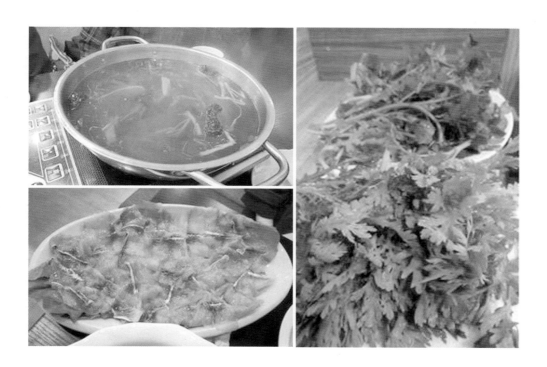

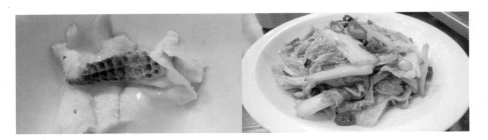

　　四川人一年四季都迷恋火锅，到冬天更是如此。我更爱广东的打边炉，其实就是清汤的火锅，用来煮河鲜、海鲜和大量蔬菜。汤底虽清，却用中药材来熬制，越煮越香，又健康，天冷时隔三岔五就惦记着要吃一次。

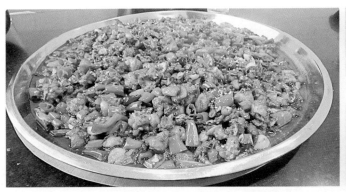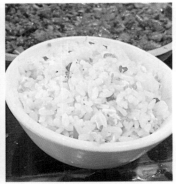

　　兔肉属于高蛋白低热量的肉类，嫩滑的肉质也深得我心，有机会就吃兔肉。成都附近小镇上有个老饕们口耳相传的馆子，每晚爆满，每桌必点的就是这道大盘青椒兔。家常风味的川菜很有意思的地方，就是常让食客在一大堆辣椒里面找肉吃。这道菜味道超好，找肉的过程也很过瘾。其实明明已经吃饱了，小队长点了碗蛋炒饭诱惑我，说这道菜要配饭才最好吃。我知道这是真的，也知道不该吃饭，但还是破戒混着兔肉吃了一小口，真是让人感动的滋味。但尝过了，也就够了，那味道已经记在心里了。

　　偏胖的人通常还有个习惯，就是喜欢用菜汁来和饭吃，这样的确味道很好，但炒菜大部分油都在菜汁里，这样吃下去热量很高，是一定要戒掉的坏习惯。

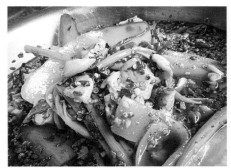

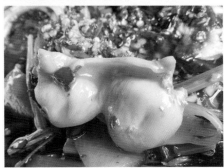

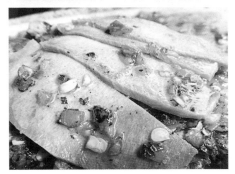

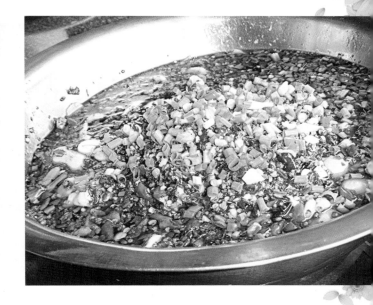

　　除了吃兔肉，四川也流行吃麻辣兔肚，是从自贡那边传过来的，俗称"口口脆"。同样埋藏在一锅看起来奔放如火的辣椒里，兔肚吃起来鲜嫩无比，还配有大量蔬菜。我一样还是蘸过醋再吃，不那么辣且有助于消脂。如果不过瘾还可以来点青椒拌牛舌，夏天吃起来真爽！

地震前常去都江堰虹口吃三文鱼，是用高山流下来的冰冷雪水养成，肉质比一般日本餐馆吃到的冰冻货高杆不少，毫不肥腻又极弹极嫩。多吃这样的冷水鱼能补充OMEGA3、不饱和脂肪酸和优质蛋白质，对身体好处无穷。当地的特色菜还有凉拌野菜、炒老腊肉和回锅肉，都是地道的山野风味，令人再三回味。现在虹口已经在积极重建中，真希望能早日恢复昔日的美景美食。

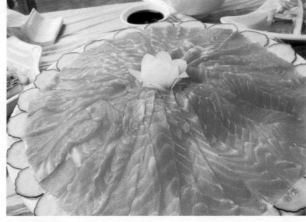

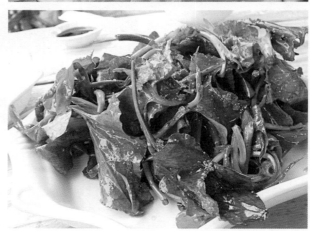

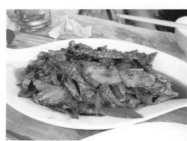

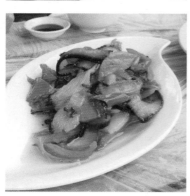

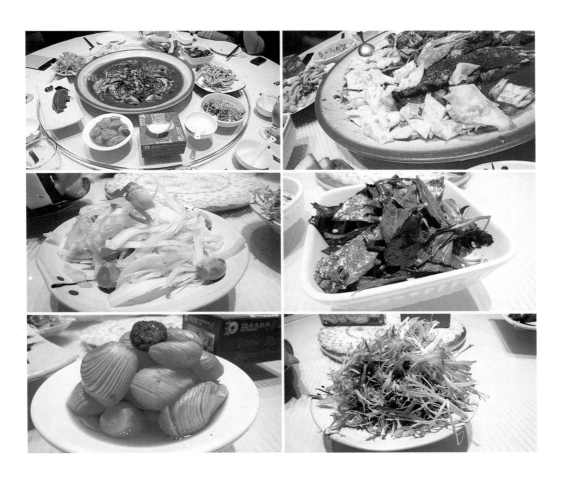

　　鱼头泡饼是北方比较流行的菜。味道很棒，但也充满危险，因为最好吃的是用薄饼去吸满鱼头的汤汁，味在其中，让人停不下来，但不知不觉把高热量的油分都吃下去了。我开杀戒吃了好几块，为赎罪点了一大堆清淡的凉拌菜来解油腻。

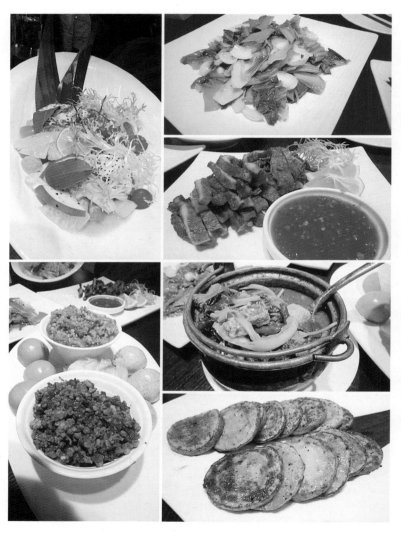

　　相比起来云南菜就清淡多了，不知是否因为我吃的是改良过的新派云南菜，少油且偏向泰式风味。点菜还是以少荤多素为原则，碳烧猪颈肉是一定要吃的，心满意足吃几块之后还是多吃素菜吧。

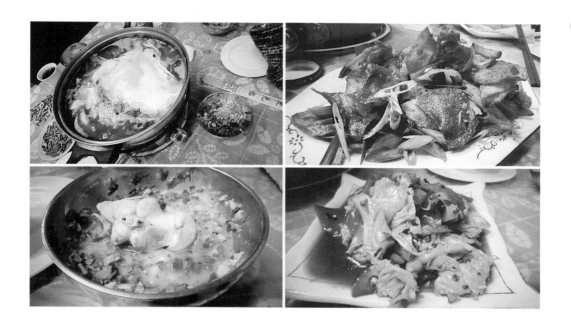

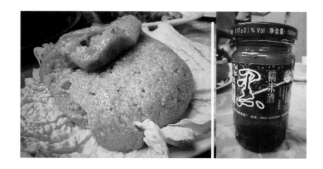

贵州菜也多走酸辣路线，酸汤鱼够味又不油，配上糊辣泡菜好味又健康。小米柞算是甜品，跟朋友一起分着吃，谈笑间一次次把筷子伸过去扯来吃很有趣味。但糟辣土豆片一登场我就沦陷了，味道就像是把回锅肉里面的肉换成了酥脆的薯片，相当罪恶但是非常美味。我安慰自己多年没吃过薯片了，就偶尔破个戒。贵州特产的黑糯米酒又勾起了我肚子里的蛔虫，美食的诱惑无穷啊！

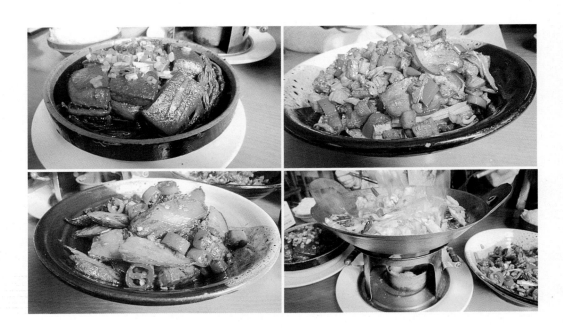

　　湖南菜则跟川菜比较接近，口味重且多大肉。招牌毛氏红烧肉是朋友喜欢的，我也忍不住吃两块，不过吃得更多的还是垫在下面的干豇豆。萝卜干炒腊肉太合我胃口，当然吃下的萝卜干要比腊肉多。另外的干锅手撕包菜和紫苏炒黄瓜都风味绝佳，唯一的缺点就是味道太重，容易让人想加饭，还是用开水稍微涮过来吃比较好。

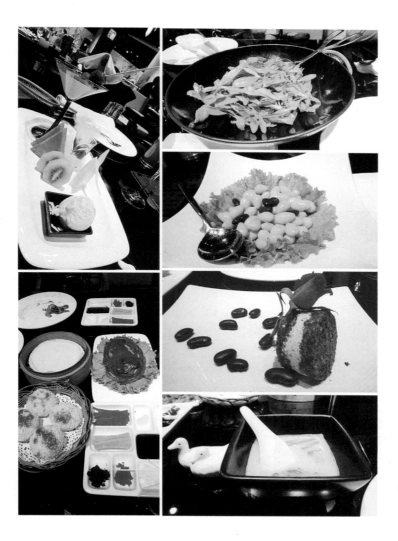

见过有人吃烤鸭，餐桌上除了鸭子外还有各种高热量的荤菜，或者高蛋白的海鲜。其实若非商务宴请，出来吃饭并非为展现经济实力，而是要吃得舒服和健康。如果决定这顿以烤鸭为主，一鸭已经有片皮和煮汤的吃法，其他菜则尽量以素和清淡为主。我唯一忍不住的是必须来个甜品，在吃烤鸭前跟朋友分享一份提拉米苏，也能减少接下来的食量。

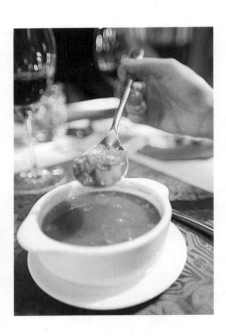

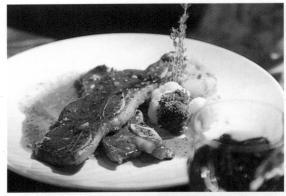

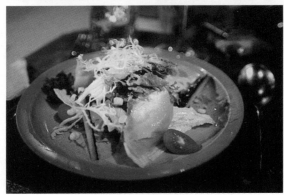

　　有时候会特别想吃红肉，也许是生理期来了，身体发出信号要吃些帮助造血的东西，于是会选择牛排。煎得嫩又多汁的牛仔骨配上蔬菜沙拉，再来一碗罗宋汤。只要每份菜的分量小小的，就能吃到多种对身体有益的东西，而且相当有满足感。注意西餐中不少汤都是加了奶油或黄油来煮的，热量比较高，所以我基本只喝用大量蔬菜熬煮的罗宋汤。

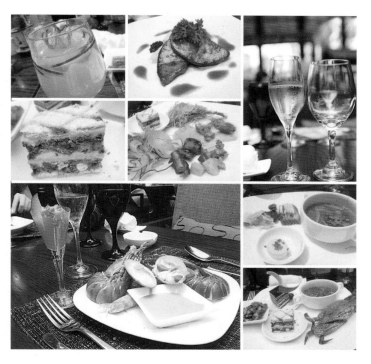

　　偶尔奖励自己吃个自助餐，最好选择中午的BRUNCH，免得晚上吃撑了容易长膘。现在很多酒店流行这种早午餐，通常在周末11AM～3PM供应。休假日美美地睡到自然醒，跟亲爱的人一边小酌香槟，一边大吃各种美食，真是人生一大快事。这时候我绝不节制，但也不会狼吞虎咽，自助餐的精髓就是多次少取，不管看上去再诱人的东西也每次只拿一点点，争取尝到更多不同的风味。

　　这也是我大开杀戒狂吃甜品的时候，因为星级酒店的甜品用料精良，味道和制作也有过人之处。成都世纪城洲际酒店的拿破仑就做得很棒，有口皆碑，酥脆到让人无法招架，夹层用上新鲜的核桃，甜而不腻，我每次起码吃五块。另外主攻的对象是海鲜，不但容易"吃回本"，而且热量也比其他肉类低。我对一般的热菜不感兴趣，但现场烹调的鹅肝绝不能放过，誓要一次放纵个够！

　　吃完这样一顿，基本到晚上都不会饿，但是接下来几天就要以南瓜和蔬菜汤为主食来清肠胃了。可持续性减肥的过程中绝不能缺少对自己的treat（奖励），这是我们前进的动力，也能让人感到减肥其实并非那么痛苦，人生充满希望！

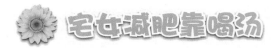

宅女减肥靠喝汤

我是名副其实的宅女，除了上班和偶尔外出觅食，基本都窝在家里。在家做饭不喜欢炒菜，一是痛恨满头油烟的感觉，二是总不舍得放油，导致炒出来的东西都是黑黑焦焦的。所以我做饭多数是用煮的，既容易操作，又不需要放油。

煮汤可以变幻很多花样，有罗宋汤、乌鸡汤、猪手汤、花胶汤、鸽子汤、酸辣汤、冬阴功汤……汤里有各种身体喜欢的蔬菜和药材，再加些冻豆腐、蒟蒻丝之类，连汤一起吃下去就是一顿饭，午餐、晚餐都吃这些，方便、美味又健康。

传统观念认为，喝汤会发胖，但事实恰恰相反，汤是最好的减肥食品，尤其在冬天。冬天会让人发胖的原因，无非是天气寒冷，身体自动发出信号要聚集热量，导致不知不觉吃过了量。所以维持身材一项很重要的原则就是尽量多吃热的、有饱腹感的东西，比如喝热汤。

关键在于喝什么汤。自从有减肥意识以来最怕去奶奶家吃饭，因为奶奶家的鸡汤永远浮着一层厚厚的肥油，还特殊照顾我非要把油舀进我碗里，搞得我只好偷偷跑去厕所倒掉。汤本身热量是不高的，但那层油真是害死人，所以我不管煮什么汤最后一定把上面那层油小心翼翼地撇掉。

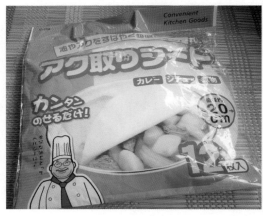
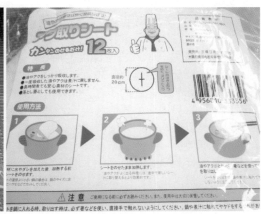

有时候撇油非常麻烦，又不容易清干净，淘宝上能买到一种宝贝，叫煮汤用吸油纸。这又是日本人发明的，人家这脑袋咋就这么圆呢？关键是这东西还便宜，一包12张才2.5元，我一口气就买了五袋囤着，还送给亲朋好友，用过都说好。

在此分享一些我多年来爱煮的汤，难度系数均为零，只要会煮开水、能切菜的人都能做，而且配料可以因人而异，灵活发挥。宅在家里的懒女人们，赶快行动起来吧！记得汤和里面的材料都是作为主食来吃的，可千万别配白饭、馒头，随时饿了就随时吃，吃到撑都不会变肥。

●●●辣白菜海鲜蘑菇汤

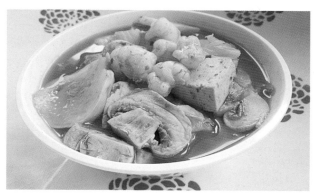

减肥汤并不一定是淡而无味的，这道辣白菜汤香辣有劲，又无油低卡，关键是味道好哟！

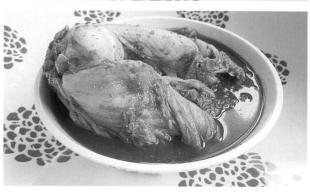

韩国辣白菜含有丰富的乳酸菌和膳食纤维，能帮助消化、排毒。其中的辣椒还能促进新陈代谢，几乎没有热量。空口吃会太酸辣，用来煮汤就再好不过。

主要材料是杏鲍菇和蘑菇，用其他菌类来代替也可以。所有的菌类都有极高的营养价值，低脂肪、低热量，还含由多种氨基酸组成的蛋白质，这也是它们鲜美味道的来源。不少菌类植物还有抗癌、防癌的作用，吃起来口感又棒，用来煮汤真是上好的食材，所以这两年各种山珍菌类火锅餐厅层出不穷。其实自己做也很容易，市场上容易买到新鲜的金针菇、鸡腿菇、白灵菇、蘑菇和竹荪，都是餐桌上的常客。有些不容易买到的如牛肝菌、杏鲍菇和草菇则可以用晒干的代替，泡开了营养价值跟新鲜的相差无几。其中我最喜欢杏鲍菇的口感，吃起来又脆又嫩，还真的有点像鲍鱼呢！另外，还加了点儿用黑豆做的青豆腐和冷冻虾仁来提味。

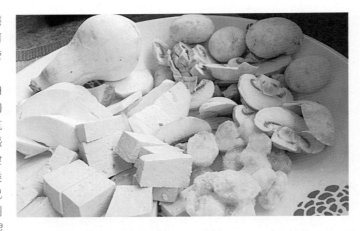

煮汤步骤：

1. 水烧开后先放入蘑菇和辣白菜。
2. 再次开锅后把豆腐也放进去，同煮15分钟左右。
3. 冷冻虾仁一般都是熟的，事先不要解冻，待汤煮好后丢下去马上关火，用锅里的余温来退冰即成。火候掌握得好，虾仁吃起来才会鲜嫩弹牙。

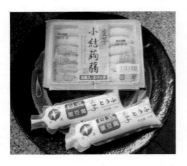

整道菜制作过程不超过20分钟，完全不含油分。大冬天来一碗这样热腾腾的辣海鲜汤，慢慢品尝里面各种对身体有益的美味食物，你不会再觉得减肥是一件痛苦的事吧？如果有电磁炉的话更可以做成海鲜火锅，熬一次汤底每天煮新鲜食材进去，可以吃好几天，既经济又实惠。

超市里有售的魔芋丝和日式蛋豆腐也适合用来煮这道汤。

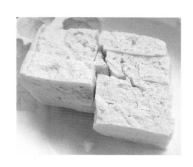

同样健康的食材还有冻豆腐，一般去吃火锅、串串都喜欢点它，结果发现自己做起来也很容易。只要买块新鲜的老豆腐放进冰箱冷冻，要吃的时候拿出来解冻切块，煮泡菜汤、酸辣汤的时候加进去，不但充分吸收味道，口感也很棒，同样是美味低卡健康食品。

●●● 补血养颜当归猪手汤

天冷的时候最爱炖一锅当归猪手汤，汤汁浓稠到放凉了呈果冻状，好一碗胶原蛋白大补汤！

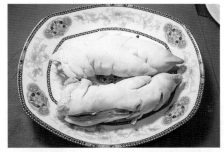

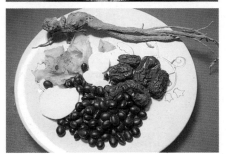

原料：

猪手两只，洗净，可以请老板剁开更容易炖。

当归：有补血调经润肠的功效，被称为平民人参，男女皆宜。我喜欢它那种特殊的香味，炖猪手、乌鸡、鸽子汤都喜欢放，各大超市、药房都买得到。

红枣：补气养血的圣品，加一点在汤里，甜甜的很好喝，喜欢甜口味的同学还可以加点罗汉果。

黑豆：补肾、养颜、美容，炖烂之后很好吃。

煮汤步骤：

以上材料洗干净放入锅中加水煮开后，转为小火炖3～5小时即成。如果有电动紫砂锅就更简单，只要睡觉前把所有材料丢进去加水设定为慢火，第二天早上起来就有热腾腾的汤喝了。把汤炖好之后可以再根据个人喜好添加以下材料：

在国内很多城市的超市和市场里一年四季能买到山药，真是一大福音。山药对身体好处无穷，具有抗菌、抗氧化、抑制癌细胞、调节生殖系统和增强免疫力的作用。中医则认为它能健脾胃、补肾肺，长期食用能祛除寒热邪气，有养颜美容的效果，而且完全没有毒性。

买的时候尽量挑选肥大匀称的山药，上面通常会沾满了泥土，我都用旧牙刷轻轻刷干净，变成了图上这样。然后削皮切块，处理的时候会有黏黏的汁液流出来，有些人沾到手会奇痒无比，一定要戴上手套来处理。

减肥中有一条重要的定理：食物切成小块，不管是cheesecake还是牛排。因为这样一小块一小块地吃，会觉得自己吃了很多，带来心理上的满足感，也防止进食过量。所以日本的食谱里常说材料切成"一口大小"，就是追求精致饮食，避免暴食。

我喜欢脆的口感，所以等其他材料都下锅煮好最后才放下山药，煮5分钟即可起锅。如果不小心煮化了也不要紧，汤会变得粘稠，喝起来口感更好。

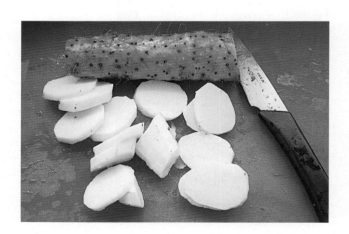

●●● 清淡版罗宋汤

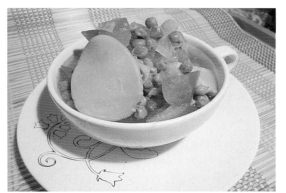

这是我以前减肥时期最常煮的一款汤，由民间流传甚广的"七日巫婆瘦身汤"改良而来，当然更好喝。

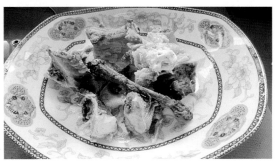

首先准备牛尾两块，这上面肉不多，也很少肥油，主要是为了增添点肉味儿。

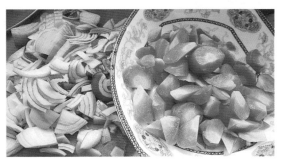

洋葱的好处在排毒那章讲过，用来煮汤也很好。我喜欢大量放洋葱，跟汤一起熬化成软软的，可以去掉牛尾的腥味，让汤喝起来甜甜的。

小提示：如何能切洋葱时不流泪？

　　现在IKEA和网上都有专用的切洋葱器，据说很好用。但我一想到厨房里那么多买来又被闲置的小工具，就没有采购。广为流传的有带游泳镜啊、有水下切啊之类的秘诀，经我试验过最简单有效的是嘴里含一口水，一直坚持到洋葱切完，这样虽然眼睛还是会感觉有少许刺激，但不会流泪。

　　番茄每百克仅含热量19大卡，减肥之余对身体贡献可是大大的。它富含维生素C和矿物质，常吃有美白作用。除此之外还有大量膳食纤维，能促进肠道蠕动帮助排便。最厉害的还是茄红素，具有强大的抗氧化功效和预防癌症功能。买番茄时尽量挑选颜色鲜红、成熟的，里面的茄红素含量更高。而偏橙色的番茄里则含有更多胡萝卜素，对皮肤、眼睛都有好处。

　　因为茄红素和胡萝卜素都是脂溶性的，用来烹调熟吃吸收利用率最高。但番茄炒蛋需要的油绝对超乎你想象，要减肥最好还是用来煮汤。煮烂之后，营养成分和抗氧化成分都融在汤里了，而且因为番茄本身偏酸性，使维生素C在高温下也能比较稳定，损失较小。一般一锅汤我会放三斤番茄，量越大味道越鲜美。去皮最好的方法就是煮一锅水，把番茄丢进去烫几分钟，皮会自动裂开，很方便地剥下来。

　　如果夏天太热想生吃番茄，建议用酸奶拌匀来做沙拉吃，让酸奶中的脂肪辅助吸收。或者像我爱吃的一道地中海开胃菜"红白小碟"，把番茄和水牛芝士（mozzarella cheese）切薄片，淋上一点橄榄油、撒上现磨的黑胡椒，新鲜又爽口。

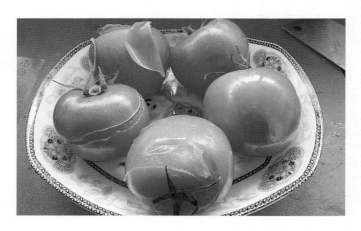

除了这些材料，手边有什么都可以加进去，比如卷心菜、紫甘蓝、山药、蘑菇等，我把做其他菜剩下的豌豆和杏鲍菇也放了进去，煮出来味道很棒，营养也够均衡。

●●●酸辣汤

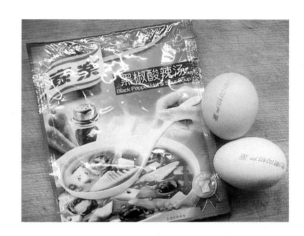

若还是嫌上面几款汤费时间，市面上有些现成的汤料可以好好利用，操作起来很方便。我家常备各种口味，一年四季都最爱喝的是酸辣汤。这种汤料一包热量在112大卡左右，煮一锅出来足够两三个人用，减肥期间吃也没问题。如果煮给自己吃，我会加入冻豆腐、魔芋丝、小白菜、笋、蘑菇等，煮出来一大锅很丰富。若跟家人分享，会再打两个蛋花在里面。

●●●冬阴功蔬菜汤

之所以那么爱去泰国度假，很大程度上是因为泰国菜对我胃口。那种酸酸辣辣却不油腻的菜式，以及对香料的大量运用，真是让人迷恋。其中冬阴功算是国汤，一定要在当地喝才最正宗，不过有两种不同派别。以清迈为代表的泰北冬阴功比较厚重，上面浮着一层红油，有些还会加入椰浆。而在普吉岛吃到的泰南版本则看起来清淡的多，也完全没有油，但喝一口马上惊为天人，感觉融合了多重香料、充满层次的香味在嘴里荡漾。

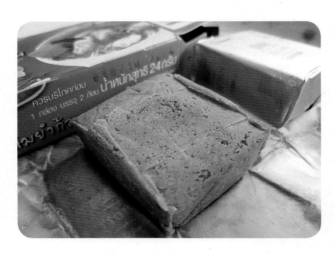

回国之后念念不忘，寻思要能自己煮出这样的汤来，那可真是快活似神仙。尝试了不少冬阴功汤料，这款浓缩汤块最对我口味。一小盒里面有两小块，谁知道煮出来味道竟这么浓郁，跟在普吉岛喝到的一模一样。对有些人来说它可能偏酸，但这正是我所欣赏的，吃酸才会瘦嘛！

我并非素食主义，但隔几天便会吃几天素。一直相信人类是天生的杂食动物，如果太走极端，什么动物类食品都不吃，很难完全维持生理机能的平衡。现在素食者越来越多，出于宗教、爱心、环保、健康、瘦身等目的的都有。其中环保这个说法我开始也不相信，认为畜牧业给大气层带来的污染怎么都不可能超过交通和建筑，但活生生的数据摆在眼前也不得不信，这是人类欲望过度膨胀的后果。大批量的机械化畜牧业代替了传统的放牧方式，造成巨大的污染和浪费，而且肉类中充满了激素、抗生素这些伤身体的东西。我暂时不能做到完全不吃肉，但可以尽量多吃素，帮助身体排除毒素。

蔬菜里面我偏爱这种三月瓜，也叫葫芦瓜或云南小瓜，跟意大利产的zucchini是一个品种。煮的时间要短，吃起来就是充满水分的爽脆感觉。中医认为它能润泽皮肤、清热利尿、润肺止咳。

芦笋是不常见的好菜，两千年前的《神农本草经》就已将它列为"上品之上"，称久服轻身、益气、延年。不但热量低、膳食纤维丰富，经研究证实还有抗癌、防癌的功效，西方营养学家开出的减肥餐单上总少不了它。芦笋一般价钱不便宜，挑的时候尽量选鲜嫩的，免得买来只有尖头那段能吃。

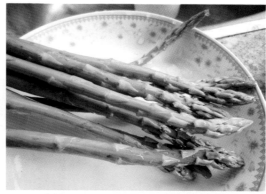

这是干货泡开的杏鲍菇，跟新鲜的差不多。

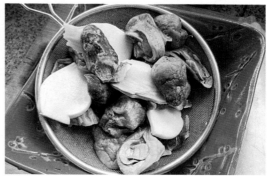

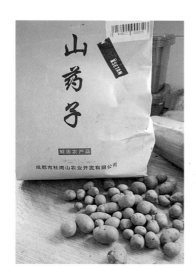

山药子早在《本草纲目》中就有记载，说它"煮熟食之胜于山药，美与芋子"。从减肥的角度讲，补充这样的优秀淀粉质能增加饱足感。这东西很容易煮熟，吃起来像迷你小土豆一般，带着独特的香味，口感非常有趣。

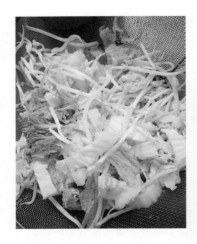

其实煮汤的美妙就在于不限材料，厨房里有什么放什么，白菜、豆芽、萝卜都可以丢进去。

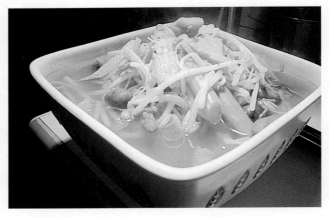

煮出来热气腾腾的一大碗，吃下去很饱肚子，也很舒服。

●●●韩式大酱蔬菜汤

冷天去韩国馆子大吃烤肉，为避免吃太多点了碗大酱蔬菜汤，喝了浑身舒畅。想到这个东西应该也是很容易自己做的，就在网上买了盒装大酱和蒜蓉辣酱来调配。

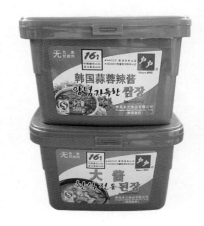

在馆子里喝的汤美中不足是洋葱没有煮化，吃起来还是有点儿冲，自己煮就先把大堆洋葱丢下去，水开后小火熬到半溶。然后再加入大酱和蒜蓉辣酱，调到合适的咸度。然后再把三月瓜、芦笋、豆芽之类不经煮的蔬菜丢下去，等水再开就可以了。

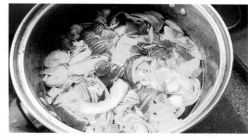

我永远在追寻新的健康食材，又在超市里找到了这种豆皮丝。

加入豆丝的汤吃起来更容易饱，不过记得要多煮一段时间吃起来才会有软软的口感。

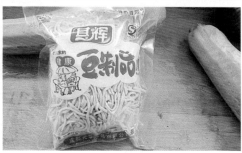

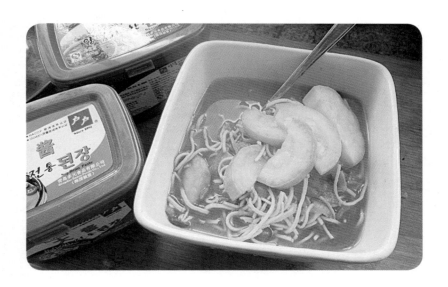

●●●●冬瓜冬菇瑶柱汤

　　冬天的汤味道较浓郁，夏天则想喝点清淡的东西。家里正好有包上好的干贝，也就是广东人说的瑶柱，就来煮个解暑的双冬瑶柱汤吧!

　　冬瓜热量每100克仅有11大卡，还有清热解毒、利尿消水肿的功效，最适合夏天食用。

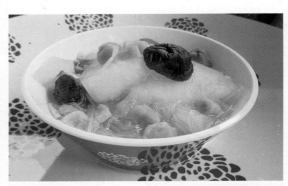

　　丝瓜也适合用来煮这个汤，它的营养价值在瓜类植物中也算高的，含有丰富的防止皮肤老化的维生素B群和具有美白功效的VC，热量也只有每100克20大卡。

煮汤步骤:

　　1. 水烧开后先煮瑶柱和冬菇，小火熬20分钟左右。

　　2. 加入冬瓜煮5分钟左右，用筷子能轻易穿过去就是熟了。

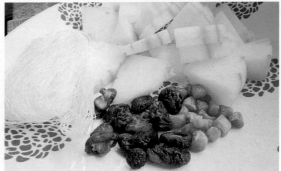

　　3. 最后加入粉丝煮3分钟左右，起锅。

　　加一小把粉丝在里面，能增加饱足感，当成正餐吃，也可用热量更低的魔芋丝来代替。

●●●美味五色蔬菜咖喱

　　我很爱吃咖喱，不管是日式、泰式、印度式，只要闻到那种独特的香味就胃口大开。相信对不少人来说，咖喱也是能安慰心灵的comfort food吧！实际上咖喱这种多种香料的结晶对身体好处多多，它内含的姜黄素是一种酚类抗氧化剂，对心血管疾病有预防和治疗作用。而且近年不少研究证明，咖喱中的辛香料能降低餐后的胰岛素反应，促进体内血液循环，加强脂肪代谢，是减肥食品。

　　餐馆做的咖喱虽然美味，却是高热量的陷阱。尤其是印度咖喱常会放大量的油来让颜色更好、味道更佳。所以印度女人多半年轻时身材曼妙，年纪稍长就会发展为下盘扎实的梨形身材。而东南亚的咖喱则会加上椰浆来制作，同样热量爆棚。日式咖喱常会搭配炸猪排、鸡排等，再配上大量白饭，一份炸猪排咖喱饭的热量至少有800大卡以上。所以我下馆子只会偶尔点咖喱饭解馋，多数时候就自己在家做。

　　现在各地的超市都能买到日式速食咖喱块，我喜欢把几个不同牌子一起用调出自己喜欢的口味。咖喱块本身热量不算高，但说明书上多数教大家用油来炒，而我这个低卡版本完全不用油，烹调方式也是简单地煮，做出来口味一点儿也不逊色。而咖喱块本身带一点油分，能更好地促进胡萝卜素和其他抗氧化物质的吸收。

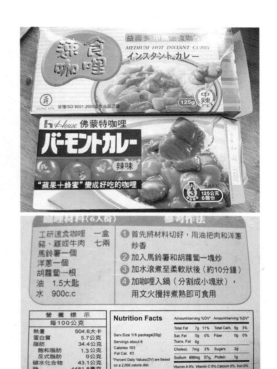

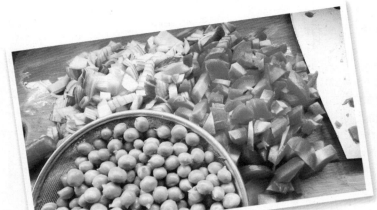

做日式咖喱不可少的是洋葱和胡萝卜，都切成小丁备用。买菜时顺手挑了些新鲜的豌豆，煮起来嫩嫩的很好吃。

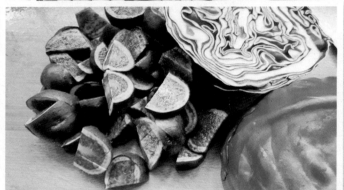

当然还要有土豆，我在伊势丹买到一种紫色的小土豆，再配上紫甘蓝。每次看到紫色的蔬菜水果就很兴奋，紫色=花青素=抗氧化=抗衰老，多吃为妙。

营养专家提倡每天吃五种不同颜色的蔬菜对身体最好，我这里面有了白色、红色、绿色、紫色，再加上点黄色的南瓜，煮化之后还能增加甜味。

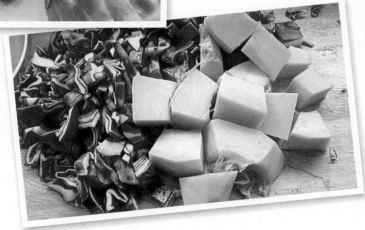

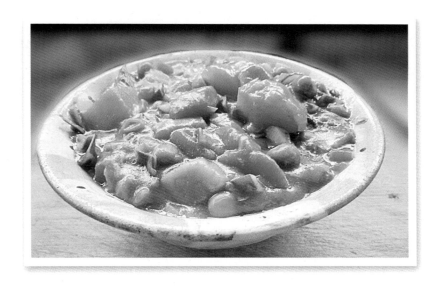

　　材料准备好之后制作过程就简单了，只需要烧小半锅水，先把洋葱、胡萝卜、土豆、南瓜丢下去煮到软，然后根据自己的口味加入咖喱块。这时候要开小火，边熬边搅拌，直到咖喱块完全溶化。最后加入紫甘蓝丁搅拌均匀就可以关火了，这样能保持它脆脆的口感。

　　煮咖喱的过程享受丝毫不亚于吃的时候，整个厨房乃至家里都弥漫着香浓的味道，让人胃口大开。煮好之后端上一碗，好一道五色咖喱蔬菜，卡路里超低而对身体益处无穷，关键是好吃又管饱。煮上一锅能吃好几顿，最适合没有太多时间做饭的人。我自己光吃这个就满足了，大胃王们用来浇在饭上面当午餐也可以，不过晚餐最好只吃菜。

　　如果觉得全是素的不过瘾，可以把瘦鸡腿或鸡胸肉撕成细丝加进去一起煮。这样时不时会吃到一点肉，感觉很满足，却不会增添太多热量。

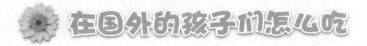

在国外的孩子们怎么吃

当了这么长时间老师，也算桃李满天下了。我的学生们大部分出了国，分布在世界各地，美洲、欧洲、大洋洲各地都有他们的身影。孩子们出国以后不但要面对沉重的学习任务，还挣扎着想要保持体形，免得回国后肥得阿妈都不认得。西餐的确热量高，不注意调整饮食的话，什么人都可能吃胖。包括我教过的不少天生基因消瘦的男生，在国内每天狂吃不停还是长不胖的幸运儿，去美国一两年后回来我还真是要仔细看几眼才认得出。我自己也是在留学期间肥到巅峰状态，但减下来也是在国外。回首那段经历，今天可以负责地得出一个结论："在国外才真是容易瘦下来！"

只要懂得入口管制和增加消耗的原理，并且稍加毅力恒心，减肥和保持身材并非难事。前面已经讲过，国外的食品多数会标注卡路里，让你吃得明明白白。所以说西餐热量是高，但都高在明处，不像中餐充满了隐形的高热量陷阱。如果要维持目前的身材，只要把每日摄入总量维持在1500大卡，想要减肥则维持在1200大卡就行了。即使你在外面吃饭，很多东西不知道确切热量值，但现在不少网站都提供免费卡路里计算，让你没有借口再以不知之过来海吃。（参考网站：http://caloriecount.about.com ）

我在留学期间减肥，早餐通常是无糖酸奶，上学路上再吃一根无糖cereal bar。这是一种谷物做成的零食条，口感有酥脆的、有松软的，尽量选择不加白糖而靠天然水果调味的，吃完要多喝水。吃午餐时间通常只有一小时，就会头天晚上自己做好三明治带去，再加点水果、酸奶之类做饭后甜点。那时候在新西兰读书，奇异果当然是最好的选择，低热量又富含多种维生素，在当地买价钱也不贵。

●●●留学生的午餐三明治

　　来手把手教第一次远离父母、要学会照顾自己的孩子们做个我那时候常吃的午餐三明治，杜绝快餐的迫害。

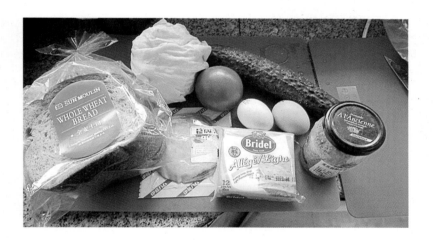

　　要选择全麦面包，切掉面包皮热量会少很多。为了不让蔬菜的水分把面包浸湿，一般外国人做三明治会抹黄油，但我用低脂芝士片（low-fat cheese slice）来代替，隔在菜和面包之间，比起黄油不但热量较低，还能补钙。这个芝士片还可以选择黑胡椒、火腿之类的口味，增添变化选择。

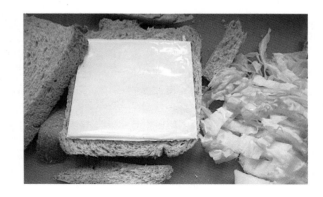

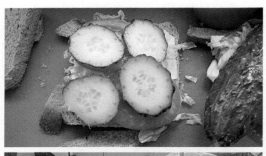

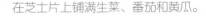

在芝士片上铺满生菜、番茄和黄瓜。

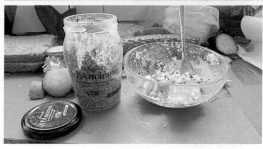

　　那时候我喜欢做鸡蛋三明治，因为鸡蛋特便宜又饱肚。就是白水煮鸡蛋，煮的时间短一点让蛋黄保持少许溏心的感觉。煮好过凉水，剥开在碗里用叉子搅碎，加点盐和胡椒调味就是三明治的主馅。如果嫌这样太清淡，还可以加入咖喱粉（curry powder）和孜然粉(cumin powder)，云贵川的嗜辣之人要加辣椒面进去也没问题。如果想豪华一点，可以把培根（bacon）切碎扔进去拌匀，吃起来有肉感、有肉味，但其实肉的含量很少。

　　三明治里面最好别放沙拉酱，那些东西也是热量炸弹。就以最常见的美乃滋（mayonnaise）为例，每一茶勺约15克的热量就高达100大卡，而且里面所含的是并非对人体有好处的脂肪。所以那时候看英文减肥杂志上面总是苦口婆心劝告读者，千万不要以为吃沙拉是减肥的，很多人每天晚餐只用沙拉代替，眼睛都吃成兔子般红了还是越来越胖，就是因为沙拉酱的热量。所以如果在外面吃饭点沙拉，记得一句很好用的话："Dressing on the side"，就是说把沙拉酱单独用一个容器装，吃的时候自己酌量加一点点调味就好。

　　如果就是偏爱沙拉酱的味道，现在超市里有不少低脂的选择，例如97% fat-free的美乃滋就比传统的热量低得多，每15克只有16大卡左右。我曾沉醉在这些低脂沙拉酱中，觉得真是又减肥又饱口福的好东西。后来才知道某些低脂肪的东西为了控制热量，但又要达到粘稠的口感，会添加大量增稠剂，这些东西不是不能吃，只是对身体没有任何实际好处。所以我的三明治里面喜欢放点yellow seed mustard，这是一种芥末酱，却跟日本的WASABI不一样，是黄色的而且带有小颗粒。颗粒吃到嘴里跟蟹子一样脆脆的，带点酸味，放一点点在三明治里增加有趣的口感，热量也不高。

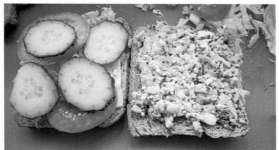

把调好的鸡蛋酱涂在另一片面包上。

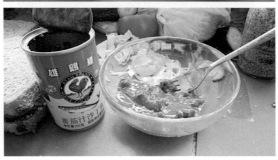

如果觉得这样不够好吃，还可以再加一层料。在国外超市沙丁鱼（SARDINE）罐头和吞拿鱼(TUNA)罐头都很常见，可以趁减价时囤一些。我喜欢番茄酱的口味，不像橄榄油那么腻，而且茄红素对身体也好。

可以看到三分之一罐的热量只有130大卡左右，这已经足够做一个三明治了。

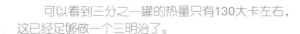
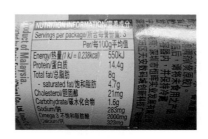

把鱼肉用叉子碾成酱涂上去。

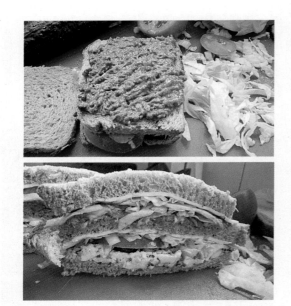

最后再盖上一层芝士和面包，这样的三明治中午吃了绝对管饱，让你不会到晚餐时间就饿得到处找东西吃，而且花费甚少。

　　吃腻了三明治，可以用类似的材料做些变化，比如我喜欢吃的bagel(贝果)。这是一种常见的犹太面包圈，有罂粟籽、芝麻籽和蔓越莓等不同口味。烤过的bagel吃起来表面脆脆的，口感扎实像是烤馒头，很合我的口味。一般吃bagel会配cream cheese，这也可以选择低脂的。这个东西很经放，我一般趁减价的时候买一大堆冻在冰箱里，每天中午带一个到学校，用食堂提供的toaster烤热，抹上自带的low-fat cream cheese就很好吃了。有时候想豪华点，往里面加两片烟熏三文鱼（smoked salmon），配上一点生菜再撒上黑胡椒来吃。偶尔打破分食法也并非世界末日，而午餐就是最佳行凶时间，因为身体有足够的时间来消化。

　　或是随着多元文化的发展，超市里也找得到中东和地中海国家的人爱吃的poket pita bread，这东西就像四川人吃的锅盔，北方人说的烧饼，呈开口状可以往里面塞馅料。更棒的是也可以找到全麦的，吃起来更健康。

　　相信随着西方人对身材的日益重视，现在可以在国外超市买到的健康食品比起我那个年代更加丰富了，就看你有没有心去寻觅。为师的希望你们能自己动手去发掘，一定能超越我当时的认知和成就。如果把这种精神用在学习和工作上，必将前途无量！

晚餐通常回家吃，留学生可以参考我在之后介绍的住家汤菜。这些多数是我留学期间摸索出来的，很多材料在国外也买得到，孩子们学着自己煮点简单的汤吧，别让垃圾快餐损害你的健康和身材。

与此同时进行一些不需要专门场地和时间的日常运动，就能增加基础代谢率让你瘦得更快，这在下一章会详细讲到。

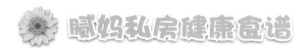

我母亲独居新西兰数年，日子过得健康又快活。不久前在我的呼唤下也终于开了博客，跟大家分享生活心得。（妈妈的博客：http://blog.sina.com.cn/floatinginz）

应我的要求，她也为身在海外的同学们贡献了几个简易健康食谱，我一看就知道很好吃，可惜自己没有烤箱无法实践。烤箱在国外的房子里是必备的，这种烹调方式也比炸或炒健康得多，孩子们不妨学起来。

●烤带皮土豆●

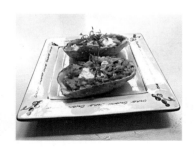

材料：

1. 土豆1个，约重200克。
2. 葡萄籽油 1teaspoon；小洋葱 1个，姜切成碎末；孜然粉 1teaspoon；芫荽粉 1teaspoon；辣椒粉 1teaspoon；2瓣切成小颗粒的大蒜或大蒜粉1teaspoon；盐适量。
3. 自然酸奶，新鲜芫荽。

步骤：

1. 挑选新鲜、表皮完好的土豆，洗干净后，用纸巾擦干水分，用叉子在土豆上叉许多小孔，抹一点儿油，再用盐巴抹一遍。

2. 在预热到180℃的烤箱里烤80分钟左右至土豆变软。

3. 将土豆沿长向切成两半，用勺子掏出土豆肉。

4. 在锅里先炒软洋葱，再加入材料中的所有料和挖出的土豆肉。

5. 将炒好的洋葱等装回土豆皮。

6. 顶部放上酸奶和新鲜芫荽，开吃。

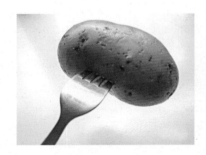

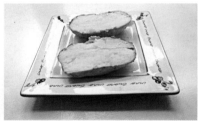
烤80分钟后，切成两半的土豆

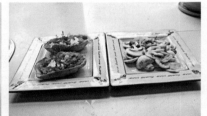
烤土豆+凉拌蘑菇：又一顿美味的晚餐

凉拌蘑菇：园白蘑菇切成片，拌入盐、小葱、姜末、苹果醋、香油或橄榄油。

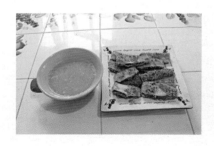

● 烤西葫芦瓜条 ●

烤西葫芦瓜条，这道菜属低脂菜，成菜后瓜条外裹一层面包渣，焦脆中夹杂着瓜的软和清香，好吃。

材料:

面包渣;大蒜2瓣,切成小颗粒(也可以用蒜粉,喜欢蒜可多加,不喜蒜也可不加);鸡蛋1个;Parmesan cheese;黑胡椒粉;西葫芦瓜2条(将西葫芦瓜拦腰切成两段,然后切成约1cm厚片状)。

步骤:

1.在一个容器里将鸡蛋搅散成蛋液。

2.在另一个容器里把面包渣、parmesan cheese、盐、胡椒粉和大蒜颗粒混合均匀。

3.把切好的西葫芦瓜先浸在蛋液里,然后裹上面包渣混合物,再放到烤盘里。

4.烤箱调至190℃烤20分钟,由于烤箱不同,注意观察烤到变微黄即可。

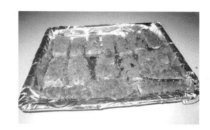

刚烤出来的瓜条,光看图片都能想象是何等喷香扑鼻。

●奇异果酱蔬菜沙拉●

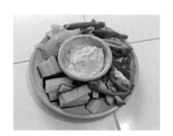

维生素C不耐热,烹调后很容易损失,所以含维生素C丰富的蔬果最好生吃。像胡萝卜、西芹、洋葱、黄瓜这些蔬菜,干吃的确难受,可以参考腻妈这样做个风味特别的奇异果味蘸料(kiwi dip)。

Reduced Cream 和 Onion Soup在超市里都能买到。 碗中的Kiwi dip = NESTLE Reduced Cream + Onion Soup +柠檬汁。Reduced Cream+Onion Soup是 The Orignal Kiwi Dip 的正宗搭配。不过腻妈更喜欢用酸奶(Tararua sour cream traditional) + Onion Soup 混合成dip,觉得后者要爽口些。

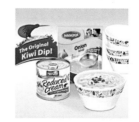

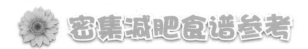

密集减肥食谱参考

前面几章讲了各种减肥原理和控制饮食的方法，相信同学们已经明白应该如何合理安排饮食了，不过在升级版中我特意加入了这一章密集减肥食谱，也是我自己在希望短时间内快速瘦身又能保持营养均衡时采用的低卡餐单，提供给大家参考。

早餐：自制无糖豆浆两大杯+无糖杂粮杏仁糊一碗+苹果一个

午餐：KG CHECK代餐一包（或南瓜粥一碗）+烫青菜不限量（或卤萝卜不限量），或自制减肥汤任意一款，与煮汤的材料同吃，直到吃饱为止。如果实在要吃主食，可以搭配少量糙米饭或全麦面包。

晚餐：南瓜粥（或南瓜低脂牛奶）+烫青菜不限量，或自制减肥汤任意一款，与煮汤的材料同吃，直到吃饱为止。晚餐严格避免白米、白面这类精细淀粉质食物。

零食：少许无糖蓝莓干、高纯度黑巧克力、不油的豆干、蒟蒻干、黄瓜蘸酱、甜度低的水果（火龙果、奇异果和金桔等）、泡菜等。

饮料：全天喝八杯左右无糖花草茶或其他无糖饮料。早上偶尔喝黑咖啡一杯。

特别注明：每餐饭后至少散步半小时，没条件散步也要站半小时才能坐下来。最理想的是晚餐过后快步走一小时左右，帮助提高新陈代谢。密集减肥期间尽量不要外食，必须外出就餐的话尽量安排在中午，如果吃得比较油腻就需要饭后喝一杯醋来帮助消化。

减肥餐的主角是这些：

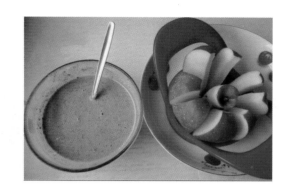

这个早餐组合是我的最爱，每天早上起来先打开豆浆机，把头天晚上泡好的黄豆、黑豆煮上，等候的时间可以做一节普拉提。做完运动，豆浆也就做好了，早餐喝一碗热腾腾的营养粥真是舒服又暖胃，剩下的豆渣可以再冲个杂粮糊。

总之，我就是喜欢吃各种粉粉调成的糊糊，不过这些都是不加糖的，所以可以再补充一个苹果。把苹果跟糊糊一起吃，感觉像是在吃甜品，这样吃还比较耐饿。注意：苹果皮中含有很丰富的纤维素、果胶、VC和抗氧化的多酚类物质，如果削掉太可惜了。而把苹果切成小块吃，慢慢嚼，也给心理上造成了吃很多的暗示，比啃整个苹果容易感到满足。

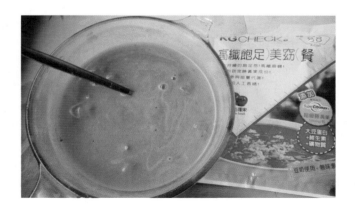

为了快速达到目标，我专门买了不少美容节目中介绍过的KG CHECK代餐，有番茄、南瓜、玉米和蘑菇四种口味，每包热量在87~91大卡之间。这点热量也就相当于几片饼干或者一个中等大小的苹果。冲泡出来的效果和市面上的方便汤差不多，但是喝过之后非常顶饱。中午会来一包KG CHECK，然后吃一大盘烫

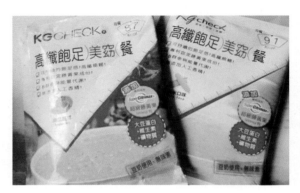

青菜，几小时也不会饿，只要不手痒上网点开美食博客……这个代餐里面添加了超级藤黄果，是目前减肥药界中最温和、安全的成分，能有效抑制脂肪合成并促进脂肪燃烧；而饱足感来自大豆蛋白，它富含促进新陈代谢的维生素B群和各种人体所需矿物质。几种口味中我最喜欢玉米和南瓜的，南瓜蔬菜汤有淡淡的咖喱味，两种都很香。代餐价格不算便宜，但胜在方便和营养均衡，对生活忙碌没时间自己做饭的人来说是密集减肥期的好选择。

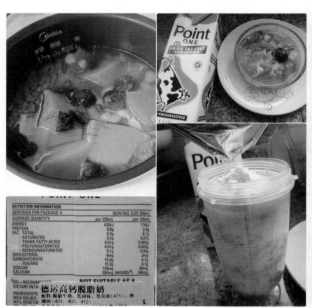

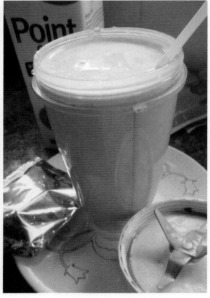

顿顿吃代餐感觉比较奢侈，不如自己动手煮个南瓜粥吧。煮好可以直接吃，但我更爱打成南瓜牛奶糊。这样不但更加香甜，还能补充必要的蛋白质和钙质（不爱喝牛奶的同学也可以用无糖豆浆代替，或者把南瓜放凉点跟酸奶一起打）。我选的是低脂牛奶，每100毫升比全脂牛奶少100多千焦（相当于20多大卡）的热量。比例随个人口味而定，我喜欢2/3南瓜粥+1/3牛奶，这样打出来比较浓。如果想增加美白功效，还可以加一包杏仁粉，我用的是在淘宝上购买的纯杏仁粉，不含糖、植脂末或任何添加剂，浓浓的杏仁味道，口感也很细腻。正因为它没有添加剂所以才不容易直接化在水中（同学们，超市里那些开水一冲就香滑无比又不结块的芝麻糊之类的速食品绝大部分是加了植脂末、糊精和乳化剂这些东西），最好是一起用搅拌机处理后再食用。

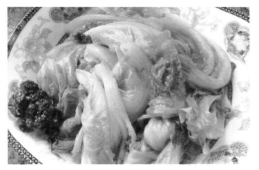

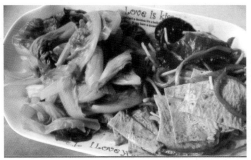

用这样的南瓜牛奶做代餐喝上两杯，不但热量低而且包含了人体所需的碳水化合物、蛋白质和纤维素，健康、美白双效合一，味道也相当不错。

我在减肥期间平均每天吃一斤左右的烫青菜（就是白水煮菜）。很多人一说起减肥、吃青菜，就马上呼天喊地："会不会营养不良呀！"实际上，今天在城市里很难再见到营养不良的人，营养过剩的倒比比皆是。大鱼大肉并不能代表饮食品质高，吃蔬菜才是硬道理。一些营养师指出，每人每天至少应该摄入200克的绿叶蔬菜，并且提出"吃菜少的人一定是饮食质量低的人"。

青菜最好的做法就是"烫"，一则防止温度高致使维生素大量流失，二则不会像炒菜那样摄入大量油脂。记得曾经有同学问我为什么每晚只吃青菜不吃任何主食可还是瘦不下来，询问之下发现，原来她家奶奶炒菜时爱放很多油，而且还是"猪油"。用沙拉拌生菜吃的方式，会因为蔬菜的体积过大而吃不下很多，但烫过之后蔬菜体积变小比较容易入口，口感又脆又嫩，淋上点酱油配上些豆豉，味道真的不错呢！

有时候想换个口味，就去买些凉拌菜一起吃，借一点它们的味道。虽然有点红油，但整体饮食还算清淡，一点点就别太纠结啦！

除了烫青菜，还可以动手做个简单又好吃的卤萝卜，不放一滴油，健康又好吃。

卤菜可谓是留学生必备菜，也是从没涉足过厨房的同学最容易学的一道菜。只要起好一锅卤水，什么材料都可以丢下去煮。记得在中国台北的夜市上看到最受欢迎的小吃就是卤味。如果吃腻了，只需要

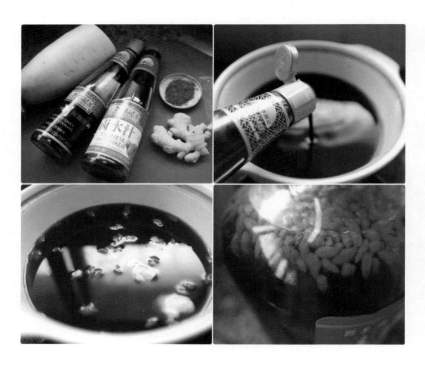

把整锅卤菜煮开锅，放凉后再装进饭盒冻在冰柜里，想吃了随时可以拿出来享用。

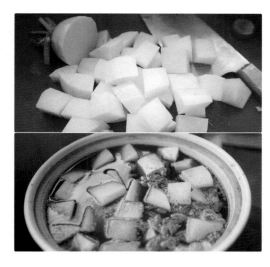

　　烹调高手们都有自己的卤水秘方，我下面教大家最简单的一种——直接买现成的。超市里很容易买到李锦记卤水汁，这种是浓缩的，包装上的指示是用200毫升卤水+400毫升白水煮开，咸淡可以根据自己的口味调节。不过以我爱乱加调料的个性这样显然不过瘾，家里的红烧汁也加一点进去。红烧汁比较甜，加进去调和起来更合我口味。爱吃辣的同学可以加辣椒粉或干辣椒，再加点老姜更香，其实要加XO酱也完全可以，我还试过加点咖喱粉，也很好吃，总之，自己发挥啦！我的私人秘方则是往里面加点酒，可以加烹调用的黄酒或花雕酒，我用的是自己泡的枸杞酒。加了酒以后会有特别的香味，顺便把枸杞煮来吃也对身体很好哦！

　　记得以前刚学会做卤菜的时候天天做卤鸡翅，因为国外超市的鸡翅膀超级便宜。鸡翅尤其是中翅是相当肥的，味道很棒但吃多了容易发胖。所以就乖乖地卤萝卜吧，每100克白萝卜只有21大卡的热量，而且其水分含量多，吃了容易饱。多吃萝卜不但能帮助降火通便，还能防癌、抗癌。

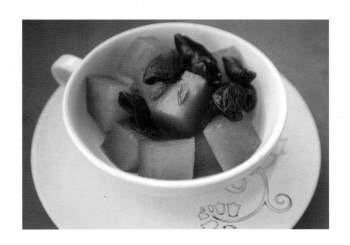

　　当然，白萝卜是比较寒凉的，女生在腹泻或经期的时候不宜多吃。不过这也正是我加入老姜和酒的原因，这些热性的东西可以中和萝卜的寒性。

过程真的简单到不必赘述了，把萝卜削皮、切块丢下去，煮开之后转成小火，盖上盖子慢慢煨就行了。需要煮多久看萝卜块的大小，像我切得这么大的基本30~40分钟就很入味了。如果不能肯定，就用筷子轻轻戳一下锅里的萝卜，能轻松戳穿就差不多卤好了。

这次做的时候手边正好有泡好的木耳，也一起丢进去了，卤出来脆脆的很好吃。如果吃腻了萝卜，还可以卤藕、花菜、西兰花……总之比较硬的蔬菜都可以放进去煮，只是要注意煮的时间各有不同。

这道简单的菜吃起来很香，而且甜甜、咸咸、辣辣的，也确实能吃饱。不像有些减肥代餐，本来应该代替正餐的，结果被当成了饭后甜品。

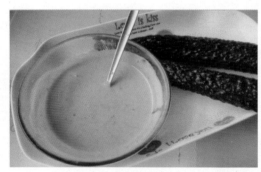

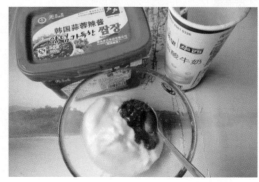

要是想瘦又怕肚子饿，就尽情吃萝卜吧。一棵粗大的白萝卜通常一斤多重，就算把整棵都吃下去也不过100多大卡（加上调料约算成200大卡好了）绝对能把你吃撑。如果这样做还嫌加了太多调料比较麻烦，干脆就直接把萝卜切块丢进白水里煮，再放几块瘦腊肉和晒干的虾米，煮出来味道一样很鲜美。

如果平时大吃大喝惯了，刚执行减肥餐那两天嘴巴会很馋，牙齿痒的时候只好狂啃黄瓜，我第一天晚上就啃了五根！熬过一阵就慢慢淡定下来了，不会再总想吃零食，但偶尔还是会啃上两根。光啃黄瓜味道也许太寡了，可是沾沙拉酱又太罪恶，于是我又自创了一个

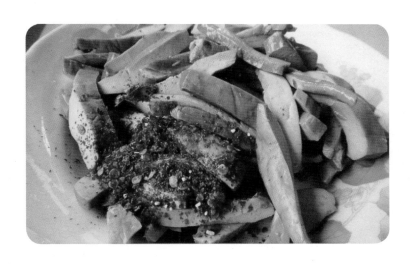

低脂沙拉酱出来，口味那是相当新奇！

　　把无糖低脂酸奶和蒜蓉辣酱混在一起（蒜蓉辣酱味道很重，只要加一点点就好），做出来的酱汁又甜又咸又辣，味道很独特。大家不妨按自己的口味来随意发挥，里面加点芥末（wasabi）做成和风口味也不错！

　　大家都知道豆干是好东西，但尽量别买泡在红油里的那种。图中的这个是在甜皮鸭店买的新鲜卤豆干，又软又嫩，一点也不油，沾上辣椒粉够味又健康。

　　吃减肥餐真的没有想象中那么痛苦哦，一起来学会享受热量低又味道足的美好食物吧！

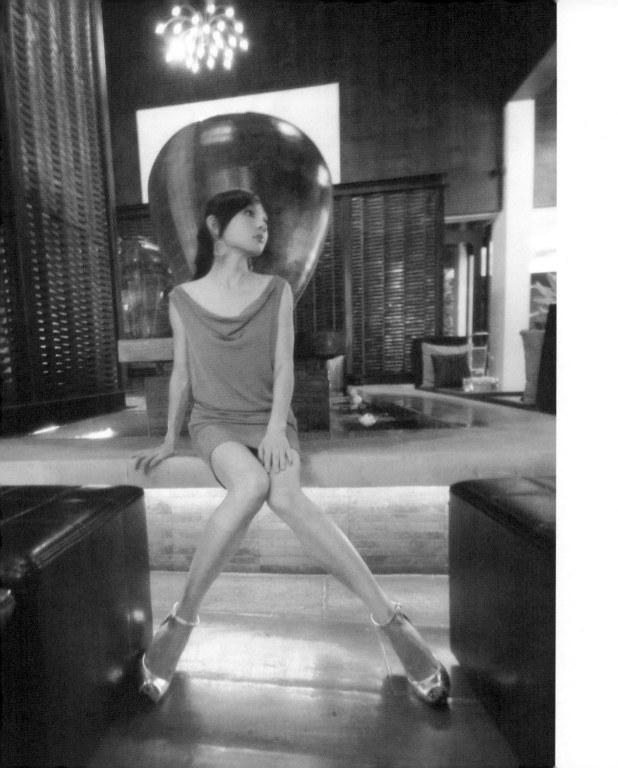

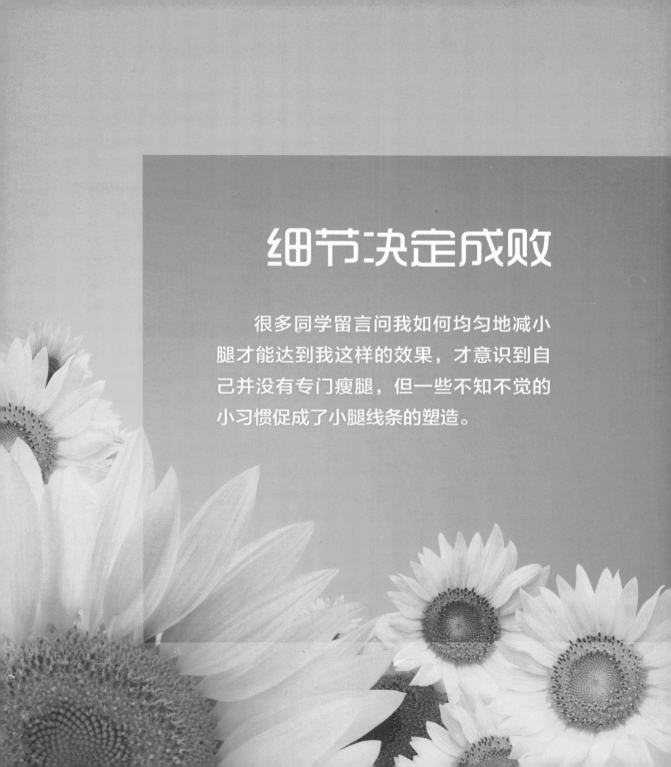

细节决定成败

很多同学留言问我如何均匀地减小腿才能达到我这样的效果，才意识到自己并没有专门瘦腿，但一些不知不觉的小习惯促成了小腿线条的塑造。

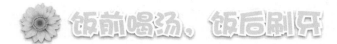

饭前喝汤，饭后刷牙

除了饭前喝汤打底减少食量，饭后立即刷牙也是简单有效的少食方法。不然有时候明明自己已经吃饱了，看到别人还在吃，或者身边摆着零食，还是会忍不住就把手伸过去了。而刷过牙之后口气清新，让人舍不得去破坏它，能帮你抵抗美食的诱惑。我有时候在家上网，会不自觉地不停吃零食，恍然醒悟自己已经吃过量的时候，也会马上跑去刷牙。

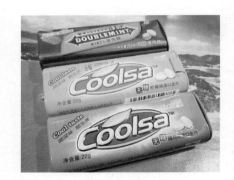

如果在外面没有条件刷牙，可千万别用口香糖来代替。通常的误区是嚼口香糖可以瘦脸，其实很容易练出强劲的咬肌。幸好现在又出了口香糖的代替品，如不含糖的薄荷糖，热量极低，有多种清新的口味可供选择，不妨随身携带。

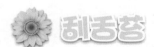

刮舌苔

每天要刷牙的道理大家都知道，可很少人会在刷牙之余清洁舌苔，其实大家都该养成这个好习惯。因为刷牙只能清洁牙龈，我们的舌苔如果长期不清洁，就会成为细菌滋生的温床。而细菌分解时产生的酸性物质和硫化物，还会造成口臭和蛀牙。谁也不希望自己外表光鲜整洁，张嘴却一口异味，因此一定要定期清洁。

除了让口气清新，刷舌苔还可以减轻肝脏、肾脏的负担，甚至有减肥的作用。美国科学家曾试验过，在每餐前刷舌头可以达到降低食欲的效果。因为过厚的舌苔会令味觉神经敏感度减弱，所谓食之无味，怎么吃也不觉得尽兴，而不知不觉就吃过了量。刮走过厚的舌苔可以增加舌头上面味觉神经的敏感度，进食量比未刮舌苔时少一半就已有饱的感觉。

以前试过用牙刷来刷，但效果不好还会造成干呕，幸好现在有种专门的舌苔清洁器。用法很简单，就是从舌根到舌尖轻轻刮10次左右，不要太用力以免刮伤自己。虽然上面那个实验说要每餐刷，但我建议不要过量，一周两三次就好。

自己马上伸出舌头观察一下，如果发现自己的舌苔很厚，或者呈现偏黄、偏白、偏绿的颜色，那就是体质燥热或者寒冷，甚至身体产生了某种病变，要及时看医生了。

保持身体温暖

为了美和看起来瘦一点，很多年轻女孩子在冬天也穿得很少，一层薄薄的丝袜挡不住满腿的鸡皮疙瘩。我二十多岁的时候也是这样，胸中仿佛自带一把火，觉得穿再少也不冷，其实手脚长期都是冰的。其实当我们的身体寒冷时，新陈代谢就会自动调节下降，进入类似于冬眠模式，基础代谢率也就随之减少，变成易胖体质。

还好现在有很多贴心的新产品，让我们冬天不用在保暖和爱美中挣扎。比如这两年开始流行的竹炭打底裤，双层设计，里面是一层厚厚的竹炭纤维绒，穿起来超级暖和而且显瘦。而现在暖宝宝也随处可以买到，造型要求穿得比较单薄的时候就往小肚子和背上各贴一片，温暖可以持续一整天。

另外最好养成泡脚的习惯，每天晚上用微烫的水泡到全身微微发汗，可以加些姜片促进血液循环，对睡眠有很大帮助。我认为，脚凉是导致失眠的一个重要原因，以至第二天还容易暴食。不过用热水泡脚比较麻烦，我曾买过一个电动泡脚盆，太重、难以清洗，还经常出状况。于是买了电暖鞋/暖脚宝来代替：

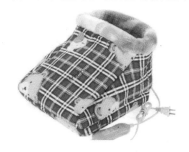

暖脚宝有很多牌子和款式，它跟电热毯的原理差不多，升温很快而且有自动高温断电保护功能。使用暖脚宝非常省电，一小时只需2分钱左右，上网的时候可以保持脚丫暖烘烘的。要知道脚就是我们生命之树的根，只要让它温暖了，全身自然通畅。

另外一个好办法是泡澡，每周一至两次，泡的时候可以加些自己喜欢的精油、浴盐或牛奶。水不可太烫，不然会增加心脏的负担，只要比体温稍稍高一些就可以了。泡澡能促进排汗，逼出体内的毒素，泡完容光焕发睡觉也香香的。没条件泡澡的同学可以在淋浴时用高浓度的浴盐或海盐搓洗身体，既去角质又促进血液循环。

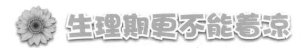

生理期更不能着凉

除了平时保暖，生理期更不能着凉。这时候如果打乱了身体平衡，是日后加倍保养都很难救回来的。虚胖的妹妹们可以自问一下生理期是否正常，通常的答案都是否定的。不管再热的天气，大家也要有自觉性尽量不碰冰品，尤其不可在生理期间吃。特殊的日子里，多喝热水，大家应该随身携带密封杯，泡些红枣、桂圆、枸杞之类的来补血。红枣最好炒过或撕成小块，更容易泡开。而在冬天就更要喝些活血作用强的东西，比如姜茶。

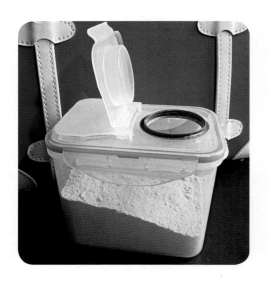

我没心思按传统的方法用生姜来做，就上淘宝找了现磨的纯姜粉。这可是真材实料，一打开就有浓浓的姜味扑鼻而来，又辣又呛。取上一勺，再加点红糖或黑糖用开水冲开，就是一杯具有活血暖身功效的上好姜茶。有人可能无法接受这个味道，不过我是觉得姜很好吃，川菜中常用到泡嫩姜丝，我都会挑出来吃。

姜真是我们的健康小卫士，能使血管扩张，促进血液循环，驱除寒气之余把体内的毒素病菌一同带走。里面的"姜辣素"还能刺激肠胃促进消化，有效治疗吃过多寒性食物所引起的腹胀、腹泻等问题。

凡是对身体好的东西，都学着去爱上它吧！在我买姜粉这家店里还有种糖姜片，也买了些来当零食。这是将嫩姜片直接烘干，外面撒一层白糖，吃起来甜中有微辣的回味。虽然吃白糖感觉有点罪恶，但就当成甜品来吃吧！吃上一两片糖分肯定不比会蛋糕多，对身体也好得多呀！

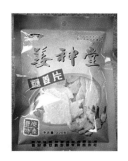

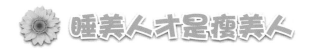

无辜的猪猪们被说成是"吃了睡，睡了吃"的家伙，所以大家一直觉得睡得多就会导致肥胖，其实刚好相反。在减肥法五花八门层出不穷的日本，多年来都有人倡导"睡觉减肥法"。这个原理在于睡眠不足的人通常压力比较大，更容易精神焦虑导致暴饮暴食，反而越累越肥。而且有研究指出，当我们睡眠不足时，人体脂肪组织所分泌的有控制食欲作用的"瘦素"就会减少，而肠道分泌的一种刺激食欲的激素就会增加。我回想自己高三的时候每天只睡5小时，每天狂吃且肥得不成人形的局面，不得不点头赞同这个说法。

当我们熟睡的时候，身体每小时能消耗80大卡热量，睡上10个小时总量也很客观。所以"心宽体胖"这句话可不全对，这里的"心宽"应该指的是放纵自己的发胖的心态吧，而当你是"悠哉过生活"的心宽，就应该是"体瘦"才对。

别动不动就喊没时间心宽，偷菜就那么重要？魔兽就非打不可？偶像剧硬要一天晚上看完？年轻的女孩子们不要透支青春，睡美人才是健康的瘦美人啊。如果确实不能保证每天睡足8小时，就更要提高睡眠质量。不管是中医西医，都认为每天晚上11点到凌晨2点是深睡眠的时间，能有效帮助身体排毒再生，养精蓄锐。如果这段时间休息好了，质量比熬夜之后补睡十几个小时还高。所以非要熬夜的人不妨考虑一下改变生活习惯，每天先在黄金时间睡饱了再爬起来用功也不迟啊！

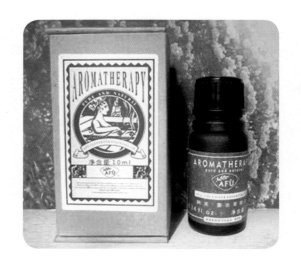

如果一开始这么早上床睡不着，可以先泡脚让身体暖起来，然后在枕头上滴几滴薰衣草精油。对油性皮肤来说，薰衣草精油在脸上有杀菌抗痘的功效，而它独特的味道有放松神经、安眠镇定的作用。深呼吸几口，感受身在普罗旺斯般悠闲的氛围，很快便能甜甜睡去……

要保证睡得好，家里有条件最好装上酒店那种强力遮光的窗帘，白天拉上都会变黑夜那一种。因为我们大脑里的松果体在夜间人体睡眠时能分泌出褪黑激素，可以抑制人体交感神经的兴奋性，使得血压下降，心跳速率减慢，心脏得以喘息，使机体的免疫功能得到加强，机体得到恢复，甚至还可能有毒杀癌细胞的效果。但松果体会受到光线的影响，眼球感应到光线便会停止分泌，所以在有光的情况下即使睡着了质量也不高。

如果没有遮光窗帘，则可以买个眼罩。现在有很多材质图案可供选择。我买过不少眼罩，觉得最好用的还是真丝材质完全不刺激皮肤，而且带子不要勒得太紧，免得头疼反而睡不着。

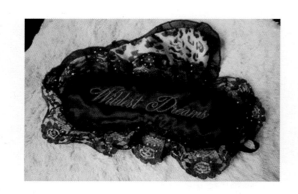

懒人也能做的运动：腹式呼吸

　　最有助于减肥的运动说出来其实很简单，就是我们时刻在进行的呼吸。这是我们每时每刻都在做的，大多数胖人的呼吸法都错了。现代人因为活动量少，多数在呼吸时都采用胸式呼吸，也就是浅层呼吸。这种呼吸方法只用到1/3的肺部空间，另外2/3都沉积着废旧空气。长期如此，新陈代谢就会变慢，吃一点东西就长胖，所以长期坐着工作学习的人多半会被身材问题困扰，而大家可以观察到一般胖人的呼吸都是比较浅和急促的。如果你没时间、精力做瑜伽，至少学会瑜伽的中心思想——腹式呼吸，对身体的全面健康都有好处，终生受益。

　　具体做法要点如下：

　　★ 只用鼻子呼吸，因为用嘴吸气会吸进胃里。而且我们的鼻子内部构造有着天然的过滤系统，可以初步过滤空气中的脏东西。

　　★ 深度呼吸最好躺着进行，呼吸要深长缓慢，每一次要进行得彻底。用瑜伽老师的话来说，就是吸气时腹部鼓胀到极限如小皮球，呼气时腹部收缩到仿佛要贴到后背的感觉。

　　★ 第一次做极限呼吸的人可能会觉得头昏，要根据自己的身体状况量力而为。习惯之后每天抽时间做五分钟深呼吸。

　　★ 领悟了深度呼吸的感觉之后融入日常行为中，任何时候都有意识地挺胸收腹，感觉全身的气是往上走的，整体呈现挺拔的姿态。

　　★ 长期坐着的人尤其要注意随时把背挺直，只坐椅子的一半，边工作学习边持续深长地呼吸，这样小腹不容易堆积脂肪。如果能坚持走路时也能坚持收腹，每小时可以消耗300～500卡路里。

　　★ 腹式呼吸法跟口语中的腹式发音法不谋而合，尤其是要发出充满共鸣感的浑厚美音，最好借助腹部的力量。这样边练习口语边锻炼身体，一举两得。

　　★ 跟朋友去K歌的时候也坚持腹部呼吸，唱一首歌视乎快慢可以消耗15～22的卡路里，再配合点舞蹈动作更厉害，这就叫每一分钟都在减肥！

　　大家可以知道为什么我这个天生算是胖体质的人现在吃那么多，却还是不会变胖的原因了。大家与其花大钱和精力追求什么减肥药、减肥偏方而又一次次的失望甚至伤身，不如就从最简单的呼吸入手。

　　医学研究认为：人们在进行腹式呼吸时，由于腹部肌肉紧张与松弛交替发生，从而使局部肌肉内毛细血管也交替出现收缩与舒张，由此加速了血液循环，扩大了氧的供给，同时也有利于机体代谢产物的排除，对全身器官组织起到调整和促进作用；另外，腹肌的收缩和放松也是一种良好的按摩，它可以促进胃腹运动，改变消化机能。同时，腹肌又是排便的动力肌，所以有规律的腹式呼吸锻炼还有利于防止习惯性便秘。所以现在就把腰挺直，开始进行深呼吸，并把这个细节融入到你的生活，开始加入瘦人的行列吧！

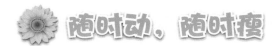

随时动，随时瘦

Every Movement Counts

　　这句话多年来一直是我的减肥座右铭，跟"入口管制"一样的地位，要不是不押韵字数也不同，真想写成一副对联挂在床头。这是我开始减肥的时候在澳洲版COSMOPOLITAN上看到的，真要感谢那几年为锻炼英文阅读看的不少杂志，让我一开始就对减肥树立了正确观念。

　　记得那篇文章是劝大家不要因为无法坚持运动就放弃减肥的，里面说到很多人可能很忙、很累没时间专门运动，但其实我们每一个动作都是在消耗热量。其中就提到这句淳朴的真理：Every movement counts! 就是说每个动作消耗热量都是有数的，积少成多就能达到减肥的效果，不一定要挥汗如雨般剧烈运动。

　　所以我在私底下没有外人的时候走路都大甩手臂，现在写这篇文章时也站在特殊挑选的电脑桌前，随着音乐摆动肢体。这种看起来傻傻的行为，让维持身材不再是一件难事。所以，乖，别躺在床上看这本书了，别再用没条件做运动当借口，动起来吧！

减肥电脑桌

　　若不上班，在家大部分时间我都是对着电脑，坐姿又懒散。时间长了不但大腿、腹部容易堆积脂肪，脊椎容易侧弯，颈椎也容易劳损。以往没放在心上，但2008年经历了可怕的反弹期，连以前偏大的25码牛仔裤也穿上刚好了——也许是年龄大了新陈代谢慢了，也许是吃喝得太放纵了。我马上展开多方面的对策——瘦了这么多年，总不能晚节不保吧！除了调整饮食、睡前绝对不吃零食这些入口管制，还买了个有减肥功能的电脑桌。

　　当然它并非为减肥所设计的，只是桌板可以随意调整高度，我就调到刚好站着可以打字的高度。这样能逼自己站起来，吃饱了就站着上网正好。这时候再放点音乐扭扭腰，更帮助消化。有时候我会收腹挺胸踮脚尖站着，大腿和臀部夹紧，有提臀作用。然后再脚跟着地勾脚尖，拉伸小腿肌肉，总之就是不闲着。

　　这样一张减肥桌我找了很多年，最后还是在IKEA相遇的，价钱也不贵。不少有自诩品位的人士看不上这个牌子，认为廉价劣质，但我认为他们的设计是人性化的。我们有些特别的小愿望，在别处找不到答案的，在这里就能找到，而且还是实惠的价钱。

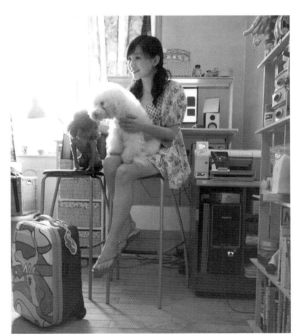

　　有了好工具，最主要还是靠自己的毅力坚持着，不然什么都没效。不过倒也不是说完全不能坐下来，我买桌子的时候也配了两把高脚椅，偶尔还是坐着休息。但要注意饭后不能马上坐，站的时间尽量比坐的长，另外坐姿也绝对不可忽视。

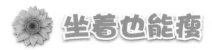

坐着也能瘦

　　若是没条件用高桌子，或是上班上课必须要长时间坐着，则要格外注意坐姿。时刻提醒自己别贪图安逸，尽量把上半身挺直。要做到这一点，屁股就只能坐一半椅子，感觉身体向上同时把脊椎伸直。另外，有意识地进行腹式呼吸，边做事边深度呼气、吸气，加速新陈代谢。如果觉得这样太累，可以挺一段时间后弯起来休息一阵，然后再次挺坐。

　　现在网上有很多日本减肥界热销的坐垫和靠垫，就是专门为长时间坐办公室的姐妹们设计的。有了这些小道具的帮助，让你真是坐着也能瘦。

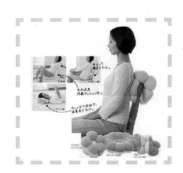

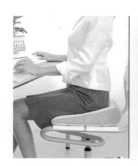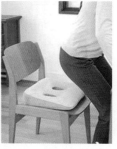

这种是用高密度记忆海绵做出来的低反弹坐垫，让挺坐变得很轻松，还能防止臀部下垂。

　　想要再加强瘦腿效果的话，可以坐好把双脚平放地面，大腿内侧夹一本书。书的厚度当然看你大腿缝的宽窄而定了，从《读者》到《牛津英语字典》都可以。我那个超瘦基因的朋友CC以前从没瘦腿烦恼，自从开始坐办公室之后觉得大腿每天都在变粗。当然就常人的眼光看来她的大腿离粗还差得远，但她自己已然开始焦虑了。我吩咐她回去每天上班夹书，她马上积极地去找了本成语词典，然后问题就来了："是夹在哪个位置呢？靠近膝盖吗？"

　　正确的位置是靠近大腿根部，我们是想锻炼这里松泡泡的肉肉，不是摩擦膝盖。夹住之后感觉大腿内侧用力，过不久就会酸酸的。一开始不要操之过急，夹半小时左右就可以拿下来休息一段时间，稍微揉揉腿，然后再循环做这个动作。在寒冷的冬天，可以把书换成装着热茶的乐扣密封杯。这样不但能瘦腿，还能保持身体温暖，也让杯里的水不那么快凉掉，真是一举三得。

 ## 瘦腿其实很简单：高跟鞋上楼法

　　女人对自己永远是不满意的，现在审视自己，依然充满缺点，唯一比较能看的是小腿——除了还是太短这个缺陷外。其实一开始也没意识到小腿还不糟糕，是很多同学留言问我如何均匀地减小腿才能达到这样的效果，才意识到自己并没有专门瘦腿，但一些不知不觉的小习惯促成了小腿线条的塑造。

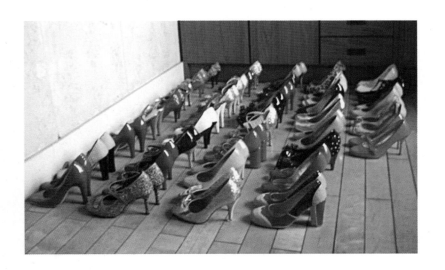

　　当然首先还要看你的小腿情况，如果已经因为过度运动变得太过肌肉感，恐怕只有注射肉毒杆菌才能明显改善了。肉毒杆菌（BOTOX）早年被用来除皱，后来被发现有放松消化肌肉的作用，这两年被广泛运用于注射瘦脸和瘦小腿中。看过前后对比示范图，效果的确惊人。一般注射之后一两周开始起作用，每次注射最多能维持6个月左右，之后如果不改变生活习惯肌肉会慢慢再长回来，可进行再次注射。中国台湾地区的节目中经常请医生来探讨整容，据说像这样的微整形技术已经非常普及了，只要注射得当也基本没有副作用。但是有心

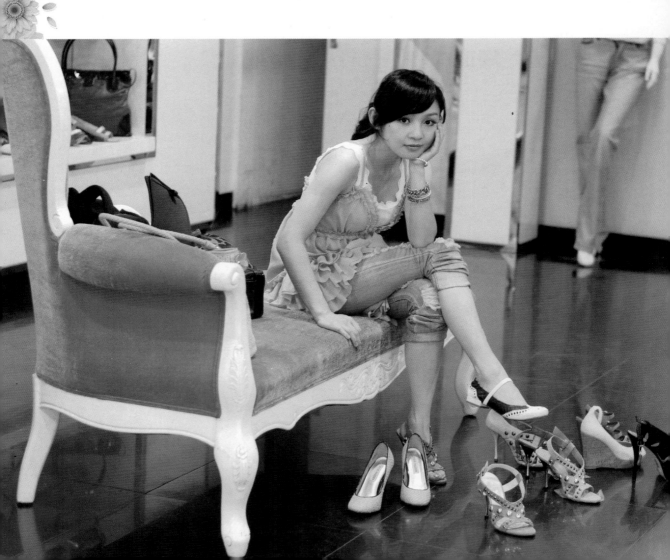

尝试的同学一定要找正规医院，电视上经常曝光贪便宜找私人医生注射肉毒杆菌，末应打到肌肉上结果打到神经上，当场瘫痪的前车之鉴。

如果腿上的肉本来就是松的，或者注射肉毒杆菌之后放松了，则可以开始进行又美又有效的高跟鞋瘦腿法。

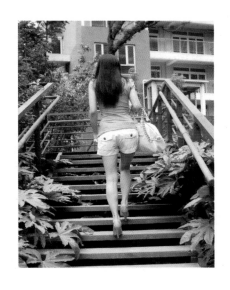

我的高跟鞋情节肯定来自《欲望都市》（sex and the city），这是一个人孤单成长那几年的心灵慰藉。在这部美剧中我看到各种光怪陆离的人事感情，更看到一双双美轮美奂的高跟鞋。高跟鞋是女人最好的朋友，我那时候就开始这样坚信，许诺自己如果减到穿得下26码的牛仔裤就可以开始尝试高跟鞋。开始调理饮食大半年，每天都感觉到自己在瘦下来，以前的大尺码牛仔裤渐渐变宽松了，终于鼓起勇气跑去店里试穿26码。扣上扣子那一刹那感觉世界真美好，坚持终于有回报，开心地冲去鞋店把觊觎已久的那双高跟凉鞋也拿下了。那个黑色细带粗跟的款式在今天看来应该是很土的，但当时我一穿上便脚下生风，感觉瘦下来真是太爽啦！尝试过高跟鞋的姐妹们都应该能感觉到，有些款式是有拉长腿部线条作用的，尤其是把大面积脚背露出来的船鞋，穿上后小腿马上看起来又细又长。人说高跟鞋每高一公分，看起来就会瘦一斤，那穿10厘米高跟鞋的话不就看起来瘦了10斤啦？

但是初穿高跟鞋的同学要试试自己有没有这个天分，要是脚一放进去连站都不敢站起来，还是先从中跟练起的好，而且尽量选粗跟的。这几年很多高跟鞋都体贴地做成防水台设计，就是前掌有垫高的，走起路来舒服得多。遗憾的是时常在街上看到不会穿高跟鞋却硬要为之的女士，踩高跟犹如踩高跷一般，背驼着、膝盖弯着、走得跟马一样，那双可怜的鞋也有备受蹂躏的感觉。长期用这样不正确的姿势走路，会造成受力部位不当，小腿容易长出硬块肌肉。所以穿高跟一定要挺胸收腹，就算站着不容易进行腹部鼓成皮球般的完全腹式呼吸，也要尽量用腹部来带动吸气、吐气，整体向上挺拔。光是穿上高跟鞋这样站着，就已经提高基础代谢率的消耗了，我上课的时候还要到处走动不停说话，整个身体的脂肪就更是在熊熊燃烧了。

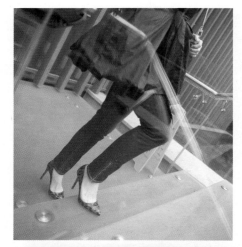

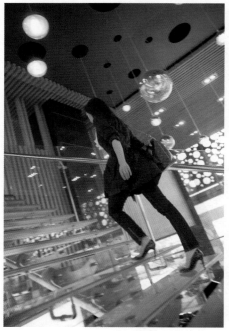

　　而穿高跟鞋走路的时候，重心要放在脚跟上，感觉鞋跟踩稳了再踏出下一步，脚尖只是轻轻点地。高跟鞋之所以是性感的象征，就因为穿着它害怕重心不稳，需要摆动身体来保持平衡，走路姿态仪态万千。不用害羞，要把摆动身体也想成是在消耗热量，穿高跟鞋对于减肥和提升仪态绝对贡献良多。

　　更棒的是高跟鞋上楼法，这个动作也是我无意中发现的。想当初流行尖头鞋，而且还是尖如火箭那种。当初穿着觉得自己潮到爆啊，但唯一的问题就是上楼时鞋尖会戳到上一级楼梯，所以只好用前脚掌着地。结果时尚风水轮流转，后来变成了圆头和小尖头的天下，但我养成这个上楼法的习惯就一直坚持下来了，暗暗起到了拉长小腿线条的作用。

★保持上半身自然挺直，用腹部带动呼吸。

★上楼的时候只用前脚掌部位踏在台阶上，然后踮脚尖支撑身体向上，直到这条腿充分伸直，再踏出下一步。

　　这样每上一阶都能充分拉升大小腿后部的线条，同时还有提臀的作用。我家住在没有电梯的六楼，每天回家都用这个方法上楼，去上课有电梯也尽量不坐，多走路当锻炼。

　　记得以前看香港八卦杂志说吴君如减肥就是用上楼法，颇有说服力。她早期在周星驰电影中出现都是大笑姑婆形象，常被笑肥。后来下定决心要减，每天爬上28楼再加上饮食控制，终于修成正果变得又瘦又靓。住在高层公寓的同学们，即使没有这样的勇气和耐力爬十几二十层楼，起码也可以做到每天回家从一楼爬到六楼，再坐电梯上去吧。

穿了一天高跟鞋之后难免肌肉紧绷，为避免出现肌肉腿，回家一定要拉伸按摩。最简单的办法就是躺下来，把双腿倒立靠在墙上，让血液回流。同时注意把脚尖往回勾，借由这个动作拉伸小腿后侧的肌肉以免结块。勾脚这个动作其实随时都可以做，坐办公室、在课堂上或看电影时都不妨暗中勾脚，随时锻炼。

另外一个轻松的自我按摩技巧就是坐在椅子上，一只脚着地，另一条腿的小腿肚靠在它的膝盖上按压。这样一方面能有效放松小腿肌肉，手不会累，而且抬腿的过程中还能瘦到大腿。

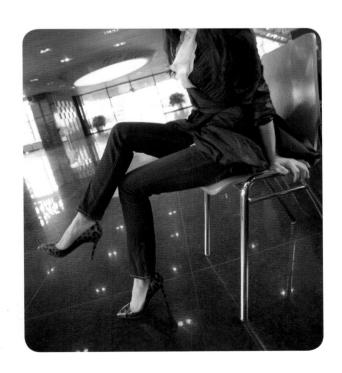

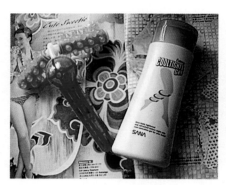

按摩时可以配合一些放松腿部肌肉的产品，比如SANA这款含有薄荷香草，涂在腿上凉凉的能有效缓解酸痛，凉的程度可不是开玩笑的。涂上之后配合按摩。自己用手按摩太累就可以借助道具，我买过很多不同形状的按摩工具，图中这个最好用、最省力，用来按摩大腿、小腿、腹部、手臂都可以。我每天回家都边敷面膜边按摩小腿边看美剧，效率之高啊！

日本SANA修长美腿冰镇冷感紧致凝胶
参考价：220ML/RMB75元左右

保护脊椎

当然穿高跟鞋时间过长会损伤脊椎，严重的还会造成腰肌劳损。我曾有穿高跟鞋一天之内讲10小时课的记录，第二天早上感觉仿佛被暴打过一般，腰部疼到起不了床。毕竟年纪大了，想当年敢一天十几个小时穿高跟鞋逛香港，那种生猛一去不复返了。健康还是比什么都重要，我现在靠练普拉提的滚球运动（rolling like a ball）来改善腰椎。

这个动作做起来很简单，就是坐在瑜伽垫上，上身卷曲双臂抱腿，脚尖离开地面，身体稍稍后倾，感觉坐在尾椎骨上。然后深吸气向后翻滚，再吐气向前翻滚，整个身体就像一颗球般滚来滚去。腰椎不舒服的时候我都会滚个十几二十次，能马上有效缓解疼痛而且全身舒坦。这个动作能借助你自身的体重和地板的硬度来温柔按摩整条脊椎达到放松的作用，从中医角度上来讲脊椎上充满了经脉，这样刺激有活络的作用，对健康益处无穷。除此之外，也尽量少穿高跟鞋，不上班的时候夏天人字拖冬天绒绒靴，减少对关节的冲击。而上课时则一般都踩高跷，享受消耗热量的感觉。

如果一定要运动，就暴走吧！

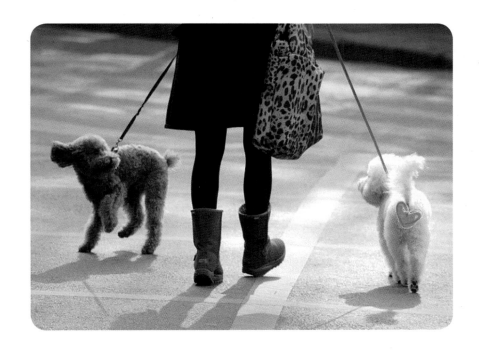

　　前面几章讲的是如何把运动融合在日常生活中，可是很多人一来没有条件做到站着上网，二来总觉得不专门花时间来做运动就不算是真正的"运动"，过不了心理那关。如果决心每天想专门花些时间来运动，就暴走起来吧！

　　暴走其实是最好的运动，既不像跑步那样容易练出萝卜腿，又比较容易坚持，一旦开走就不想停下来。无须购买特殊器材，只要一双合脚的鞋就足够。走路人人都会，但真要靠暴走来减肥还是有讲究的，下面来讲几个关键点。

●●● 如何才算是暴走？

走的时候不可以太慢，最好能达到每秒钟两步，也就是一分钟走120下的速度，这样既能达到有氧运动的目的，又能迅速让身体脂肪燃烧起来。不管外面天多冷，每次暴走20分钟左右身体就开始发热，走一小时下来身体还会微微出汗，手脚都是暖暖的，这种靠消耗自身热量换来的温暖才是真的"温暖"。

走的时候注意不要弯腰驼背，上半身要挺直，用腹部呼吸，每一步尽量迈大一点，要能感觉到腿部后侧的肌肉得到了充分的拉伸。还可以配合大幅度甩手动作，顺便可以把手臂也锻炼的纤细。

●●●暴走可以燃烧多少热量？

我自己曾经做过测算，如果持续暴走，每小时大概能走6公里左右，可以燃烧400大卡左右的热量，跟慢跑是差不多的。如果吃得太过放肆，这个热量本身并不足以减肥，要知道吃一包康师傅三加二夹心饼干就超过400大卡了，市面上那些全麦饼干其实热量也不少。这也是给大家一个警示：吃一包饼干的热量差不多要暴走一个小时才能消掉，还是在加强运动的同时多吃青菜吧！

这样坚持走下来，能提高身体的基础代谢率（也就是你每天不吃不喝身体也会自动消耗的热量），不会变成易胖体质。有科学研究指出，经常快走能帮助我们抵御糖尿病和乳腺癌，减少中风危险和预防老年痴呆。

●●●什么时候走合适？

很多人抱怨说没有时间运动，却坐在那里花大把的时间上网，就不肯花点时间运动。时间绝对是有的，就看有没有心。例如，如果早晨上班时间很赶，可以选择下班走路回家，正好坐了一天也可以活动活动，让PP和大腿不那么容易变粗，不然回家后往沙发上一躺就再也不想站起来了。我认识一位年长但体态轻盈优雅的阿姨，二十年来坚持走路上下班，不需要刻意节食也把身材保持得很好，省了不少路费又为环保作了贡献。

　　像我这样整天窝在家中的宅女，则选择晚饭后出去暴走一圈。带上帽子和口罩，连防晒霜都不用擦了。有时出去买菜，明明离家十分钟的路程就有菜市场，非要围着它绕几个大圈，甚至走到更远的菜市场去买菜。外出就餐时，吃完后经常是小队长开车飙回家，我自己走回去。有次吃了顿超美味的大餐，我带着强烈的罪恶感从城市另一头的餐厅走回家，走了整整两个小时！一路上随着发热、出汗，罪恶感慢慢消失，身体变得好轻盈。

●●●穿什么鞋暴走合适？

　　我感觉穿高跟鞋暴走相当消耗热量，因为在走路的同时会不由自主地挺胸收腹。但经常穿高跟鞋对脚和脊椎都有损害，为了保持身体平衡，我为此专门添置了一双"暴走鞋"，最近几乎每天都穿着。诚然，它晃眼一看很像烂大街的"UGG"，但却是一双以功能取胜的塑身鞋，来自SKECHERS的Shape-ups系列。

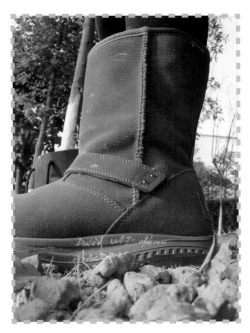

　　这个牌子是专做运动鞋的，跟我简直两个世界（有谁见过我穿运动鞋吗？ever？），以前从未有过进它家专卖店看一眼的欲望，差点错过了宝。有次去上海见到朋友穿了这双鞋，向我大肆推荐，这才去店里试穿了一下，感觉果真神奇。它是专利设计的弧形鞋底，内里也有个拱出来的弧度，穿上有轻微内增高的效果，不像"UGG"那样穿起来让矮个人的腿显得又短又粗。关键是穿着它走路还能调节腿部和背部的肌肉，能够有效防震，保护脚踝和膝关节并塑造腿部线条。

　　简单地说，穿着它走路即便是走平地也像在爬山，能消耗更多的热量。必须要说明的是，这并非是让你穿着舒适的鞋（比高跟鞋还是舒适点），走久了会很累，但这不正是锻炼的目的吗？当然，不是每个人都能接受这种感觉，建议大家去专柜试穿一下，实在不行就穿自己习惯的运动鞋来暴走也可以，关键是要让全身动起来。

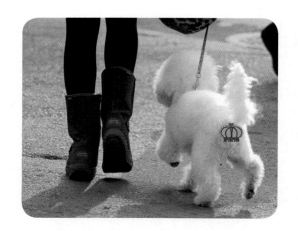

●●● 走多了会不会变成萝卜腿?

这个问题还蛮重要的，走路虽然不像跑步那样容易炼出小腿肌肉，但如果走得多又不注意按摩放松还是会让腿变粗的。如果你也决心每日暴走，记得回家之后一定要用前面教的方法按摩小腿，达到放松的目的。

 夏日良伴泡腾片

如果天气太热不想再喝花草茶，各类泡腾片则是最佳良伴。喝过很多不同的牌子，最喜欢的是德国Altapharma。这个牌子有水蜜桃、柠檬、黑加仑、甜橙等丰富口味，不单补充维生素，还有专门补钙补、铁等矿物质的。关键是跟其他牌子比起来，香精和色素较少，味道酸酸的，很清爽。而且不含糖，每片卡路里仅有8Kcal，是健康又好喝的饮料。随身携带一管，放进矿泉水里泡开就能喝，从此不再买甜饮料。

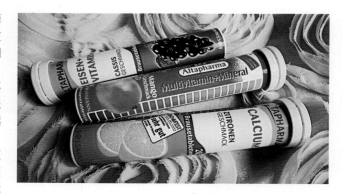

慎选水杯喝出健康

很多人喜欢用塑料杯泡茶，其实这方面要谨慎选择，不然会对身体造成毒害。

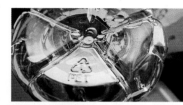

通常塑料制品的底部都有关于材质的标示，最常见的如图中的矿泉水瓶所示，标示为PETI，或者有些会写成PETE。这说明该塑料瓶是用"聚对苯二甲酸乙二醇酯"制成，不能用来盛装热水，不宜反复使用，开启饮用完毕之后就要回收。因为科学研究证明1号塑料品在使用10个月后就会释放出一种叫做DEHP的致癌物质，而在遇到高温的情况下则会更快释放出来，对身体极为有害。所以不要再为了节省或图方便，反复使用饮料瓶了。

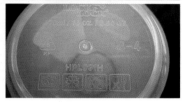

我极为后怕地想到自己很长一段时间都爱收集空饮料瓶，用来装热豆浆带出去喝。而以前自己不爱带杯子，上课时就用矿泉水瓶泡热茶喝，不知喝下多少毒素啊！所以再次提醒大家不要再为了节省或图方便，反复使用饮料瓶了。

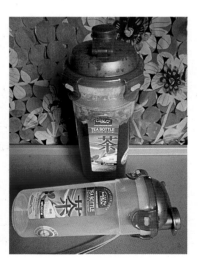

市面上常见的塑料饭盒与水杯，通常标示为PP，数字从1到5。PP标示的产品是用"聚丙烯"这种材料做成的，熔点高达167℃，数字越高则越耐高温。记得只有PP5的塑料制品性质最为稳定，是可以直接用微波加热的，用来冲泡热茶的水杯也最好选择这种材质。

我选的是乐扣乐扣的塑料茶杯，分为470ML和690ML两个型号。冬天用小杯子，方便较快喝完随时添加热水。夏天则用大杯子，泡一壶花草茶大口大口喝很过瘾。它的设计简单而人性化，内置滤网隔离茶叶，开口的壶嘴方便喝水，还有根带子可以挂在包上不容易搞丢。现在市面上不少便宜的茶杯也模仿这样的外观和设计，但购买时请擦亮眼睛看清是否为PP5材质制作的，免得对身体造成伤害。

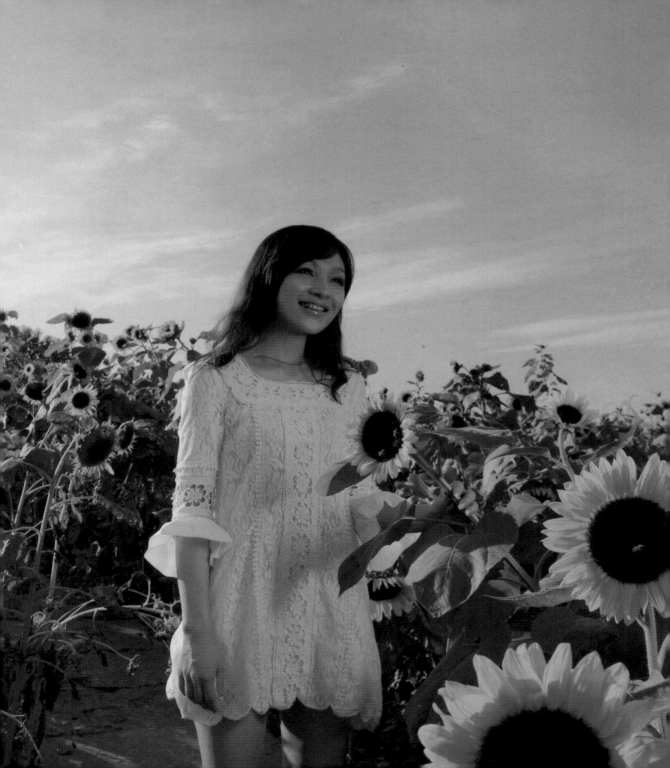

你阳光下的笑脸　绽放的裙摆　就是那些永恒灿烂的向日葵

肤质大检测

护肤最大的迷思，就是道听途说，听别人说什么好就买来用。买到不适合自己的产品轻则无效，重则毁容。老话说，"甲之蜜糖，乙之砒霜"，大家一定要先看清自己的肤质才能对症下药。先把肤质的分类罗列出来，大家对号入座，在看后面推荐的产品时就能更准确地选择。

● 极干性皮肤

这种肤质天生极其干燥，洗脸之后如果不马上擦保养品会觉得又干又绷，到了秋冬季节更容易脱皮起屑，比同龄人更容易出皱纹。所以要避免用清洁力过强的洁面产品，建议用卸妆油或乳霜来做清洁。在滋润方面，除了补水更应该补油，适合使用面油类产品或者含精油成分滋润度较高的面霜。

● 混合偏干性皮肤

多数人都是混合肤质，只不过有些偏干有些偏油。我自己就属于混合偏干，T字部位微泛油光，两颊比较干燥，尤其在换季的时候。这种肤质在清洁方面可以用卸妆乳霜或水类产品来避免刺激干燥的部位，T字部位出油严重的话则可以用泡沫类产品来单独深层清洁。混合性皮肤的保养也应该分区进行，比如保湿要用滋润度高的面霜着重擦在脸颊，而T字部位只要轻轻带过一点就好，不要擦太厚。

● 混合偏油性皮肤

出油比较严重的人可以每天用泡沫类产品进行清洁，洗脸的时候在T区出油旺盛部位多用泡沫按摩一下。保湿方面春夏可以采用质地较稀的乳液或者凝胶，秋冬则可以在脸颊部位多擦一层面霜。

● 极油性皮肤

多出现于青春期，脸上油多到可以煎蛋，伴随毛孔粗大、黑头粉刺横生等问题。这类皮肤首先要注意切勿使用吸油面纸（应该说任何人都不该使用吸油面纸），因为多数人都是外油内干，深层缺水才让皮肤过分分泌油脂。如果贪图一时爽快，用吸油面纸吸得太干只会更油，毛孔更大。如果白天出油厉害，应该用面巾纸轻轻印一下，然后扫上蜜粉来改善。而且注意每天洗脸的次数不要超过两次，以免过度清洁造成干燥。洗脸的产品和方式都跟混合偏油性皮肤一样，保湿则尽量采用清爽的凝胶状产品。注意一般出油厉害的人都是生活不规律，常熬夜不爱喝水，嗜辛辣或油炸食品。尽量养成规律的生活习惯，多喝水，饮食尽量清淡，才能从根本上改善肤质。

● 敏感性皮肤

生活在污染严重的都市，很多人都多少有些敏感，例如，我自己是对春天的风和换季的干燥气候过敏。关于抗过敏的方法在稍后的章节会专门讲解，在这边想提醒皮肤高度敏感的同学，选择护肤品时一定要小心，避免果酸、酒精、水杨酸、精油这些刺激性的成分，记得所有标榜美白的产品都要慎用。另外，清洁则应该用专为敏感皮肤设计的卸妆水，少用泡沫类产品，洗脸的水也不要过冷或过热。

建议在购买护肤品之前为了保险起见做过敏测试，把产品涂在透气防水创可贴的海绵部分，贴在手肘内侧24小时左右，如果没有发红发痒现象则可以安心使用。

解读当红护肤品成分

为实际功效买单，不为看似昂贵的成分花钱

这几年因为各类美容节目的兴起，各路达人们现身说法，爱把保养品的成分讲给大家听，这是件好事，让包括我在内的消费者开始有意识地探索保养品背后的秘密，而不是光看电视广告上的美女说："更白、更亮、更年轻！"就蠢蠢欲动掏腰包。不过多数人对这个问题还是一知半解，常有诸如"玻尿酸对皮肤好"之类的模糊认知。这些当红的成分到底对皮肤怎么好？好在哪？对别人好的对你也好吗？新贵成分就一定更有效吗？让我们一起先来解读近年当红的各类成分：

玻尿酸/透明质酸（Hyaluronic Acids）：

简单地说，玻尿酸是亲肤性最好的保湿成分，它本来就广泛地存在于我们的真皮层中。它能吸收自身体积500倍的水分，使胶原纤维充满弹性，皮肤润泽。随着我们年龄的增长，皮肤自身制造玻尿酸的能力慢慢降低，就要通过外部的补充来达到保湿的目的。

最出名的玻尿酸品牌包括日本药妆的JUJU和肌研，两种我都用过。就化妆水来讲，肌研比JUJU要浓稠，我用了肌研那款添加抗衰老成分虾红素的化妆水，就觉得太黏无法吸收，但这并不代表不适合你。我送给皮肤极其干燥的朋友用风评就很好。

需要注意的是：玻尿酸分子比较大，如果要用美白抗衰老等产品，应该在擦玻尿酸之前。而且它是有抓水性的，用完之后要加一层保湿的乳液或面霜锁住，不然在空气干燥的情况下会倒吸脸上的水分。

维他命C（Vitamin C）：

很多人认为VC=美白，其实不全对，VC最大的作用是抗氧化。白天在防晒之前使用含有VC的产品，可以加强防晒效果，清除紫外线造成的自由基，从而减少阳光对皮肤的伤害。而且它能在皮肤受创（比如接受磨皮手术）后减少红肿，促进伤口愈合。VC界对皮肤最有效的成员叫左旋C，具有美白、抗自由基和促进胶原再生的作用，不过它的性质难以保持稳定，添加在化妆水中还剩多少活性很难说，而且不能长期存放，最好使用小只装的安瓶形态产品。

维他命A醇与A酸（Retinol & Retinoid Acid/Tretinoin）：

A酸和A醇均为维他命A的衍生物，其中A酸是被医学界公认的有效治疗老化的药物，早期只有在医生开的处方药里能见到这种成分。发展到现在，A酸作为护肤界的明星成分，被证实具有抗炎症反应，调节表皮细胞的生长分化，促进胶原产生，改善皮脂腺功能，逆转光老化现象，抑制黑色素产生，促进真皮层增厚等效果，主要被运用在抗痘和抗衰老产品中。对青春痘来说使用6～12周就能达到肉眼可见的理想效果，而对老化肌肤6周以上就会出现视觉上的改观。

不过千万别以为A酸就是问题肌肤的灵丹妙药，就可以随便用，任何有奇效的物质也必然有强烈的副作用。A酸具有相当的刺激性，尤其对于敏感皮肤，可能会造成干燥、红肿、痒痛甚至脱皮等症状。当然这不是说敏感皮肤就必须要放弃这个成分，敏感肌肤也要治痘痘或抗衰老啊！皮肤对A酸的耐受性是可以慢慢建立的，由低浓度先开始尝试再慢慢加大，不过最好在医生的指导下进行。

另外要注意的是，A酸有光敏性，建议最好在晚上试用，如果一定要白天用，必须擦上高倍数的防晒品并避免在阳光下暴晒。最重要的是孕妇应当谨慎对待A酸，虽然没有直接证据表明外用A酸会造成胎儿畸形，但一般医生都会建议怀孕期间不要使用为佳。

而因为A酸的强大功效，现在很多保养品中添加了A醇的成分，并标榜跟A酸具有同样的效果。理论上来说A醇是可以转化为A酸的，但前提是要先被皮肤吸收，然后需经由特殊酵素的作用才能进行转化，所以，现在科学上没有明确的结论到底能有多少A醇能发挥功效，不过它的确比A酸要温和得多。

辅酶Q10（Coenzyme Q10）：

Q10是这两年当红的明星成分，宣称有抗衰老的功效。人体器官本身就含有这种辅酶，尤其在心脏中，不过随着年龄增长会慢慢变少，所以早期医生会建议心脏功能弱的病人口服补充Q10。后来发现Q10用在皮肤上有防止紫外线对皮肤的伤害，对抗自由基和抗氧化的作用，被广泛推崇。其实Q10分子比较大，难以渗透，跟常见的抗氧化成分如VC、VA、VE、多酚类、类黄酮、硫酸锌和胡萝卜素等比起来并不占特别优势。如果还是对它情有独钟，选择产品时一定要注意看颜色。因为Q10本身拥有鲜艳的金黄色调，产品色彩偏黄的表示含量实在，颜色透明却标榜含Q10的产品就要擦亮眼睛了。

很多专家认为Q10这种东西内服外用双管齐下效果最好，市面上也有不少添加Q10的口服液，价格不菲。我为了省钱去药房买过药丸状的，其实也不便宜。而且Q10是脂溶性的，要跟VE和有油脂的东西一起吃才能帮助吸收，操作起来比较麻烦所以我没能坚持。其实抗氧化的食物很多，如果我们能每天多吃一些蓝紫色系美味又健康的蔬果，如蓝莓、紫薯、紫甘蓝等，又何必要靠小药丸来美容呢？

胶原蛋白（Collagen）：

最有煽动力的成分莫过于胶原蛋白，因为大家都知道人上了年纪，皮肤里的胶原蛋白会逐渐流失，导致肌肤失去弹性，出现皱纹。于是很多品牌都推出含胶原蛋白的产品，听起来就很吸引人，但是涂抹胶原蛋白是否就能挽回青春？其实胶原蛋白分子较大，同样难以渗透被吸收利用，充其量是上佳的保湿成分。即使现在某些品牌号称研发出小分子胶原蛋白，或者所谓弹性蛋白质，能穿透皮肤，但也并没有研究证实就能增加皮肤的弹性。不过这类产品并非毫无意义，它们除了为皮肤保湿，用在创面手术后还能有效促进伤口愈合。

而真正要增加弹性，就需要刺激皮肤自身合成胶原蛋白，比如，用果酸产品，或者微针美容之类的微创疗法。同时要配合食补，多摄入胶原蛋白和氨基酸丰富的食物，如燕窝、银耳等，在之后的章节中会详细谈到。

胜肽和生长因子（Peptide & Grwoth Factor）：

这两年高科技美容产品盛行，"胜肽"这个成分常出现在贵妇级天价保养品里，宣称能解决多种皮肤问题，有回春的作用。其实胜肽指的是氨基酸的链接，我们常听说抗衰老的五胜肽和六胜肽，就是分别含有五个和六个氨基酸。随着科技的发达，已经可以经过人工合成的方式制造出与人体内本身的胜肽完全相同的成分，达到刺激细胞再生的作用。但是目前胜肽的运用还在试水阶段，因为高昂的研发费用成本居高不下，真正含有胜肽成分的护肤品都价格不菲。

生长因子则是多胜肽的一种，能刺激细胞分裂，尤其用在手术后帮助伤口愈合，有效修复创面。理论上来说，添加在保养品里也应该会有刺激胶原蛋白再生、回复皮肤弹性的作用，但生长因子分子较大，用涂抹的方式很难发挥作用。而就算用微针导入法等攻克吸收难关，因为多数生长因子半衰期只有几小时，可能当下导入效果立竿见影，却无法维持，一定要持续使用才行。无论如何，高科技成分是未来发展的大趋势，只要能研发出完善的释放系统，来延长生长因子的作用时间，也许我们就真的回春有望了。

要做精明的消费者，不但要了解成分的功用，还要学会看清成分表的奥妙。一般护肤品成分表都是按照含量从高到低的顺序来排列的，所以，排第一位的通常是水。有效成分排列越靠前，则说明成分含量越高。比如，某款BB霜宣称添加珍贵鱼子酱精华，有抗衰老作用，结果鱼子酱在成分表上赫然排在最后一位。这倒并非说明这个产品不好用，实际上还是我非常爱用的BB霜。只是说我们在追求性价比的时候，是为实际功效买单，不是为看似昂贵的成分花钱。

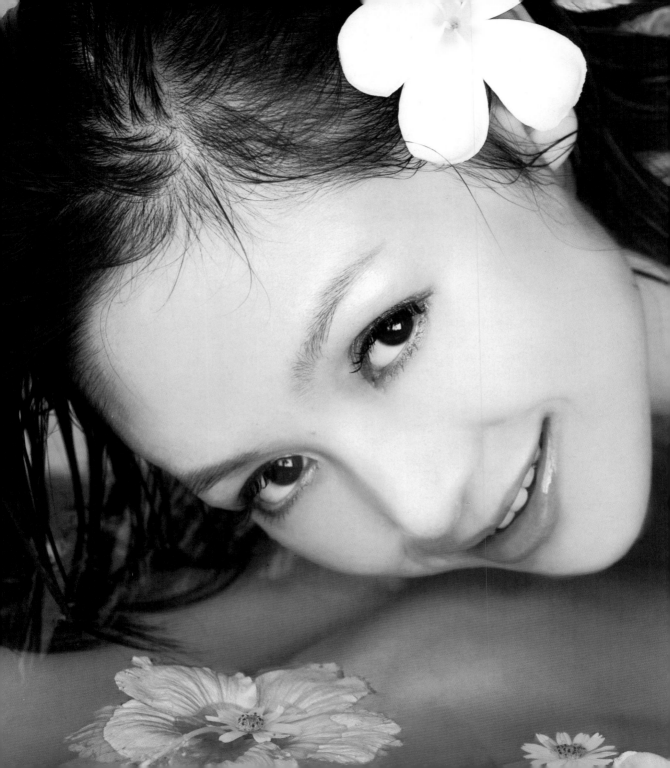

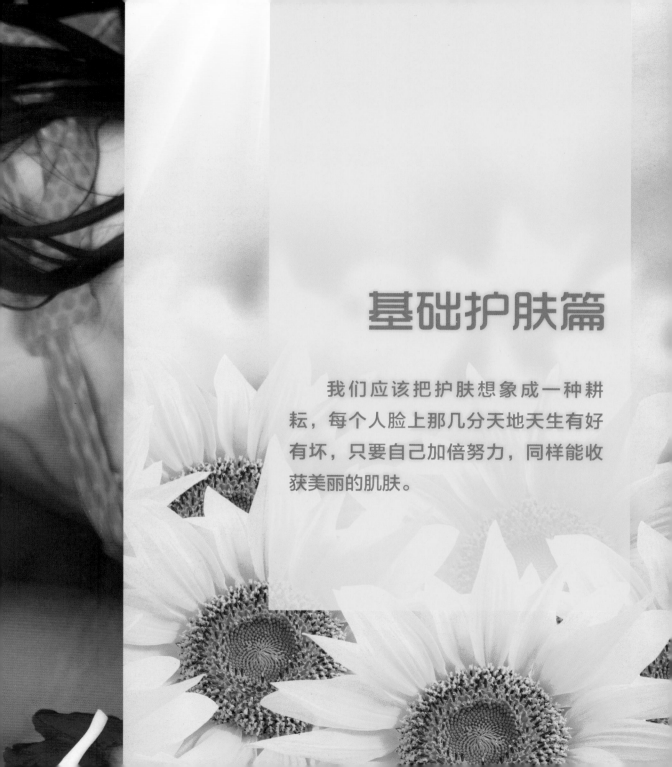

基础护肤篇

我们应该把护肤想象成一种耕耘，每个人脸上那几分天地天生有好有坏，只要自己加倍努力，同样能收获美丽的肌肤。

打造健康光滑皮肤第一步——清洁

无论什么年龄，哪类肤质，即使最不爱护肤的人也要每天做到三个基本步骤：清洁—保湿—防晒，只有在这个基础上才能再针对皮肤的特殊状况——痘痘、出油、敏感、皱纹等做专门护理。

先来说说清洁，这可是打造健康光滑皮肤的第一步，很多人有粉刺痘痘、毛孔粗大等问题就是因为脸没洗干净，或者洗得太干净。其实洗脸大有学问，早晚应该选择不同的产品和方法来进行清洁。

●●●早晨洗脸不马虎

早上起来护肤的第一步当然是洗脸，不过据我观察，没有几个人洗脸的方式是正确的。正确的洗脸方式有几个要点：

1. 洗脸水不能过热或过冷，以免过度刺激造成过敏或者出油。春夏秋三季都可以直接用常温的自来水洗脸，冬天在很冷的地区应该用微温的水来洗，洗完后用冷水过一下能有效促进脸部血液循环，帮助收缩毛孔，保持皮肤弹性。

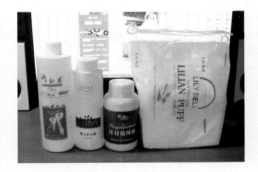

2. 洗完不要用毛巾擦脸。一方面，有些毛巾的纤维可能会过粗磨伤皮肤，另一方面，毛巾如果不经常清洗，上面会积累很多细菌，造成长痘痘或者过敏。市面上有些洗脸的海绵等工具就更是细菌的快乐大本营，根本不能用。记得某美容节目上一位皮肤科医生很坦率地说：你用这些东西没关系，用了就会成为我的病人。所以我一直用化妆棉来擦干脸上的水分，图上这包网络畅销的SUZURAN化妆棉就是好选择，10元左右就有222片，用起来不心疼。其实还是觉得用了就丢掉有点浪费，所以棉片擦干脸之后我都会用它清洁洗手台后再丢掉，充分利用。结果有个小朋友来我家，上完洗手间居然感叹为什么洗手台这么干净，让我忍俊不禁。即使不用这个牌子，大家注意在选择化妆棉时一定要挑纯棉的，市面上有些牌子是用纸做的，纤维比较粗，容易磨伤幼嫩的皮肤。

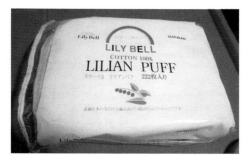

　　3.很多护肤专家都建议早上不要用泡沫类的产品洗脸，同样是为了避免过度清洁。我们的皮肤在晚上睡觉的时候会自然分泌一些油脂来维持水油平衡，早上的清洁主要是为了洗掉沾染的灰尘，而不要破坏自己皮肤的天然防御系统，所以我长期以来都是用花水洗脸的。方法是：先用自来水洗一次，用棉片擦干，再取一片化妆棉沾满花水全脸擦一次。我选择的薰衣草、洋柑橘和黄瓜水这些本来就有清洁和收敛作用的化妆水，很多人觉得没有泡沫就洗不干净只是心理作用而已，一定要克服这个迷思。

常用花水功能一览表

玫瑰花水：玫瑰水具有美白、抗菌、调理皮肤的功效，能够收缩微血管，对于抗皱、消肿也有不错的效果。可以当做化妆水喷在皮肤和头发上，特别适合成熟、干燥、硬化或敏感的肌肤。也可以用化妆棉沾满玫瑰水敷在眼睛上，能够让眼睛变得更明亮。

橙花花水：橙花水闻起来其实有点像茉莉，能增强细胞活力，刺激细胞再生，增加皮肤弹性，起到抗衰老的作用。其收敛作用优于玫瑰花水，能控油收缩毛孔，也适合油性皮肤使用。橙花水价钱不菲，用化妆棉来湿敷才能发挥最佳效果。

洋甘菊花水：洋甘菊主要功效是镇定皮肤、消除紧张和皮肤敏感性、消肿抗发炎和收缩微血管。对于

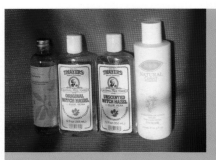

偏薄的敏感皮肤，洋甘菊花水能帮助重建肌肤自身的防御功能，强化皮肤组织。对于易长粉刺的肌肤则有收敛净化之功效，适合用来作为日常清洁。洋甘菊花水还能用于眼部保养，用化妆棉沾满之后敷眼睛可消除浮肿的作用，减轻因为疲劳和睡眠不足造成的黑眼圈，夏天从冰箱里拿出来用效果更好。不过洋甘菊花水的味道并不好闻，完全不是菊花的芳香，要有心理准备。

薰衣草花水：薰衣草花水是温和的天然收敛剂，有抗菌消炎的作用，能够调节皮肤油脂分泌。适合油性和痘痘肌肤使用，用来洗脸最合适。

金缕梅花水：金缕梅花水的收敛功能更强，能够收缩毛孔、抗菌和调理皮脂，适合油性皮肤作为清洁型化妆水使用，也可以在局部毛孔粗大和长痘痘的部位进行湿敷。金缕梅还具有止汗功效，可以添加在洗发水里，调理头皮异常出油，减少头屑产生。男生则可以用来当须后水，因为金缕梅的收敛作用有助于止血，淡淡的清香也有助于提升男性的魅力哦！

如果你属于超级油性痘皮肤，觉得光用水洗不干净，或者正处于过敏期间，贝德玛BIODERMA粉水、蓝水就是你最好的选择。我通常对护肤品忠诚度不大，热衷试用新玩意儿，但遇到特别好的绝对拥护到底，这两瓶就是洗脸台上常年必备的心水之选。

爱家不止我一人，这瓶粉水在各国美容杂志的护肤品大赏排行榜上长期占据高位，也得到很多专业化妆师的推荐。它是针对偏干性和敏感性的皮肤，质地无色无味，感觉就是瓶普通的水，却是集洁面、卸妆、化妆水和保湿乳液功能于一身的全效产品，蓝心湄就常在《女人我最大》上宣称晚上喝醉回家只用粉水擦脸就直接睡觉。

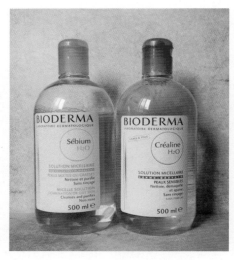

法国贝德玛净妍卸妆水（蓝）、舒妍卸妆水（粉）
参考价：500ML/RMB120元左右

要配得上神仙好水，化妆棉自然也要升级换代。这一款是日本生产的LILY BELL系列中专门用来清洁的，屈臣氏有卖。它的特点是很薄很大一张，不会浪费宝贵的神仙水。我通常把一张撕成两半用，一面擦了再翻过来用，晚上卸眼妆也使用它。

用粉水洗脸的时候，早上可以只用化妆棉沾满擦一次就好，但晚上卸妆则至少要用三张化妆棉浸湿双面轮流擦，直到擦不出任何彩妆痕迹，用量千万不能省。擦完之后虽然理论上来说可以不用清洗，为了保险起见我还是会再

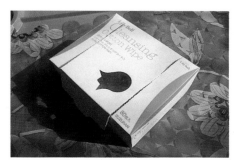

日本LILY BELL卸妆棉
参考价：80枚/RMB15元左右

用清水冲一次，再用棉片擦干进行下一步保养。两年多来我几乎天天用这款水进行清洁，皮肤状况维持得很好，即使在敏感发红时期也能安心使用。旅行的时候分装在小瓶子里随身携带可以随时清洁，非常方便。听说欧美的模特喜欢装在喷雾瓶里随身携带，卸装后随时喷在被浓妆摧残的脸上镇定皮肤。甚至还在杂志上看到介绍说可以用来清洁任何真皮用具，效果好过专用皮革清洁剂。

蓝色这瓶则是偏油性皮肤的恩物，对于出油状况严重的人来说，它则完全可以作为日常护理，我最早买是因为稀里糊涂想当然，以为蓝色就是为特别敏感肤质设计的，买来用了觉得脸颊特别干，才发现是专供油性皮肤使用。花了钱当然不能浪费，我后来自创了一套用它去粉刺、黑头和痘痘的有效方法，在稍后的章节会详细介绍给大家。以下是小队长对蓝水的亲身验证，供大家参考。

首先要大致说明一下他的皮肤："克拉玛依大油田"，曾被数次晒伤脱皮，毛孔大得可以用来插花，三不五时会冒那种又红又肿的大豆豆，还完全不愿意保养。我偶尔兴起想给他敷个面膜，叫得跟杀猪一样；买了男士的洗面奶又嫌麻烦，偶尔洗了一回还要一本正经来跟我报告："你看，我今天洗脸了！"所以这瓶宣称可以卸妆、洗脸、控油、滋润一次完成的产品真是太适合了，加上蓝水是清爽的海洋香型，男人用着也不会嫌味道太娘。

他用过一次就爱上了，因为确实很方便，只需要早晚用棉片沾满轻轻擦拭脸部皮肤，别怕浪费，起码要用两张。擦完之后完全不需要再洗脸，皮肤已经达到了水油平衡，也不会像某些含酒精的控油化妆水那样刺激。大概一个礼拜之后被我发现他偷偷在照镜子，还得意地

跑来问自己皮肤有没有变好。我仔细一看，那些千年大毛孔居然很明显地变小了，而且皮肤看起来细致多了，也不像以往看起来那么油，我甚至觉得他白了一点点。这当然不是说蓝水有美白作用，只是去掉了那些千年老油脂的暗黄沉淀，皮肤自然会呈现出健康的光泽。

现在市面上很多品牌都推出了水状清洁产品，大家需要注意的是，有些添加了过量的界面活性剂不适合长时间停留在皮肤上。要判断卸妆水是否温和无刺激，只要拿起瓶子摇一摇，摇出的泡沫如果挤出来很快消失就代表可以放心使用，如果泡沫长时间屹立不倒则是含有大量界面活性剂。这样的产品不能停留在皮肤上，用完之后要用清水冲干净才行。

另外还可以闻闻看，如果有明显的酒精味，对极油性皮肤可能会有收敛作用，但敏感皮肤最好避免。

●●●晚上卸妆要彻底——一旦化妆，卸妆部分就绝不可偷懒。

不管有没有化妆，只要白天擦了防晒隔离类的产品，晚上回家一定要彻底卸妆解除皮肤的负担。民间最流行的卸妆产品是各类卸妆油，我自己尝试过各种口碑品牌，最后还是放弃了。

原因之一是卸妆油遇水乳化时会有一层蒙在眼睛里的感觉，雾雾的很不舒服。而且通常用水洗过之后感觉脸上还是滑滑的，不干净，要用洗面奶进行二次清洁，在很多护肤专家眼里会造成过度清洁，破坏皮肤水油平衡。最糟糕的是，不管风评再好的卸妆油，我用了一段时间之后鼻翼都会长讨厌的粉刺。一开始并没意识到是卸妆油的原因，直到后来用了粉水、蓝水组合，现在再也不长粉刺，鼻头光滑细嫩，才意识到是油状产品不适合我。当然卸妆油还是有它的优点，一样米养百样人，适合自己就是最好的。

我在早期摸索阶段还尝试过各种卸妆凝露、卸妆乳霜等产品，大浪淘沙之后留下来长期占据洗脸台宝座的还是贝德玛粉水、蓝水，不管什么肤质都能照顾到。极干性和敏感性可以光用粉水，极油性只用蓝水，混合肤质的人则该两瓶都买。

像我平时晚上卸妆就先用粉水擦全脸三遍，冲干净之后用化妆棉擦干水分，再用另一面沾蓝水擦T字部位，尤其是鼻翼两侧容易出油长粉刺的部位，方便快捷又无比干净。

用泡沫类产品来洗脸的观念还是根深蒂固，仍有很多朋友认为只有泡沫才能深层清洁皮肤。尤其最近网上盛传一位五十多岁的日本护肤达人在韩国综艺节目上示范的"婴儿肌洗脸法"（感兴趣的可以上各大视频网站搜索），宣称每天用泡沫洗脸三分钟能洗出婴儿般的幼嫩皮肤。不少人推荐给我看，看完感受如下：

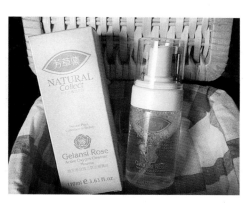

芳草集格兰斯玫瑰活氧洁颜慕丝
参考价：110ML/RMB35元左右

1. 这位资深美女的皮肤绝对不是光靠洗脸洗出来的，洗脸只是起个清洁作用，如果不配合保湿、防晒和适度按摩，洗得越干净皮肤会越干燥，乃至内干外油。

2. 她说的要洗三分钟不是适合每个人的，像我这种敏感肤质，用泡沫洁面产品洗一分钟以上就会出现不适了，严重的时候会马上发红发痒。

3. 她提倡的洗脸要用充分泡沫，用力道最小的无名指来打圈洗脸，动作要轻柔，过程中要面带笑容，这些都是很有道理的，尤其是最后一条，但说来容易却很难做到。我发现自己讲话的时候很爱笑，平时的表情却多是嘴角向下的，看起来就不高兴，长此以往面部肌肉还容易下垂。这位达人一出场就带着灿烂的笑容，洗脸的时候也笑盈盈的，仿佛在做一件很快活的事，让旁人看着也觉得愉悦。

总之只要不是正在过敏的皮肤，喜欢泡沫就用它洗脸吧！挑选泡沫产品时要注意以下几点：

1. 常有人请我推荐有美白或抗衰老功能的洗面奶，其实也是一种认知的误区。不管成分再昂贵再高档的洗面奶，最多也就在脸上停留几分钟就要被彻底冲干净，什么成分都来不及发挥作用。如果真有什么洗面奶洗过马上能变白，那可真要提高警惕，多半含有伤害皮肤的化学物质。洗面奶的作用就是单纯的清洁，不具有保养作用。

2. 不要直接把洗面奶涂在脸上，要事先充分起泡。一般的洗面奶最好先在打泡网或打泡球上搓出泡沫再涂抹于全脸，但用完之后在潮湿的环境中又很容易滋生细菌甚至发霉，所以比较起来更喜欢自动按压起泡的产品，使用起来也更方便。

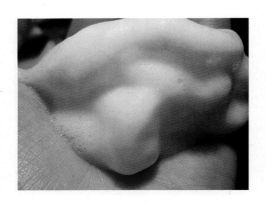

芳草集这款洁面慕丝，按出来的泡沫绵密细腻，而且有纯正的玫瑰香。这款宣称有格兰斯玫瑰精油、氨基酸洁颜因子、保湿的玻尿酸、抗衰老的Q10、抑制黑色素的甘草萃取……其实还是那句话，洗脸就是洗脸，千万别相信广告上说的洗脸就能变白变年轻之类。一个优秀的洁面产品只要做到有力清洁，同时性质温和不伤皮肤就对了。这款洗完就很舒服，脸上润润的不紧绷。

JUJU这款也超好用，挤出来的泡沫更加紧致绵密，而且保湿度很好，多按摩一阵也不会觉得干，洗完感觉很干净却又滋润，也是价廉物美的好选择。

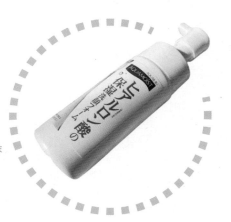

日本JUJU玻尿酸保湿洁面泡沫
参考价：140G/RMB60元左右

●●●午睡前需要洗脸吗?

很多朋友在夏天有午睡的习惯，疑问也就随之而来：午睡前需要洗脸吗？应该如何洗？

的确夏天炎热容易出汗出油，沾了一脸的灰尘混合着防晒霜、粉底之类，不洗脸就睡觉感觉很不好。但很多人又画了眼妆，不能像晚上那样彻底卸妆，最好还是用粉水来清洁。棉片沾粉水把底妆擦干净之后，可以再取一片沾清洁型化妆水抹一次，之后擦个保湿乳液就可以睡觉了。睡醒起来如果觉得油，用纸巾印一下再直接补擦防晒霜就可以出门。

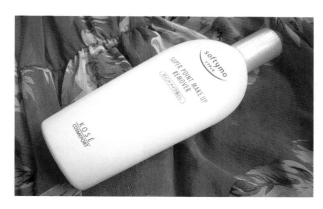

日本KOSE SOFTYMO胶原蛋白眼唇卸妆液
参考价：230ML/RMB65元左右
　　　　120ML/RMB35元左右

●●●卸眼妆

　　大家都知道眼部皮肤是最脆弱的，如果画了眼部彩妆，则一定要在用粉水、蓝水之前先用专门的眼唇卸妆液来卸除。上图产品日本权威的COSME彩妆大赏便宜、大碗又超好用，曾连续几年被评为眼唇卸妆组第一名，在香港地区SASA卖到断货，现在除了亲自去日本就只能在网络上通过代购买到，我的保养品柜里长期囤着几瓶。

　　那么它好在哪里呢？市面上多数眼唇卸装液是水油分离式的，摇匀了再用的那种。试过N个牌子，始终会有油跑进眼睛里，睁开眼一片模糊很不舒服，而且很多还卸不干净。CHANEL跟PAUL&JOE家的倒是好用，可是价钱对于这种迅速被消耗产品来说太不温柔。KOSE这款质感就跟上述两个牌子一样，是很稀的半透明露状，质地温和完全不刺激眼睛，却勇猛到连史上最难卸的KATE防水眼线笔都能轻松卸掉，让我怎能不爱它？

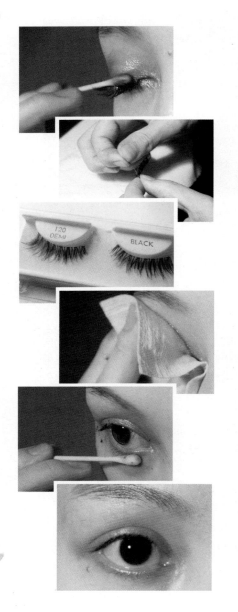

●●●手法

◎ 首先用棉签蘸取充足的眼唇卸妆液，轻轻擦拭睫毛根部，滚动着多擦几次，直到胶水融化，注意尽量不要碰到睫毛。这时候轻轻用手把假睫毛撕下来，就不会拉扯眼部皮肤。

◎ 在纸巾上把沾到的卸妆液印干，然后用手把根部的胶水撕下来，彻底清理干净（注意：一般的手工假睫毛可以用水泡，但用真毛制作的沾水就会变形，千万不要沾水！）。

◎ 取下来的睫毛装进盒子里好好保存，我这副用了5次以上，状态仍维持得非常好。

◎ 这时候再来卸眼妆，像我的眼妆比较浓，睫毛膏、眼线、眼影一个不少，最快捷的方式就是用薄型化妆棉沾卸妆液，在眼部轻轻捂一下，多数颜色就被沾下来了（没有戴假睫毛的话可以直接进行这个步骤）。

◎ 睫毛之间的残留彩妆应该再次用棉签蘸卸妆液，细心擦干净，动作一定要轻柔。

◎ 基本卸干净的眼睛，这时候就可以用贝德玛粉水或洗面奶进行全脸卸妆了。其实整个过程并不复杂，就是操作起来真是麻烦，所以我都是非必要时尽量不化妆。但是一旦化妆，卸妆部分就绝不可偷懒，因为色素残留对皮肤的伤害非常大。

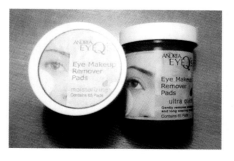

美国ANDREA眼部卸妆棉
ANDREA EYE MAKEUP REMOVER PADS
参考价：65片/RMB40元左右

另外一个会让我反复购买的眼唇卸妆品就是这个，分为滋润型和快速卸妆型，一盒65片，小小的很适合旅行时携带。我爱用滋润型的，清洁力很强也不刺激眼睛，两片就可以把一只化全妆的眼睛卸得干干净净，还可以对折起来，用边角的部分擦掉睫毛根部的残留。出远门不想带太多瓶瓶罐罐，一盒就能搞定。

 # 剥开蛋壳见蛋清——定期去角质

除了每天的基本清洁，定期去角质也是必不可少的，不然脸上长期堆积了厚厚的角质层，不但看起来暗哑无光泽，也让后续的保养品难以吸收，无法发挥功效。

去角质的频率也因人而异，一般偏油性皮肤每周2～3次，偏干性皮肤每周一次就够了。注意含有果酸的产品本身就有去角质的功效，如果平时常用果酸面霜或含果酸的化妆水，就不需要另外去角质了，免得皮肤太薄容易敏感。

常见的去角质产品有颗粒型、凝胶状和酵素型，哪种比较好呢？

●●●颗粒磨砂型

用物理方式，以颗粒来磨走老废的角质。这种适合混合以及油性皮肤使用，皮肤太薄或者敏感的人则要尽量避免。就算皮肤比较厚，用的时候动作也一定要轻柔，湿润脸颊后用打圈的方式轻轻按摩，在额头、T字部位和鼻翼两侧等死皮容易堆积的部位稍微多按两下。整个过程不要太长，按摩一分钟左右就可以用清水洗干净。

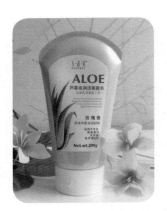

此类产品成分五花八门，颗粒包括盐、糖、磨细的各种果仁等，有些甚至号称加入钻石粉末。其实去角质跟洗脸一样，产品不会在脸上停留太久，而且要冲洗干净，不必追求保养效果选择昂贵的产品，只要尽量挑选性质温和、颗粒细腻的就好了。

◁ 推荐这款塞维芦荟滋润洁面盐乳，含有60%的芦荟，磨砂盐颗粒很细腻，整体玫瑰味道非常香浓，泡沫也很丰富。我一般很少用磨砂类的产品，但用这款轻轻磨过之后，脸上仿佛有一层滋润膜，摸起来非常光洁。它相当便宜容量又大，脸上不能经常用，就豪爽地拿它来洗澡，不但可以去掉身上的死皮还全身滑溜溜、香喷喷的。

塞维芦荟滋润洁面盐乳（玫瑰香）
参考价：200G/RMB12元左右

●●●去死皮凝胶

第一次接触这种产品时觉得好神奇，看似透明的胶状在脸上搓啊搓，搓出很多屑屑，以为就是把死皮搓出来了。这种凝胶都说对皮肤很温和，适合干性和敏感皮肤使用，让我沉迷了好一段时间。直到读了张丽卿老师的书才恍然大悟：用这种东西搓出来的非但不是死皮，还可能对皮肤有伤害。

根据化妆品配方权威张老师的说法，所谓的去死皮凝胶不过是高分子胶加上阳离子型界面活性剂。因为胶体带阴电性，碰到阳离子就会产生沉淀，也就是我们搓出来的屑屑。如果觉得化学术语难以理解，只需把家里洗衣服用的柔顺剂加上任何保湿凝胶来搓搓看，一样可以搓出屑屑。另一种做法是在高分子胶中添加酒精，在皮肤上揉搓的时候酒精带着水分很快挥发，胶干燥变成了屑屑，让大家误以为是角质。无法去角质也就算了，更严重的是，此类产品通常酸度过大，或者添加过量酒精，对皮肤非常刺激，劝大家还是少用为妙。

●●●酵素去死皮膏

有些产品标榜添加酵素，能溶解多余的角质层达到去死皮的效果。这一类产品我目前还没尝试过，感兴趣的同学可以参考以下原则：酵素不能在偏碱的环境下发挥功效，而且要跟皮肤接触时间够长才有效。也就是说，选择酵素去死皮产品时注意不要选洗面奶，因为洁面产品多少都是偏碱性的，最好选择涂一段时间后洗掉的膏状产品。

●●●DIY去死皮

皮肤敏感又薄的同学，需要格外温柔的对待，其实每个人的厨房里就藏着上好的磨砂素材。我在泰国做SPA时体验了一种芝麻疗程（Sesame Treatment），就是用磨碎的芝麻混合各种天然原料来为全身做磨砂，做的过程香气扑鼻，做完之后全身滑溜溜、香喷喷的。芝麻浑身是宝，内服好外用宜佳，因为本身含油脂，敏感皮肤用来去角质也不会造成干燥不适。正好厨房里常年备有为养头发每天吃的芝麻糊，回家自己马上动手试试。

别看这小小的芝麻糊，可是我自己精心调配的。超市那种包装精美的芝麻糊我是从来不买的。有天在菜市场买菜，发现一个小铺子专卖芝麻制品，有麻油、芝麻酱等，最难得的是芝麻粉居然是现杵的。买好一袋炒好的芝麻，老板娘"湖南大婶"就会拿出铁杵在盅里慢慢捣碎，香浓的味道散发在空气中，让人站在凌乱的菜市场里都有种幸福的感觉。这样纯手工天然的东西，绝对是超市里机器研磨的产品无法比拟的。生活中真是处处充满神奇，很多时候并不需要花大钱就能买到真正的好东西，就看你有没有发现美的眼睛和心灵。

要更豪华一点，再加些自己用豆浆机做豆浆后剩下的豆渣，打得细细茸茸的，混合芝麻粉调成糊状。豆渣里面含大豆异黄酮和丰富的蛋白质，用来敷脸会有美白效果。没有豆渣也可以加一些蜂蜜来调和芝麻糊，有很好的滋润作用。

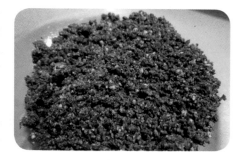

这个过程最好在洗澡时进行，温水冲脸之后把调好的芝麻糊抹在脸上，轻轻按摩，强调额头、鼻翼两侧和下巴等角质容易堆积的部位，脸颊轻轻带过，注意避开眼周部位，稍微按摩几分钟后彻底冲干净。第一次尝试的时候也许是太久没去角质了，洗完澡出来照镜子，居然发现脸上皮肤白了一两度，而且很有光泽！看来那堆老皮堆积太久了，铲除得很好！去完死皮再敷水膜就事半功倍了，皮肤简直焕然一新！

大家还可以因地制宜，用其他的食材来进行磨砂。比如偏干的皮肤除了用芝麻粉，还可以用红糖粉来做。而偏油的皮肤则可以用有美白控油效果的绿豆粉、薏仁粉等来进行，注意不要买磨得太细的，不然会直接融化了。

民间有种传说，用盐来磨砂洗脸能保持皮肤健康，要谨慎为之。我小时候就是听了妈妈的话用盐水洗脸，结果造成大面积过敏。还是那句老话："甲之蜜糖乙之砒霜（One man's treasure is another man's trash）"。妈妈当时是油性皮肤，又比较厚，用了盐觉得很舒服，而对我的敏感薄皮来说，盐简直就是致命的打击。

这本书对于我的意义，除了跟大家分享一些护肤美容的心得以外，更重要的是告诉同学们变美丽的过程跟所有的事情一样，是个学习的过程。在这个过程中，我们一方面要吸收别人的经验，一方面更要自己动脑分析、探索求证，不可照单全收，才能找出最适合自己的一套体系。我自己相信：It's never too late to start, it's never too old to learn，不管在哪个领域都一样。为写这本书我查阅了很多资料，也更正了之前的一些想法，在这个信息爆炸的年代，信息也许来得太容易，但真正的知识是要经过自己消化、吸收、实践过的，才是不变的真理。

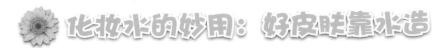

化妆水的妙用：好皮肤靠水造

从此义无反顾地爱上棉片敷脸

小提示：
　　化妆水的功效是什么？到底有没有用？这是护肤界一直热议的话题。传统的观念提倡护肤三部曲，就是所谓洗脸一拍化妆水一擦面霜，到底有必要这么做吗？
　　根据皮肤科医生的说法，只要洗脸之后不彻底擦干，角质层自然含有水分，这时候直接擦面霜就可以，不需要另外擦一层化妆水。这不无道理，但根据我个人的体会，化妆水是有必要的，只是要搞懂功能和用法。

●●●化妆水主要分两类：

　　清洁功能。主要是各类花水纯露，加上夏天用的含轻微水杨酸或酒精等控油成分的化妆水。这类用在洗脸之后，不用拍的手法，而是用化妆棉蘸取擦拭全脸。因为心理作用总怕脸没洗干净，或者洁面产品残留，擦过一次后看见化妆棉完全干净才能放心。擦完之后直接上精华或者面霜、眼霜等后续保养品就可以了。

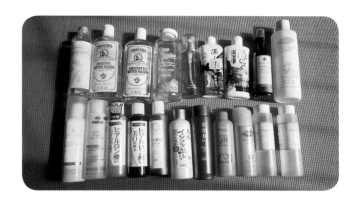

高机能型化妆水。就是添加了各类功效的成分，让化妆水跳脱了以往单纯保湿的框框，近年来被各界达人所推崇。这种化妆水最好就是用来湿敷，每天都可以做，也是我这两年保持皮肤状况稳定的法宝。

工欲善其事，必先利其器，我们先来分析一下敷化妆水的工具。

相信很多人第一个想起的就是压缩型纸膜，这两年市面上的纸膜多如繁星，价位也各有千秋，有些便宜到令人想呐喊。可我最后经过多方实验分析比较还是选择了贵一点但实在好用的水敷容，是KOSE长期的热卖商品，因为设计出来是配合它家昂贵的雪肌精使用的。我试过的纸膜通常有质地过厚和裁剪不适合脸形的毛病，用起来很不舒服也浪费化妆水。水敷容就没有这些问题，因为材质非常薄所以很省水，尤其适合用来敷比较贵的化妆水。泡开之后敷在脸上是半透明的，而且完全贴合东方人的脸型。而表面的网状压纹，能更好地促进营养的吸收。有同学反映用它敷完之后脸上会压出网纹，我也有遇到过这种情况，不过很快就会消失了，问题不大。

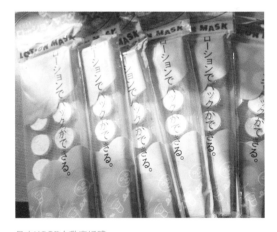

日本KOSE水敷容纸膜
参考价：14粒/RMB20元左右

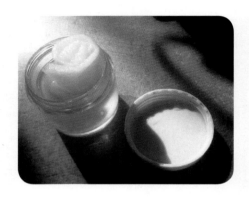

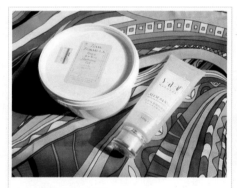

左：英国BF海藻芦荟胶
BASE FORMULA ALOE VERA & SEAWEED GEL
参考价：500ML/RMB95元左右

右：赛维芦荟保湿凝胶面膜
参考价：145ML/RMB45元左右

泡纸膜最好的帮手就是小泡瓶，网上很多化妆品店都找得到，价廉物美。先把干的压缩纸膜放进去，倒入高机能化妆水直到它"站"起来，就是要让纸膜达到完全饱和，敷的时候会滴下来的状态。通常都在洗澡之后毛孔张开时敷。有时间的话至少敷个半小时，但一定要注意不能让面膜干掉，不然会倒吸脸上的水分。

要让水膜发挥最大功效，则可以在上面加一层芦荟胶。芦荟胶应该是每家常备用品，夏天可以用来镇定晒伤的皮肤，有烧伤、烫伤也能帮助缓解。不过要特别说明一点，芦荟在一般人的认知中是有缓解过敏功效的，以为过敏就该马上敷芦荟胶、芦荟水。经过长期的惨痛经验和群众意见反馈，终于发现很多人，包括我自己都是对芦荟过敏的，在敏感期间用了反而会恶化。所以一般不会把纯芦荟的东西直接用在脸上，但用来涂在水膜外面则完全没问题。这个原理就是把水膜封起来，让水分不会蒸发，而且压得更服帖，有效成分更容易在皮肤上发挥功效。

所以芦荟胶完全不用买贵的，网上流行的BF海藻芦荟胶，或者国产的赛维等品牌都是价廉物美的好选择。如果不想专门买芦荟胶，也可以利用家里的各类凝胶状面膜，甚至用不完的厚重面霜来代替，只要能起到封锁水分的作用就行了。涂上之后可以边上网边敷，敷完不用清洗，直接拍干擦上面霜和眼霜就可以。如果敷的时候有水滴下来，就顺便抹在脖子上保养一下，一滴都不浪费。敷下来的结果就是皮肤状态很稳定，别看"稳定"这么保守的字眼，皮肤能保持不长痘、不过敏、不脱皮、不出任何意外状况，其实就是最大的保养。

提醒大家，这种压缩纸膜是一次性的，不能重复使用。讲这个也许很多余，我也从没想过有人会如此环保。直到几年前有次借宿朋友家，她也是水敷容的爱用者，家里晒衣杆上竟然晾着两片用过的水敷容！她边敷脸边跟我得意得介绍，这样晾干后重复使用就能大大降低成本，我当时心里充满了问号和惊叹号不知该如何说服她。一别就是好久，后来通电话，她抱怨皮肤状况很糟，满脸长痘痘又红肿，怎么也治不好。我终于忍不住告诉她不要再循环使用纸膜了，敷过的面膜沾染到很多细菌，下次再用不就等于往脸上敷细菌吗？我们是要做精明消费者，但不能精明过了头，算计了自己啊！

迷恋了好一段时间水敷容，以为不会有更好用的东西，谁知一山更有一山高。最早是在日本版的VIVI上，看到资深护肤达人佐伯千津老师介绍"化妆棉敷脸法"。佐伯老师已经60多岁，皮肤状态保持在最多40多岁的样子，被称为"美容圣母"，生于1943年，1967年进入法国娇兰，之后赴美深造，1988年出任DIOR国际培训经理，退休后她凭借几十年的丰富经验在日本银座开设了顶级美容沙龙，自己也担任美容师。难得的是，在她的书中却号召大家不用去美容院，只要自己动手就能变美丽，并提出了很多革命性的观点，例如，"不要再洗脸了！" "油性卸妆用品让皮肤变得很脏！" "肌肤也会肥胖，需要断食" "如果你想变得更漂亮，不是钱的问题，而是要动脑子"，我真想"无耻"地说声"英雄所见略同"，哈哈。

▶ 这两年佐伯老师经常出现在日本版的VIVI和其他美容杂志上，大力推荐化妆水面膜，是非常简单有效的美容方法。她还出了自己的专用化妆棉，就是一片可以撕成好几层那种，是比传统压缩纸膜更有效的工具。佐伯老师的化妆棉比较贵，而我找到了价廉物美的代替品，就是这个无印良品（MUJI）的化妆棉。无印良品可谓平价高品质的象征，尤其推崇back to basics，无添加的自然美。这款化妆棉没有经过化学漂白处理，颜色有点黄黄的，还有小黑点，卖相不那么漂亮却让人觉得安心。这个在MUJI专柜和淘宝代购都能买到，有90mm×70mm和60mm×50mm两种规格。两种我都买过，大尺寸标榜专门用来敷脸，但我觉得吸水太厉害，一般都用小尺寸的。

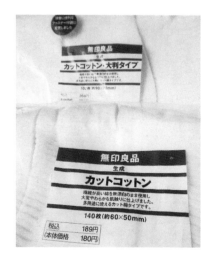

日本MUJI无印良品无漂白化妆棉
参考价：140片/港币18元

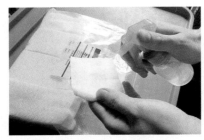

先把化妆水倒上去，直到饱和的状态。因为棉片吸水量大，佐伯老师建议先用矿泉水浸湿，再倒化妆水。个人觉得这样多少会稀释化妆水的功效，而且我用的水反正都是便宜又大碗的，就没有添加矿泉水。

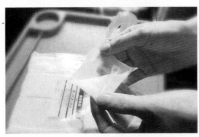

然后有趣的事情开始了，化妆棉浸湿后可以撕成一片一片的。我早期不太会用只能撕出三层，现在熟练了撕个四五层没问题。

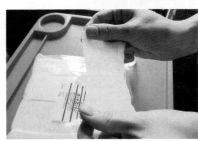

撕开之后把每一层横向拉开，这时纯棉的柔韧度就体现出来了，拉开之后能紧紧贴在皮肤上，而且不会像水敷容那样在皮肤上压出印子。

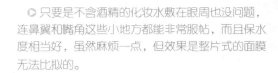

只要是不含酒精的化妆水敷在眼周也没问题，连鼻翼和嘴角这些小地方都能非常服帖，而且保水度相当好，虽然麻烦一点，但效果是整片式的面膜无法比拟的。

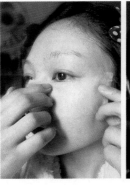
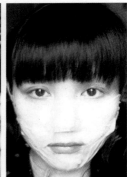

如果天气寒冷或环境太干燥，可以用透明浴帽戳个供呼吸的洞，然后整个套在脸上，不但防止水分蒸发，还因为呼吸有热度而起到保温作用。最少可以敷15分钟，我有时间的话就会敷半小时左右，敷完后拿下来的化妆棉还是湿湿的，这时候轻轻把脸上的水拍一下，擦上乳液和眼霜就大功告成了。每次敷完肤色特别明亮，毛孔也消失不见，别提多开心。剩下的湿化妆棉我会再用来抹脖子，或者夏天用来敷膝盖，给这些平常容易被忽略的部位也顺便保养。

从此义无反顾地爱上棉片敷脸，只要感觉脸上有红痒的过敏征兆，或者皮肤比较干的时候都会敷。只要选对化妆水，任何肤质都该经常敷脸：偏干性皮肤在妆前敷脸能软化皮肤补充水分，容易上妆；偏油性皮肤敷脸可以调节水油平衡，减少出油量，缩小毛孔。

水敷容压缩纸膜 VS. MUJI化妆棉

	价格	省水度	服帖度	方便度
水敷容	专柜价30元，网购价15~20元。一包14粒，每次用一粒	非常省水，适合用来敷金贵的高价位化妆水	比一般纸膜服帖，但质感还是有点硬，而且会在脸上压出印子	用起来比较方便，能很快泡开，适合赶时间怕麻烦的人
MUJI	专柜价18元港币，网购价差不多。一包140片，一次用两片 （胜！）	比较费水，但亲肤效果更好，持久度也更长，适合用来大敷特敷平价化妆水	超级柔软服帖，能照顾到鼻翼眼周这些细致部位 （又胜！）	有人抱怨撕来撕去很麻烦，我却觉得是种乐趣，让护肤也变成一种游戏

到底应该用纸膜还是化妆棉呢？相信大家看完这个PK表能感受到我个人是偏向MUJI的，自从用了它，家里囤的水敷容都闲置了。如果买不到这个牌子，屈臣氏有几款日本牌子的化妆棉，也是可以撕成几层的，不妨去找找看。

　　我以前脸上也会常乱长东西，尤其鼻翼两侧有很多粉刺，摸上去总是扎手的，脸颊偶尔也会毛孔大爆炸。如果已经出现了这些症状，是有产品和方法可以专门治疗改善的，在稍后章节中会详细谈到。但治好了之后就需要加强日常基础护理，以免再次出现状况，就跟保持身体健康比任由自己生病再打针吃药好一个道理。所以现在几乎每天敷水膜：上妆前敷个五分钟，能保持一整天水润柔嫩不爆皮；卸妆洗脸后也可以敷，慰劳一整天受累的肌肤。

　　我们应该把护肤想象成一种耕耘，每个人脸上那几分天地天生有好有坏，先天贫瘠荒芜的没必要去羡慕那些天分高的。很多朋友对我说"抽烟喝酒熬夜样样来，只用肥皂洗脸，不擦任何护肤品照样吹弹可破、光彩照人"，我也亲眼见过这样的人，羡慕归羡慕，但迷恋那个传说是没结果的，更意识到自己要加倍努力才行。也许我再努力护肤也没办法达到人家天生丽质的效果，但至少对比以前好了很多，不再乱长东西，肤质更加细腻明亮，也就很感恩付出终于有收获了。

●●●敷脸心水推荐

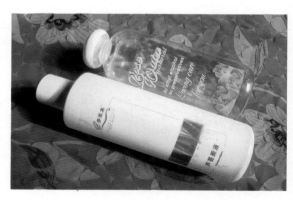

保加利亚医药集团玫瑰花水
参考价：500ML/RMB100元左右
芳草集芦荟原液
参考价：500ML/RMB35元左右

　　这两年用得最多的要数玫瑰水加玫瑰纯露的组合，不知消耗掉多少瓶了。玫瑰真是最女性的一种花朵，也是护肤界的宠儿，有美白补水让身心愉悦的功效。所以每次有人问我：

　　腻腻，我肤色不均匀，晒太阳之后变成了小花脸，咋办呢？
　　——用玫瑰水敷吧。
　　最近天气干燥，风一吹脸上有很多干皮的小屑屑，救救我啊！

——用玫瑰水敷吧。

我想让肤色明亮一些，该用啥呢？

——用玫瑰水敷吧。

　　这样说并不因为玫瑰水是万能的，而是因为肌肤通常干燥、过敏、暗沉，归根结底都是由缺水引起的。而玫瑰水几乎是适合任何肤质使用，长期坚持敷有潜移默化的作用，让皮肤状况更稳定。

　　因为花的品种和萃取方式、浓度等不同，玫瑰纯露价钱差异也很大。我用过一些国产品牌，品种多为平阴玫瑰，味道偏酸。虽然有人说味道酸是因为鞣酸浓度高，美白效果较好，但个人还是觉得敷玫瑰水更是一种芳香疗法，要味道好才能达到身心双重享受。所以比较偏爱千叶玫瑰甜甜的香味，其中性价比最高的就是这瓶保加利亚玫瑰花水。保加利亚是玫瑰的一大产地，据说香奈儿的香水也是从这里取材，品质有保证。而这瓶水出自保加利亚医药集团，包装简朴而美丽，打开瓶子清香扑鼻，而且说明书上专门写了这是可以用来内服的。无论是喝茶的时候，还是在烤甜点的时候，加一点增添芬芳，都能让人神清气爽。

　　除了玫瑰，橙花也是我的最爱，特别适于晒后修复、美白去斑，可治疗粉刺和青春痘，减少油脂分泌、缩小毛孔，增加肌肤活力。建议尽量避免白天使用，因为橙花水具有光敏性，防晒不到家的话反而会引起色斑。我觉得橙花水美白提亮效果很明显，味道也清新，用腻了玫瑰花水也不妨试试看。

　　▷ 最近国产品牌也推出各种纯露，多为进口分装贴牌的。它们通常比原装进口品牌便宜，也比卖家自己分装的卫生放心，不失为平价的好选择。像巴登魔瓶这个系列，我觉得橙花纯露性价比就很高。

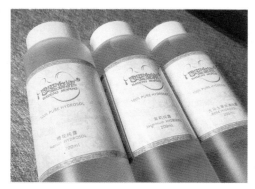

巴登魔瓶橙花纯露 NEROLI HYDROSOL
参考价：200ML/RMB50元左右

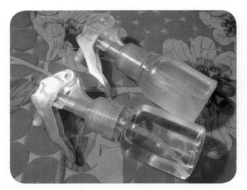

偏油性皮肤可以直接敷花水，而偏干性的可能觉得保湿不足，就可以调和质地浓稠的芦荟原液来增加分量。调配的浓度随个人喜好，我一般是两份玫瑰水加一份芦荟的浓度，先在一个分装小瓶里混合好，用完之后再做新的。这种小瓶子一般美妆店和超市都有卖，我喜欢带喷嘴的那种，用起来更方便。记得买回来之后要先用高浓度的酒精进行消毒，等完全挥发干了以后再进行分装。

除了芦荟原液，还可以选择添加玻尿酸原液。比如我跟风买的丝瓜水，每个"教主"都大力推荐，我却觉得太干，加了玻尿酸以后用来敷脸触感滑滑的，保湿性很好。网上卖的玻尿酸原料分为粉状和1%原液两种，我两种都买过，觉得原液比较好控制，只要以1：10～50的比例加在化妆水中，就可以做成浓稠的高保湿化妆水。

如果懒得自己调配，可以选择不同功效的高技能型化妆水直接使用。我一般都选择平价化妆水，因为这个东西就是要大量用才会有效的，如果买了昂贵的产品又不舍得用，形同鸡肋。高技能型化妆水分为清爽派和浓稠派两种，前者适合油性皮肤用，通常会兼具控油和收缩毛孔的效果。后者则是偏干型皮肤的恩物，敷上去滑滑的感觉就很保湿。

不过要注意，有些平价化妆水的浓稠感是"假滑"，敷完拍干之后脸上反而会有紧绷感，好像糊了一层胶水似的东西，一搓还有小屑屑，这种水里添加的是高分子胶，就像炒菜勾芡一样增加浓度，对皮肤没有好处。有些开架式的片状面膜也有这个问题，敷的时候感觉精华又多又浓稠，但是干掉了就会出现紧绷不适，有时还会引发过敏。

要从成分表上判断是否添加高分子胶有难度，因为这个家族成员众多，而且有些品牌干脆就标称"保湿因子"这样不清不楚的名字，对我来说唯一有效的方法就是——人体测验！这几年用过不少化妆水和面膜，因为皮肤敏感，能立刻感觉到是否添加高分子胶，或是成分是否真的对皮肤好。经过孜孜不倦的人体测验，为大家精选以下性价比高的机能型化妆水：

浓稠派

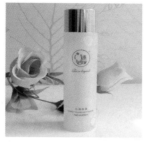

宣称玫瑰成分的国产化妆水中，我最欣赏的就是迷奇这款。它不应该叫纯露，因为成分中包含了玫瑰精油、胶原蛋白、透明质酸、燕麦多肽、芦荟提取物等，跟保加利亚那种单纯的花水是不同性质的。味道不像保加利亚那么甜，也不会如一些国产玫瑰水那么酸，比起单纯的花水更加滋润，用来敷化妆棉和做水敷容都很合适。敏感时期也适合用，做完后脸润润的，很适合混合偏干肤质。而且价钱跟进口的化妆水比起来实惠很多，舍不得买保加利亚花水可以试试这款。

迷奇玫瑰纯露
参考价：200ML/RMB30元左右

芳草集是我非常热爱的国产品牌，旗下不少产品都是我一再使用的精品。其中这款格兰斯玫瑰系列的青春露很适合用来敷脸，它属于质地非常浓稠的化妆水，成分包括：格兰斯玫瑰纯露、蓝海藻胶原、酵母萃取Saccharomyces Lysate、玻尿酸、甘草萃取、尿囊素、维生素B5、橄榄叶萃取和辅酶Q10。

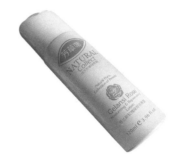

敷的时候也不能吝啬要完全浸湿化妆棉，上脸感觉滑滑润润，加上幽香的玫瑰味，感觉身心愉悦，敷半个小时也不会干。敷完之后皮肤饱满明亮，非常适合干性皮肤在秋冬使用。

芳草集格兰斯玫瑰保湿青春露
参考价：120ML/RMB70元左右

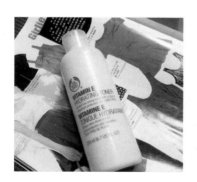

这款是TBS的明星产品，质地很粘，味道淳朴犹如小时候用的香皂。对这款的性质很纠结，因为用来敷水膜的话，它也不太有提亮肤色的效果，但保湿效果真是太好了。维他命E加上小麦胚芽油的成分，敷完脸很润，犹如上了精华液的感觉，夏天用完之后就足够保湿，不用再擦面霜。对皮肤很干燥或长期处于空调环境下的人来说，这瓶爽肤水是保湿的恩物。

英国美体小铺维E爽肤水
THE BODY SHOP VITAMIN E HYDRATING TONER
参考价：200ML/RMB90元左右

泰国BOOTS大减价时，打折下来不到人民币60元一瓶。那时候因为坐飞机遇到台风，被迫在香港机场过了一夜，又冷又饿又干，皮肤也变得干燥敏感脱皮，一到泰国就冲去买化妆水来敷。敷了两天脸就好多了，当时简直没有远见多买两瓶带回来。后来带回国，因为化妆水太多没轮上用，闲置了一段时间。直到春天皮肤又过敏，抱着试试看的心态敷了这个水，配合面膜调理，很快就治好了，而且敷完肤色明亮，毛孔细致。SANCTUARY这个牌子是英国药妆店大哥大BOOTS旗下的自有品牌，走专业精油护肤路线，保湿滋润是强项，可能不适合泰国终年湿热的气候卖不出去才会大减价。这系列的产品我还买了眼霜、面膜、面油和祛皱精华，最好用的就是这个化妆水和一款骨胶原面膜。不过这个水玫瑰精油味比较重，有些人反映敷了很熏眼睛，有这种情况的可以避开眼周部位。

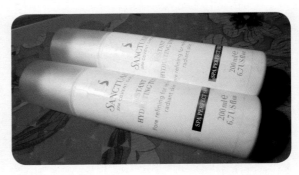

英国圣活泉化妆水
SANCTUARY INSTANT HYDRATING TONER
参考价：200ML/RMB100元左右

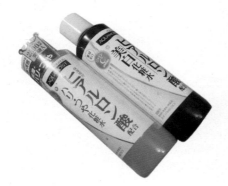

JUJU有多款玻尿酸化妆水，我爱用这款添加胶原蛋白的。其实每款敷起来感觉差不多，都是很滋润的，也许我只是偏爱这个粉红色的瓶子吧，有时候心情真是决定因素。

JUJU玻尿酸胶原蛋白化妆水（粉）/美白化妆水（蓝）
参考价：150ML/RMB80元左右

清爽派

○ THAYERS是美国百年老牌，旗下有多款以金缕梅和芦荟为主的化妆水，多走清爽路线。它最大的卖点在于成分温和放心，不含丙二醇、无苯甲酸酯类，分为有酒精和无酒精两个版本。

很多人对酒精成分谈虎色变，其实适度的植物酒精对油性皮肤有很好的收敛功效，也有抗发炎的作用，适合偏油性痘痘皮肤使用。敏感皮肤则尽量选用无酒精版本，像这个水添加金缕梅成分，同样可以温和地收缩毛孔。它的质地虽然清爽，用化妆棉来湿敷并不会感觉保湿度不够，收毛孔美白的效果也不错，适合夏天或不喜欢粘稠化妆水的人用。

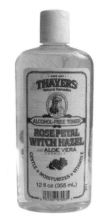

美国THAYERS金缕梅玫瑰花瓣爽肤水
参考价：355ML/RMB75元左右

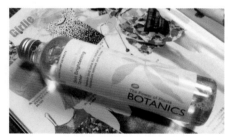

英国BOOTS BOTANICS 草本美白焕彩爽肤水
SKIN BRIGHTENING TONER
参考价：150ML/RMB75元左右

○ BOOTS BOTANICS也是英国BOOTS旗下品牌之一，主打草本护肤，个人感觉多适合年轻偏油皮肤使用。这款适合油性皮肤用来敷脸，能清除多余油脂和收缩毛孔，自然有提亮肤色的作用。偏干性皮肤则最好用来做最后一道清洁程序，在夏天使用能起到T区控油的效果。

○ 这瓶化妆水历史悠久，据说原始配方来自匈牙利皇后的美容秘诀。内含葡萄萃取、迷迭香、薄荷、安息香、没药萃取、橙果与玫瑰花，清爽的活性化妆水有淡化脸部细小斑点、疤痕、紧致毛孔以及强化复合保湿功能。水面上漂着一层淡黄色的精油，用之前要摇匀，然后直接喷在脸上并轻轻拍干就可以擦面霜了。因为有薄荷成分，触感很清凉，适合油性皮肤夏天用，也可以用来局部湿敷。

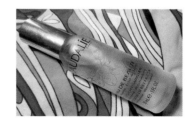

法国泰奥菲大葡萄匈牙利皇后水
CAUDALIE EAU DE BEAUTE
参考价：30ML/RMB100元左右

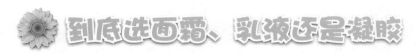

到底选面霜、乳液还是凝胶

一般人有种懵懂的观念，觉得面霜比较油腻，是给干性皮肤用的；而乳液和凝胶比较清爽，是给油性皮肤用的，这只说对了一半。其实乳和霜本是一家人，都是由水+油+乳化剂+高分子胶组成，是偏向固体还是液体主要区别在乳化剂上。所以同样原料成分和保养价值的东西，只要改换一两种乳化剂，可以从霜变成乳，再从乳变回霜。

小提示：

欧美系产品中面霜一般叫做cream，或者moisturizer。而乳液叫做lotion，凝胶叫做gel。但是日本人一向英文so so，比如化妆水明明叫toner，他们却硬写成lotion。我有个朋友热爱某包装精美的日系品牌，想买个乳液，兴冲冲搞了瓶lotion，拿到手却发现是化妆水，欲哭无泪，特别要求我提醒大家注意。

而凝胶状的保湿品看着就清凉，油性皮肤的人以为擦起来会比较清爽，其实这里面存在着陷阱。之前谈过高分子胶的概念，这正是多数凝胶的基底，擦了之后反而会感觉有层不透气的膜绷在脸上，造成更加出油的状况。选购这类产品时可以试试在手上画圈，如果搓出大量屑屑，说明高分子胶比例大，更适合用来覆盖水膜，而不是作为日常保养。

传统的面霜基础材料比较厚重，年轻和油性肌肤用了会觉得闷而不舒服。而随着现在产品的多元化，有些面霜也能做得很清爽，相反乳液也可能会油腻，这主要取决于里面的有效成分，而非状态。其实是乳是霜并没那么大的讲究，全看个人喜好。我比较喜欢擦面霜，一年四季都如此，心目中优秀的面霜标准是：

1. 用正确手法涂上按摩之后面部呈现亚光感，不带油光，没有闷的感觉。
2. 效果可以持续到第二天早上，起床之后依然不会大量出油，毛孔要显得细致。

接下来为大家介绍的面霜就是符合上述标准的，供不同肤质参考。

●●●擦面霜的手法

再好的面霜，擦的手法不对也无法发挥效果。妈妈们那个年代流行"五点式擦法"，就是把面霜在额头、两颊、鼻尖、下巴各抹上一点，然后用指腹搓匀。这种古老的擦法，居然现在很多美容院都还在用，还在教育新一代的客人。如果你也这样擦过，就会感到很多面霜都是难以推开的，糊在脸上。很多人把怨气出在面霜上，殊不知是手法没有用对。

出名尊贵的LA MER面霜就有自己的一套手法，帮助有效成分更好吸收，去专柜买的时候柜姐都会不厌其烦地教你。因为那个面霜质地非常扎实，不这样做根本推不开。我下不了那个决心买，但有幸陪朋友去买过，见过柜姐亲自示范，回家后试着用平价面霜如法炮制，居然真的感觉完全一样！

正确的手法是：

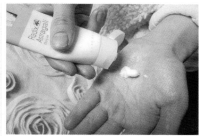

STEP 1：挤黄豆大小的面霜出来在手掌心。

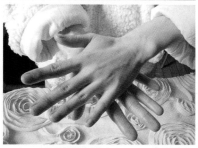

STEP 2：两边手心交叠，不需要用力搓。

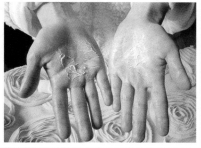

STEP 3：质地较稀的面霜或乳液轻轻推开即可。如果是质地厚重的则需要用掌心稍微捂热几秒，帮助它化开。

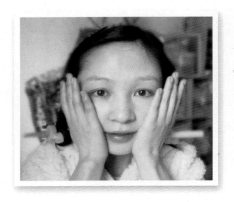

STEP 4：用手掌以按压的方式从下往上均匀擦在脸上。动作要轻柔，千万不要上下来回搓自己的脸，咱不是在和面！如果面霜太多感觉无法吸收，可以再次稍微把掌心搓热来按。注意动作的重点是掌心稍稍用力地按压，从下往上的顺序有助于脸部皮肤紧致提拉。这样稍微按一阵之后，如果是配合优秀的面霜，油光就会消失，皮肤呈现饱满的状态。精华液也是这个手法。

对于偏油性皮肤来说，面霜应该首先着重擦在比较干燥的脸颊上，T字部位只需轻轻带过就够了。夏天太热太油的状况下，甚至可以擦完面霜之后再用棉片沾收敛型化妆水擦一次T字部位。

而偏干性皮肤如果擦了一层觉得不够保湿，可以再如法炮制一回，加强补充一层在脸颊上。

●●●面霜——偏干性肌肤

▶ 迷奇是最早在网上掀起国货护肤品旋风的牌子之一，也是我最早接触并爱上的国货护肤品。基本上迷奇家的产品名字起得都很肉酸，什么"神奇"、"高级"这类字眼随处可见，还盛传日本人来中国旅游都一箱一箱地买，扛回去放在日本EBAY上翻几倍高价卖。当时有点将信将疑，但如果真的得到日本买家的捧场，那倒的确是品质保证。我们不得不承认，日本人在保养方面的确很有研究，也对品质有很高要求，这些确实值得我们学习。后来在我最爱的香港地区美容权威杂志MORE上面看到一位美容编辑的私人心水推荐，说的正是迷奇。这本杂志的美容编辑几乎所有顶级的产品都用过，但她大力赞赏平价的迷奇，说堪比LA MER或CPB的效果。姐妹们舍不得买LA MER，买个迷奇来试试还是可以考虑的。

这款产品分为传统配方有香型和无香型的，我两种都用过，觉得香味并没有传说中那么恐怖，而且感觉效果比无香好。它质地比较厚重，有点像雪花膏那种，但是用LA MER手法推开之后，即使涂很多也能吸收，皮肤呈现亚光的润泽感，而且能持续到隔天早上。

价廉物美的迷奇相信很多人都试过了，有人觉得特好，但也有人觉得不是理想的护肤品。我想不少负面评价的人要么就是没用对手法，要么就是对40元一瓶的面霜有400元甚至4000元的期待，希望擦了神奇美容蜜就真能回春。说实话后来试用过这么多产品，比迷奇好的自是不少，但它作为一瓶本本分分保湿滋润的面霜，性价比是毋庸置疑的。

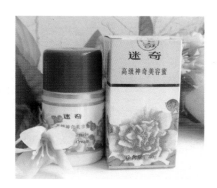

迷奇高级神奇美容蜜
参考价：40G/RMB40元左右

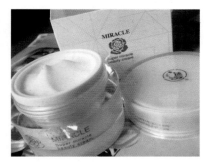

迷奇第二代神奇美容蜜
参考价：30G/RMB120元左右

这是迷奇的高端产品，价钱比旧款翻了好几倍，提升了抗衰老功效，从成分上能体现出来：多种名贵中草药（人参皂甙、冬虫夏草等）提取液、维生素、润肤剂、Q10等。质地比旧款感觉要水润，更容易推开。这款我用来当晚霜，毕竟晚上是抗衰老成分最能发挥功效的时候。早上起来脸稍有油光，但是很嫩很软。25岁以上以至妈妈级别，混合偏干性的皮肤可以试试看，总之我小姨是很爱用这款。

春娟是成都本地老牌护肤品，我们小时候都是擦春娟宝宝霜长大的，那个古老原始的香味到现在都没有变。这几年汉方护肤盛行，很多国货都锐意进取，春娟这款新产品就是主打市面上少有的高浓度黄芪成分。它含有30%的萃取野生黄芪原液、21种氨基酸和多种微量元素，激发肌肤活力。其中的银杏精油成分，有抗暗沉美白的效果。

质地比较水润，也能感觉到油分比较高，适合熟龄或干燥肌肤使用。刚擦上去会觉得有点油，用掌心按压之后基本能吸收了，脸嫩嫩的。

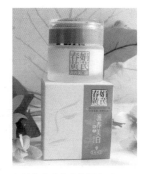

春娟黄芪滋养美白霜(银杏)
参考价：50G/RMB32元左右

　　有年冬天用了半瓶，开春感觉过于油腻了就闲置一边，谁知后来竟又救我一命。我的皮肤偏薄，在过冷或过热的环境容易红二团，春天更是敏感高发期，吹风和花粉都容易导致过敏。那年春天我做了件蠢事，下班回家太累了，没有单独卸妆就去洗澡。洗的时候顺手用了泡沫洗面奶洗了热水脸，结果一出浴室就过敏了，又红又肿又痛又干燥，最严重的时候脸上皮肤干得摸上去都扎手。我当时手上没有专治过敏的雅漾芙蓉蜜，就灵机一动把剩下的春娟黄芪滋养美白霜拿来当面膜用了。死马当活马医，睡觉之前擦了很厚一层，结果第二天早上用清水洗完脸，摸起来感觉变软了，皮肤有润润的感觉。狂喜之下每天大量敷，不到一周就基本好了，正好也把这瓶面霜消耗完了。我不知道是这款面霜的功效，还是所有油腻的面霜都有这个效果，大家可以拿存货来试试看。

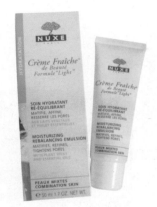

　　◑ 看到鲜奶霜的名字，想象中是牛奶般甜腻的味道，结果闻起来是青草的味道。听说名字的来源是因为成分中含有8款植物蛋白、酵母精华、大豆卵磷脂和4种植物精油，保湿效果很好。但如果手法不对，擦过之后再擦防晒会搓泥，而且感觉稍闷。我改良了一下，把这个霜在手心跟玫瑰花水搓匀之后再按压到脸上，果然很快吸收了，呈现亚光嫩脸，也不再搓泥了，持续一整天效果也不错。 这款用在冬天稍显不够，其他季节都足够保湿。

法国NUXE快乐无痕鲜奶霜（轻盈型）
参考价：50ML/RMB200元左右

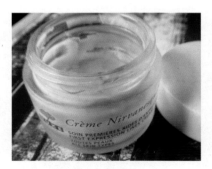

法国NUXE睡莲面霜（普通型）
参考价：50ML/RMB230元左右

　　◐ 这瓶面霜的味道小怪，宣称以花开为基础的神经美容学，作为肉毒杆菌的天然替代物。通过作用于表皮层神经中心来预防和抚平第一道表情纹。添加鸡冠红花蛋白质，使产品变得润滑，像天鹅绒般温柔地包裹住肌肤。特含澳洲坚果油，可以深层滋润干性皮肤，保护水脂膜，恢复肌肤舒适感。

　　刚买的时候是夏天，稍油，但入秋干燥之后就体会出它的好了。有些面霜早上刚涂上觉得水嫩，到了下午就撑不住了，脸颊的小毛孔会跑出来，皮肤看上去也有些疲惫。用了睡莲面霜则觉得一整天皮肤状况都还不错，所以在秋冬，日霜晚霜都适合，不过极度干燥皮肤也许选择密集型会更好。

▶ NYR这个中高端有机护肤品牌在英国主要走专卖店路线，还提供专业护理。这把火在网上也烧得旺，有不少忠实粉丝。其中口碑最好的就是这款乳香，宣称是让你两星期甩掉粉底的面霜。我不怎么用粉底，无法体会，而且光用面霜也没觉得有惊艳之感，直到把同系列的乳香精华也买来一起用才明白什么叫一加一大于二。

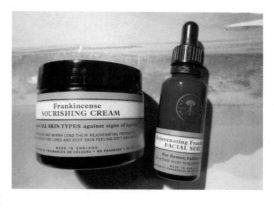

这款精华含有帮助恢复肌肤弹性的乳香精油（frankincense）、刺激胶原蛋白再生的雷公根精华（centella asiatica）、抗衰老的蓝莓油（blueberry oil）和具有抗菌消炎作用的姜黄（turmeric），整个组合主打抗衰老，闻起来有点热带香料的味道。它的质地很稀，味道比面霜浓一些，个人很喜欢这个天然的香味。质感滑滑的，刚开始涂感觉的确比较黏，用手掌稍微按压一阵之后吸收得非常好。这时候仔细照镜子，脸上没有油光，十分干爽，但有一种从内散发出来的光泽，真是奇妙的感觉。然后再用按压法擦薄薄一层乳香面霜，第二天早上起来毛孔细致，肤色均匀，比光用乳香面霜好太多了。

英国NYR乳香面霜
参考价：50G/RMB220元左右

乳香面部精华
参考价：30ML/RMB340元左右

后来也尝试用乳香精华搭配其他面霜，但心理作用效果就是没有同系列的来得好，有时候相辅相成还是有道理的。

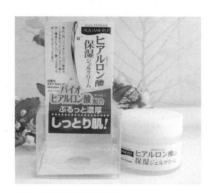

◀ 大红的JUJU玻尿酸面霜，现在除了保湿还推出美白和抗衰老系列。这个面霜呈gel cream状，就是有点半透明的感觉，质地黏黏的。它保湿效果非常赞，干性皮肤用了都说好，不过我用起来觉得T字部位稍显不清爽。

日本JUJU玻尿酸保湿面霜
参考价：50G/RMB85元左右

●●●面霜——偏油性肌肤

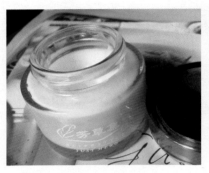

芳草集玫瑰水凝保湿霜（清爽版）
参考价：50G/RMB55元左右

◁ 这款面霜宣称"可以揉出水珠来"，在手掌心推开之后马上化成水一般的质感，抹在脸上很容易吸收，稍微用手掌按压推开之后皮肤感觉吸饱了水分，但又不会面泛油光。不少油性皮肤的同学用过大喊惊艳，感觉好用过某大牌的水磁场，纯粹是补水又不油腻的感觉。

这款的成分包括玫瑰纯露、洋甘菊纯露、天然保湿因子、蜂蜜萃取液、天然沾多醣体、蚕丝蛋白、玻尿酸、ceramides脑酰胺，前面几个都是保湿的，最后一个名字怪怪的是抗衰老促进胶原蛋白增生的成分，跟雅顿时空胶囊成分相同。当然这么便宜的价钱能放多少就难以追究了，不过保湿加上轻微抗衰老应该符合多数年轻朋友的要求。

▷ 这个算是玫瑰水凝霜升级版，换了包装，闻起来也是更纯正的玫瑰香。它比起原来的清爽版稍微厚重一点，但推开还是化成水的感觉，很容易吸收，不需要又按又捂的，适合油性皮肤在秋冬使用。

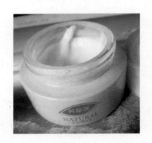

芳草集格兰斯玫瑰水凝优白霜
参考价：50G/RMB55元左右

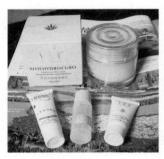

赛维芦荟水分保湿凝乳
参考价：50G/RMB32元左右

◁ 它的质地近似日本JUJU玻尿酸保湿霜，是白色浓稠的gel状。内含80%的芦荟精华，并添加透明质酸、B族维生素、维生素E、霍霍芭油（jojoba）、果胶（pectin）等，完全不含香精、酒精，敏感皮肤也可放心使用。我拿到时正好因为脸吹过风有点过敏，洗脸之后厚厚一层当面膜涂上，皮肤马上得到镇定。敷着它上网几小时后洗掉，因过敏产生的泛红消失了。睡前再当面霜涂上，刚抹开觉得有点黏腻，但很快就吸收，第二天早上起来皮肤润泽却不泛油光，个人感觉比JUJU更好用。

个人认为赛维保湿乳适合从干性到油性各种肤质春夏保湿用，因为它着重补水却不补油。注意擦面霜的时候一定要用我讲过的手法：先在手心化开，再用手掌从下往上均匀摸在脸上，不然再好的面霜都无法发挥功效。我旅行时也爱带这瓶——在飞机上当保湿面膜用，过敏晒伤后当镇定面膜用，在空调房睡觉涂厚一点当睡眠面膜用，可谓all-in-one的全能选手。

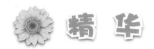

精 华

如果感觉光擦面霜不够，可以根据需求搭配各类强效精华。精华这种东西我认为要买贵一点的，因为成分浓缩，成本比较高是合理的。用过一些平价的精华，感觉都是高分子胶加得多，假装做出浓稠的效果。结果搓泥不说，还糊住毛孔影响吸收。而对于深度密集保养，我这几年感觉还是靠敷水膜效果最好。针对不同诉求推荐下面几款：

●●●抗痘收毛孔精华

其实我用过最好的抗痘收毛孔精华就是果酸面霜，之后会讲到，都可以在化妆水之后用来当精华用，如果觉得干，再盖一层薄薄的保湿面霜就好。

●●●保湿精华

▶ 这算稍微贵妇一点的品牌了，保湿精华算是王牌产品。它的特殊卖点在于叫做多种层微脂囊体的技术，这么绕口的一个名字，简单地说就是可以持续释放水分，长效保湿。而且用法也很特别，是用在洗脸后的第一个步骤，用完之后再拍水擦面霜。

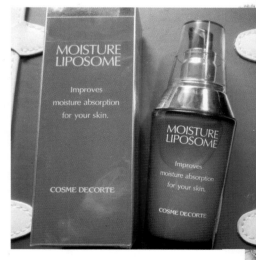

日本黛珂保湿精华（美容液）
COSME DECORTE MOISTURE LIPOSOME
参考价：60ML/RMB650元左右

质地是白色的露状，有淡淡的香味，按照说明要按三下的量。刚开始涂在脸上觉得太多了不吸收，稍加掌心按压之后感到都是水珠在脸上滚动，手感相当滑润。按个两三分钟后就会完全吸收了，它已经把角质层完全湿润打底，让接下来的护肤成分更容易吸收。如果是油性皮肤，在夏天完全可以光擦这个，保证比任何乳液凝胶都清爽，而且够保湿。

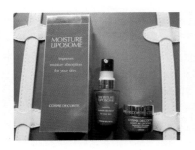

◎ 趁有套装优惠的时候买比较划算，我这个套装里面还有小精华和面霜，旅行的时候带着正好。

◎ 平价一点的可以选JUJU玻尿酸精华，保湿能力也不错。也有美白抗衰老等不同款，每次只需要一滴就能擦全脸。不过可不能单独用，擦完之后一定要加个保湿面霜锁住水分。

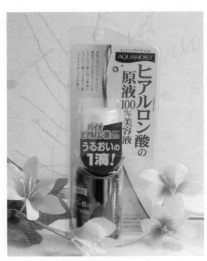

各类原液也是当下保养界热议的话题，网上随处都可见玻尿酸、胶原蛋白等原液，宣称100%。其实这个说法值得商榷，它让顾客以为指的是浓度100%，其实是说瓶子里面100%都是玻尿酸原液，一点别的原液也没有。其实消费者期望浓度越高效果越好的心理本来就是错的，因为多数原液在100%的浓度下并不能直接用在脸上，否则会有破坏皮肤组织的危险。JUJU的原液已经把浓度调整到一个安全的程度，才能直接使用。在没有相关原理做支撑的情况下，还是选择这样已经调配好，又有一定保障的品牌。

日本JUJU玻尿酸精华原液
参考价：30ML/RMB120元左右

●●●美白精华

说实话，在我用过的美白精华中没有哪个是特别有效的，使用后肤色能够稍微亮一点就很开心了，别提变白。个人感觉美白主要靠食补，从里白出来才是真的白，另外某些面膜也很有效。这两方面接下来都会讲，但如果完全跳过美白精华也不妥，至少还是来客观评价一下我用过的这几款，供大家参考。

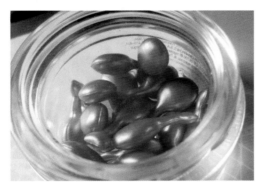

英国美体小铺维他命C/VC28天美白精华胶囊
THE BODY SHOP VITAMIN C PLUS TIME
RELEASE CAPSULES 28 CAPSULES
参考价：28粒/RMB150元左右

◐ 这款挤出来是乳白色，有淡淡的柑橘香，味道宜人。抹在脸上很容易推开而被吸收，注意VC具有感光性，一般晚上使用，当成精华擦完了再加一层薄薄的面霜。坚持了好一段时间，有多惊艳说不上，如果擦了皮肤立马变白更会让人担心。用完以后主要感觉就是第二天早上起来皮肤不会暗沉出油，毛孔也保持细致，整体感觉明亮健康。

我不指望变得很白，只希望保持肤色均匀明亮，又不敢尝试某些刺激的产品，于是选择VC胶囊。综合护肤专家们的理念，VC不管是内服还是外用都能起到抗氧化的效果，而且有明亮肤色、祛斑的作用。

对于美白精华来说，最好的包装就是胶囊状，因为多数美白成分如VC性质都不稳定，容易氧化失去活性。所以最好就是这样每次用一颗的，成分最新鲜。VC精华呈乳白色带点黄，如果挤出来已经是偏橙色则效果会大打折扣。

◖ 雅顿胶囊可谓是不少人去香港必买的，我也不能免俗，从旧版的VC美白胶囊用到新版的白手套胶囊。白手套闻起来有点臭臭的，比旧版容易吸收，基本稍加按摩就亚光了。要说美白作用还真不明显，但它对于淡化痘印效果不俗。这里说的是新鲜痘印，就是刚挤过痘痘留下的，那种陈年老印还是用激光手术快点。不少朋友跟我有同感，说刚挤痘后每天晚上擦白手套胶囊，过几天伤口就会明显变淡。

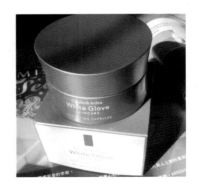

美国伊丽莎白雅顿白手套胶囊
ELIZABETH ARDEN WHITE GLOVE CAPSULES
参考价：50粒/RMB320元左右

●●●抗衰老精华

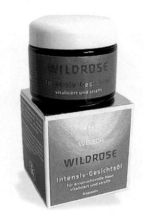

德国维蕾德野玫瑰精华胶囊
WELEDA WILDROSEN INTENSIVE
GESICHTSOL
参考价：30粒/RMB150元左右

◐ WELEDA是一个来自德国的有机保养品牌，是大名鼎鼎的德国世家的供应商，所有原料来自自家有机栽种。这款含有玫瑰、麝香、蔷薇精油、月见草油、甜杏油、桃子油、荷荷巴油与多种植物精油香精，香味层次丰富，特别适用于极度干燥的皮肤，具有轻度抗衰老的作用。

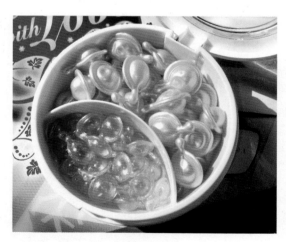

美国伊丽莎白雅顿黄金导航胶囊
ELIZABETH ARDEN CERAMIDE GOLD ULTRA
RESTORATIVE CAPSULES
参考价：60粒/RMB398元左右

◐ 黄金导航胶囊是时空胶囊的升级版，招牌抗衰老成分神经酰胺（ceramides）依然保留，又增加了几个新的成分，包括人体必需脂肪酸——亚油酸和亚麻酸，以及细胞间脂质——植物鞘氨醇（phytosphingosine），即构筑了一个相对更加完美的基础，因此会加速产品的吸收。适合成熟型、中干性皮肤在较干燥的季节使用，使用次序为第一顺位，即化妆水之后。另外提醒一下，胶囊没有任何防腐成分，所以要一次性用完，不要为了节省分两次用，多出来的量可以抹脖子。

这东西我坚持用完了一盒，可以说没感到明显的效果，但这也就是最好的效果，因为抗衰老这件事本来就是防患于未然的。这个胶囊从成分上来说无可挑剔，孩子们可以买给妈妈尽孝心。

●●●可以拉出丝来的精华

▷ 国产的精华液我试用过不少，到目前为止唯一觉得好用的是这款蚕丝精华。这是《美丽俏佳人》旗下乐蜂网的自有品牌，成分一点也不含糊。

除了蚕丝蛋白这个精华成分，还包括九胜肽、Q10、神经酰胺、大豆、甘草和鱼子酱。它的质地又滑又润，先在手心晕开，用手掌捂在脸上，再轻轻延展开稍加按摩。这时候如果用按压的方式，会拉出很多细细的蚕丝，感觉颇有趣味，也正说明真材实料。

按三下就足够擦遍全脸，丝毫不会油腻且很容易吸收，而且皮肤会呈哑光状态又润润的。在春夏季节对我的偏干性皮肤来说足够当面霜用，秋冬则可以加一层保湿面霜。

之所以做特别推荐，因为使用这瓶精华液期间皮肤的柔嫩度提升了两度左右，毛孔几乎全都隐形不见，看上去非常细腻。当然这首先要归功于那段时间不用早起，睡眠充足。但这款精华也绝对功不可没，为我修复在北京干燥受损的皮肤立下汗马功劳。

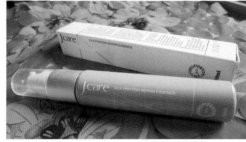

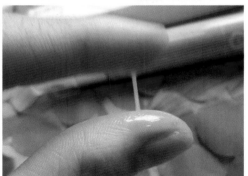

JCARE 8倍蚕丝修护精华
参考价：30ML/RMB156元

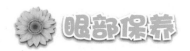

眼部保养

如果说擦眼霜主要是为了预防，做眼膜则更有快速治疗的功效，一定要搭配坚持使用

眼睛周围皮肤娇嫩，不悉心保养会出现诸多问题：黑眼圈、眼袋、浮肿、细纹……让人烦恼。没有任何眼霜能奇迹般解决这些问题，需要具体问题具体分析。

●●●几岁应该开始用眼霜？

常有些年轻朋友问我，十八岁、二十岁开始用眼霜会不会太早？答案当然是否定的，眼霜这个东西越早开始用越好，十五岁左右就开始用也绝不为过。接触过不少花样年华的高中生，因为长时间学习看书用电脑，眼睛下面华丽丽的几条长纹，比有些三十多岁的人看着还显老。我到现在眼周基本没有细纹，偶尔因为疲劳跑出一两条，也能很快用眼膜和滋润眼霜击退。这也许归功于十八岁就开始学着用眼霜，不然像我这样经常大笑，早该有十条八条放射状的皱纹了。

不管什么年龄，眼霜最主要的功能是滋润，因为眼周没有皮脂腺，不像其他部位会分泌油脂自我滋润。因为季节或者长时间用眼，又或者处在干燥的环境中，就容易产生细纹。经常佩戴隐形眼镜的同学也会有此困扰，因为隐形眼镜戴上会很干，让人不自觉地增加眨眼的次数，容易出细纹，所以如非必要还是尽量戴框架眼镜。细纹（fine line）还是浅层的，如果出现后没能得到及时的滋润，就会变成深层的皱纹（wrinkle），这就只能依靠医学美容手术才能改善了。

只不过依据不同年龄的确应该选不同的眼霜，年轻朋友用一些质地轻薄、纯保湿的就行了，年长一点的则适合质地较厚重添加多种保养成分的，再配合眼部精华一起用。稍后在介绍眼霜的时候，我会专门注明适合哪种年龄使用，请大家对号入座。

●●●黑眼圈能去掉吗?

以前很相信去黑眼圈的广告，听说什么眼霜眼膜精华好都会搞来试试，经过多次热情尝试最终都是灰心放弃，只能非常抱歉地说一句："想去掉黑眼圈很难。"不是我悲观，大家来看看自己是哪种情况就明白了：

1.长期用眼过度，睡眠不足。这种人每天不保证8小时充足睡眠，擦再昂贵的眼霜都没用，省钱了吧？

2.鼻炎引起的黑眼圈，也是擦什么都没用，甚至睡饱了都没用，除了去看医生治好黑眼圈没有任何办法。这不但省钱了，还更有"反正早点睡还是会有黑眼圈"这种借口熬夜了，不错吧？

3.面部骨架轮廓引起的黑眼圈，因为某些骨头不适当的凹陷或者突出造成视觉上的阴影，形成黑眼圈。如果阁下是这种的话，恭喜你！你不用买什么黑眼圈精华，更可以肆无忌惮地熬夜。只有采取医疗设备手段，修复黑眼圈。

说了这么多无非是想告诉大家，黑眼圈一旦形成几乎是无法根治的，无须在这上面浪费太多金钱和精力。但只要不是后两种先天情况，熊猫眼是可以改善的，看你的黑眼圈是偏青色还是茶色：

★青色黑眼圈：多半是因为用眼过度引起的眼周血液循环不畅，可以用冷热毛巾交替敷脸，或者用蒸汽眼罩来改善。

★茶色黑眼圈：这是色素沉淀的体现，因为卸妆不彻底造成化妆品色素残留，或卸妆手法过于粗暴，拉扯所致。有这种黑眼圈的人首先要检讨是如何卸眼妆、擦眼霜的，不要再伤害自己的眼睛。而同时可以选择具有VC或左旋C这样具有美白效果的眼部精华，击退浅层色素沉淀。

说到底修复和遮盖都不过是亡羊补牢，睡眠才是最佳美容大法，每天睡饱了，心情愉快了，皮肤想不好也难。人生在世，不求数钱数到手抽筋，但求睡觉睡到自然醒。

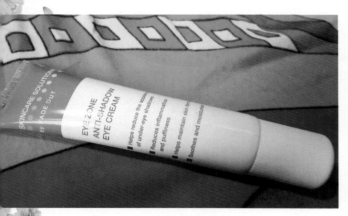

 在我用过的对抗黑眼圈的眼霜中，这款FADE OUT是唯一比较有效的。它的成分包括消炎抗浮肿的芦荟、天然滋润和抗UV的乳木果油，再加上抗氧化的VA，闻起来有淡淡的洋甘菊味道。说它有效是因为膏体呈浅肤色，质地较稀，涂抹均匀后有轻微遮盖黑眼圈的作用。它滋润度够，擦起来不会像一般眼部遮瑕膏那样引起干燥，用后整个人看起来比较精神。

英国FADE OUT抗黑眼圈眼霜
EYE ZONE ANTI-SHADOW EYE CREAM
参考价：15ML/RMB90元左右

●●●击退眼袋和浮肿

眼袋其实也有不同成因，主要分为脂肪型和浮肿型。

脂肪型多为天生，有些人小小年纪生活尚算规律，就已经挂着眼袋到处跑，年纪越大越明显。如果你尝试过所有去眼袋的方法都不见效，那可能就是脂肪型的，唯一对策是做手术切除。眼袋切除手术听起来颇为恐怖，要活生生把眼周皮下脂肪割出来。但我有朋友做过，其实并不可怕，因为要打麻药，手术过程不会痛，术后休息一两周就能基本恢复了。如果还是很介意自己的脂肪型眼袋，不妨考虑手术，不过还是一定要去正规医院先找医生详细咨询。

浮肿型的眼袋主要是因为睡前喝水过多，无法及时排出造成的，所以最好晚餐不要吃得太咸。即使感到口渴，也只抿一小口润润嗓子就好。如果不爱喝水，而且长期有浮肿型眼袋，甚至整个面部和小腿都出现浮肿的话，建议赶快去看医生，检查一下是不是肾出了状况。

如果排除了肾病因素，也改掉睡前喝饱水的习惯，仅是偶尔因为生理期、睡眠不足或哭鼻子肿成泡泡眼的话，倒是有些急救方法可以应对。

最简单有效的方法莫过于冰敷，利用热胀冷缩的原理急速收紧眼袋。赶时间的话可以直接从冰箱里取一个生鸡蛋，用清水冲湿后在眼部轻轻转着滚动冰敷，能马上消除轻微浮肿。

如果肿得比较厉害，则最好用冷热交替敷的方法，最好的工具就是一把不起眼的勺子。准备两小杯水，一杯冰的、一杯温的，温水在35℃～40℃左右，就是手摸着稍微有点暖的程度。取一把金属的小勺子，先放进温水里，取出来用勺背敷眼周，并轻轻抖动按摩。然后放进冷水，再次敷眼按摩，如此交替10次左右，就算比较严重的浮肿也能大部分消除，是很值得花点时间来做的急救措施。

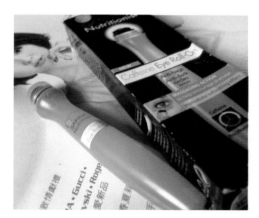

美国卡尼尔眼部走珠精华露
GARNIER CAFFEINE EYE ROLL-ON
参考价：15ML/RMB100元左右

◁ 不少护肤品牌相继推出走珠型眼部精华专门针对浮肿问题。卡尼尔这款主要成分是咖啡因，有促进血液循环、消水肿的功效。滚珠擦上去非常清凉，精华液也很均匀地流出来，不会漏得到处都是。使用的时候按从眼角到眼尾的方向，轻轻打圈按摩，还可以用滚珠在睛明穴上按压（就是眼保健操第二节"挤按睛明穴"中鼻梁两侧的穴位）。上眼皮也可以轻轻带过一点，不过一定要控制力道免得伤害眼睛。早上起来睁不开眼的时候按个两三圈，马上就醒过来了，眼周感觉非常轻松舒服。天热的时候放在冰箱里冰一下效果更好。对有浮肿困扰的朋友来说，这真是常年必备的急救法宝。

我一般是把它当作精华液来用，吸收效果非常好，用完再擦薄薄一层保湿眼霜加强滋润。年轻的小朋友赶时间的话单用这个也可以。说明书上写它有消除黑眼圈的功效，但基于以上谈到的原因，这点倒是劝大家别抱太大希望。

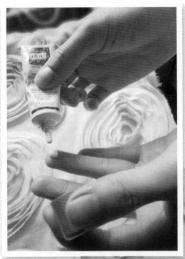

●●●擦眼霜的手法

◁ 擦眼霜的手法更有讲究，一定要用力道最轻的无名指来进行。每次取绿豆大小一颗，不可贪心一次涂太多，情愿涂完一层若感觉不够滋润再补一层。

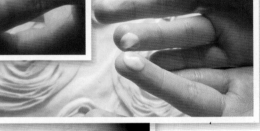

◁ 两个无名指把眼霜轻轻搓开。

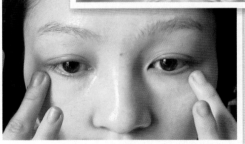

◁ 用点的方式轻轻涂在眼周。至于到底是眼头至眼尾，还是眼尾至眼头，坊间各种说法都有，各有道理，难分高下。我其实觉得没那么讲究，只要力道够轻，觉得哪种方法顺手就怎么来好了，我个人是喜欢从眼头到眼尾。这样点压按摩两三分钟，上眼皮也要带到，而且要稍微闭上眼睛轻拍上眼皮防止下垂。这样做有助于促进血液循环，帮助有效成分吸收，也能达到一定的紧致效果。

常看见有人闲来无事扯眼皮玩儿，擦眼霜也是一阵乱揉，看到心都在疼，觉得怎么能对自己下如此狠手。如果用这种方式保养，那还不如完全别保养好了，至少不会物理性人为地制造皱纹。

●●●爱用眼霜大推荐

　　我的眼霜分为日用和夜用，日用主打保湿紧致，夜用主打抗衰老防皱。当然除了有防晒系数的，所有日用眼霜晚上用也没问题，可以搭配眼部精华一起使用。这几年有几款心水眼霜，多数是在博客上推荐过，经过群众实践口碑也很好的。在这里按照"最有欲望反复购买"的顺序推荐，能让我这个永远追求新鲜的花心大萝卜一买再买的都有"两把刷子"。

日用眼霜

　　 心目中No.1的SANOFLORE，在它还是旧版的时候就是忠实粉丝了。来自法国的SANOFLORE是全世界最大有机植物原料供货商，客源包括不少欧洲顶级贵妇品牌。而它自家的品牌朴实有效，价钱并不贵。旧款眼霜30毫升不到200元，那时候坐飞机都带着涂全脸来保湿。后来换了新版，容量变成15毫升，价钱也涨了。即使这样，我还是屁颠屁颠地跑去买，说明有多好用。

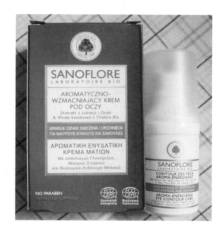

　　新版的质地跟以前一样，较稀，但加入了很清新的洋柑橘精油味，让人在擦眼霜的过程中不由自主地深呼吸，享受relaxing的芳香疗法，甚至擦完后躺在床上还是闻到那阵香气。洋柑橘是有效去除黑眼圈的成分，而这款新版擦了以后眼袋有收紧的感觉，之前疲劳产生的细纹一扫而光，效果的确比旧版要好。

法国圣芙兰有机滋润紧致眼霜（新版）
SANOFLORE CONTOUR DES YEUX
AROMA ENERGISANT
参考价：15ML/RMB230元左右

　　不管任何年龄都可以用这款眼霜，质地轻薄不会造成脂肪粒，是一款绝对优秀的基本眼霜。

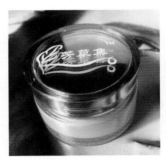

芳草集迷迭香焕采眼霜
参考价：40G/RMB40元左右

◎ 国货平价眼霜中绝对数它最牛，群众呼声最高，在我心中也仅次于SANOFLORE。两款其实用起来感觉很像，但前者赢在是真空挤压包装的，感觉比芳草集这种瓶装的来得卫生方便。

它的成分包括迷迭香精油、洋甘菊纯露、银杏萃取液、金缕梅、弹力素、玻尿酸、高效肌肤重建因子taulene、维生素E和维生素A，闻起来有淡淡的迷迭香味道，没有一般平价眼霜的化工味。质地比SANOFLORE稠一点，还是比较容易推开和吸收，保湿效果非常好，在秋冬干燥的天气下眼周也感觉很滋润。

这一款也推荐给所有年龄段的人使用，质地不油腻，不用担心脂肪粒。年轻小朋友光用这个就好，眼周已经有皱纹的可以搭配在抗皱精华之后使用。

注意：在博客上推荐后不少同学都买来用了，评价都不错，但有一位同学用了过敏。上下眼皮红肿，甚至停用之后还没有消失。这也许是对成分里的迷迭香精油或者金缕梅过敏，建议比较敏感的同学先做测试再用。再者可能是其他原因造成红肿，比如有些人吃了海鲜之后会出现这种症状。尤其是如果停用眼霜之后情况还不好转的话，一定要去看医生，找出真正的过敏源。

◎ 买这一款是处在等待SANOFLORE到货的时候，白天没有合适的眼霜用了，就随便抓了一个应急，没想到效果非常好。它的质地比上两款稍微厚重一点，但是非常容易吸收，能长时间保持眼部皮肤滋润，不易出干纹。用它的感觉跟KIEHL'S的牛油果眼霜有点像，稍微有点粘稠感，但没那么油也不容易起脂肪粒，还有淡雅的香味。25岁以下单独用这款保湿就够了，25岁以上可以配合抗衰老的眼部精华一起用。

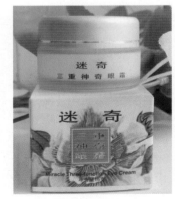

迷奇三重神奇眼霜
参考价：40G/RMB40元左右

50克称得上面霜的分量了，从没见过这么便宜且这么大罐的眼霜。成分有橄榄油、蓖麻油、天然保加利亚玫瑰花水、芦荟精华、洋甘菊精华、人参精华、Vitamin A、Vitamin E，质地很水润，保湿效果不错。因为便宜，有时候早上用来擦全脸也不心疼（注：混合型皮肤用它来擦脸会有点油，干性则正好）。这款眼霜性价比超高，年轻小朋友单独就够保湿，熟龄的可以用在眼部精华之后。旅行带这一支眼霜、面霜都有了，还可以敷厚一点做保湿面膜。

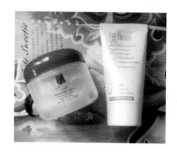

保加利亚医药集团玫瑰水眼霜
SEASONS EYE CREAM
参考价：50G/RMB60元左右

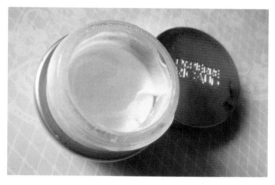

法国DR.PIERRE RICAUD骨胶原眼霜
参考价：15ML/RMB200元左右

法国药妆有不少主打抗衰老的品牌，这个牌子性价比较高，很推荐给25岁以上的姐妹们作为初级抗衰老的眼霜。它质地柔滑，容易推开，具有密集丰盈系统，即时填补细纹，平滑皮肤，还能双倍刺激眼周胶原细胞再生。

对于很容易长脂肪粒的人来说眼胶是更好的选择，这款眼霜清爽不油腻，推开后就仿佛化成水般的质感。高浓度的植物精华配方，其中有少见的紫锥菊萃取，具有抗感染和促进细胞组织更新的作用，宣称能紧致提拉眼周肌肤，很适合年轻小朋友使用。

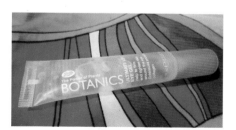

英国BOOTS BOTANICS提拉眼胶
ULTIMATE LIFT EYE GEL
参考价：15ML/RMB90元左右

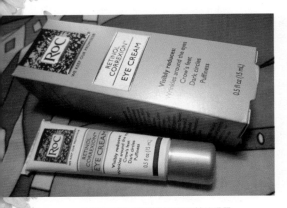

法国ROC维A酸抗深度/严重皱纹眼霜
RETINOL CORREXION EYE CREAM
参考价：15ML/RMB180元左右

夜用眼霜及精华

◐ ROC是法国药妆中的专业抗衰老品牌，主打高浓度抗皱明星成分精纯维他命A，这款眼霜也不例外，具有光敏感的特性，所以比较适合晚上使用。它质地很稀很容易吸收，我在成都冬天用保湿效果是够的。如果在干燥的北方，建议加一滴维他命E油或者ROSE HIP OIL（玫瑰果油）调和起来用。这两种油淘宝上都买得到，国外的药房也都有卖。我自己没有什么皱纹，但是一瓶用下来觉得眼部皮肤比旁边细致很多，尤其是早上起来看的时候。

▷ 这个牌子在不同国家的版本有些出入，包装稍有不同。其中金色和蓝色管身的属于重度抗衰老。而年龄小一点的、有泡泡眼烦恼的可以用右边红色这款，它尤其针对上眼皮浮肿更有效。

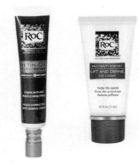

◐ 美系药妆中杜克这牌子算是佼佼者，被不少皮肤科医生大力推荐。

旗下产品精简高效，主打水溶性左旋C的成分。这款眼部精华含有强力抗氧化的左旋C、硫酸锌，保湿的透明质酸（玻尿酸），再配合生物类黄酮的成分，属于中度以上抗衰老配方。它质地稀而润，只要小小一滴就能涂两只眼，而且非常容易吸收。建议大家购买这个眼部精华的小样，不光是因为比正装便宜很多，主要是左旋C开封后不经久放容易变质，一瓶小样如果每天用能维持三周左右，正好新鲜用完。

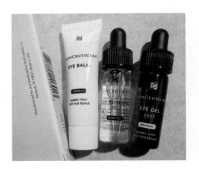

美国杜克眼部精华及眼霜
SKIN CEUTICALS EYE GEL EYE BALM
小样参考价：3.75ML/RMB40元左右

而这款眼霜走多元醇保湿路线，配合大量的大豆蛋白、芦荟萃取、酯化E、植物油脂、卵磷脂、植物萃取、A酯。膏体比较厚重呈淡黄色，开始以为会干，结果还算容易推匀，也很滋润。不过我觉得杜克眼部精华不一定要搭配同品牌眼霜，在之后擦自己喜欢的保湿眼霜就行。

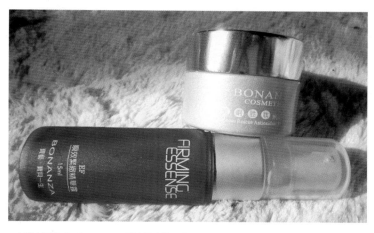

中国台湾宝艺BONAZA EF瞬效紧致精华露
参考价：15ML/RMB875元

🔺 宝艺是来自台湾地区的沙龙级保养品牌，有不少独创的高效配方，适合熟龄肌肤使用。

红色这瓶EF紧致精华含有高浓度 β –乳球蛋白成分，能刺激弹力纤维再生，瞬间抚平皱纹兼具提拉效果。它可以用在全脸，也可当成眼部精华。质地是浅棕色的偏稀液体，有小怪异的香味，在脸上稍加按摩吸收后马上感到紧绷。我一开始以为是干燥感，但仔细观察之后发现皮肤表面是润的，只是收紧了。

在这里不得不重提高分子胶的问题，之前说过有些添加高分子胶的精华液用后会有干燥紧绷感，其实对皮肤非常不好。于是挤了一些EF在手背上使劲搓，搓到干了之后也完全没有小屑屑，证明不是高分子胶的作用，而擦过后的皮肤明显比别处紧致细腻。

注意：这瓶精华是洗脸后第一个步骤使用的，按摩至吸收之后拍上一点保湿化妆水，再擦面霜、眼霜就可以了。我用了两周后就明显感到法令纹有变淡的迹象，脸颊比较紧致，而眼周状况也保持得很好。

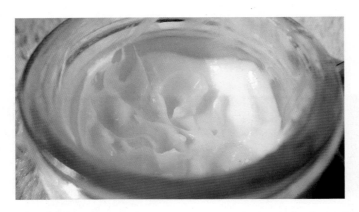

EHK蓝铜胜肽极致赋活乳霜
参考价：15G/RMB498元

这瓶也是可做面霜可做眼霜，我擦在脸上觉得有点油，当眼霜用倒是很不错。它主打三胜肽成分，刺激胶原蛋白增生，恢复肌肤弹性。注意这款不能跟EF一起用，因为两个都是高浓度强力配方，撞在一起会太刺激了。我一开始就是求好心切，用了EF再擦EHK，结果立马过敏，好几天才治好。不过，这也说明两款精华的有效成分的确实在。

天气寒冷干燥的时候喜欢白天用这款眼霜，尤其是要化妆的时候。因为我的黑眼圈无可救药，需要涂眼部遮瑕膏，打底工作一定要做好，不然干到裂开就糗大了。这款极度滋润的眼霜就很适合用来打底，用无名指点开的时候会感觉到霜体融化在皮肤上，手指感觉在轻轻滑动。稍加按摩一阵油光基本会消失，接下来再上遮瑕膏，基本维持一整天都没问题。

这两款精华液价位稍高，加上强力抗衰老的诉求，适合熟龄至妈妈级别的美女使用，属于成分实在物有所值型。

●●●眼膜

这是我第一款爱上的眼膜，是超市里面那些打着中药成分旗号的鸡肋眼膜完全不可比拟的，效果可以说立竿见影。它主打木贼成分，是明目的植物，能让眼周皮肤更有弹性。

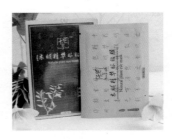

千味草木贼精华眼贴膜
参考价：10片/RMB138元左右

裁剪也与众不同，眼罩的形状加上柔软的材质非常贴合眼型，而且连上眼皮也照顾到。我最恨那种眼膜很快干的，根本不够滋润。这款浸满了充足的精华液，敷的时候甚至会顺着脸流下来，可以敷30～60分钟。要是有条件的话最好边敷边闭目养神，但我总有做不完的事，只能边上网边用。这款除了木贼还有多种滋养精华，有点桂皮的味道，个人觉得非常好闻。关键还是效果，以前用过的眼膜都没有任何感觉，一度对这种产品失去了信心，直到敷了木贼眼膜，马上会有刺痛收紧的感觉。

第一次用的时候有点吓到了，因为那种刺痛很像过敏的感觉，还有点烧烧的。但事先看过说明书上讲这是正常的，于是发挥"小白鼠精神"咬牙坚持，过一阵慢慢不那么痛了。敷了差不多40分钟眼膜还是湿湿的，拿下来仔细看看，细纹变淡了，眼袋真有收紧的感觉，效果能维持到第二天。

因为很多顾客反映刺痛感的问题，厂家出了一款2号，去掉了某些关键成分但是温和无痛。我也试用过，2号没有1号那种桂皮的味道，颜色比较浅，上面精华液也比较少。敷上去的确不痛，但收紧的感觉也没有，真不知道谁会花钱买个不痛但是没用的产品，只有皮肤极度敏感或者一点都忍不得痛的同学可以考虑，不过说实话，no pains no gains.

这款也来说说群众反馈，多数人士买来敷了纷纷表示的确刺痛，但也的确有效。部分人士皮肤强健到完全没有感觉，也没有效果。少数人士用了过敏，眼周红肿惨变佐罗，所以自认敏感皮肤的最好先做手肘过敏测试。而我自己在用过好几盒之后，觉得这个眼膜不需要密集使用。因为刚开始用它那几次特别刺激特别有效，用过五六次之后皮肤仿佛慢慢适应了，效果不如以往。如果隔一段时间再用，则又能见到新鲜强劲的效果，所以一星期用一两次就够了。

▶ 之前讲过这牌子的眼霜，而要论好用程度，眼膜比眼霜厉害很多。关键是价钱还不贵，一盒40片可以用20次，价钱100多元，算非常实惠。

用法稍微麻烦，不过也可以心态积极点想成是好玩。步骤如图所示：先把干的眼膜放在小托盘里，用装在小喷瓶里的精华液喷湿（说明书上写喷6下，但我都会忍不住喷10下），然后敷在眼睛下方15分钟就可以了。因为精华液喷得多，一般15分钟之后取下来还是湿润的，这时再上一层保湿眼霜就可以睡觉了。敷的时候就有紧致的感觉，会有小小的刺痛，不过比木贼温和得多。敷完可以观察到眼周细纹明显消失，眼袋也有点收紧的迹象。

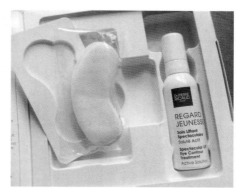

法国DR.PIERRE RICAUD瞬间平复焕彩眼膜
参考价：40片/RMB138元左右

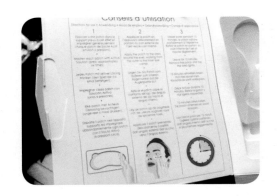

我每天都会仔细照镜子观察皮肤的变化，如果发现因天气异常或疏于保养眼下出现了细纹，就马上敷这个眼膜，连敷五次左右基本就能把细纹扼杀在萌芽阶段。

这款眼膜可以根据情况每周做2～3次，也可以跟木贼眼膜交替使用。如果说擦眼霜主要是为了预防，敷眼膜则更有快速治疗的功效，一定要搭配坚持使用。

●●●护眼小道具

○ 花王出品的蒸气眼罩最近很红，一共有薰衣草、洋甘菊和无香三种选择。两种香味都很幽雅，有放松心情的作用。戴上后会慢慢散发出40℃左右的温暖蒸气，放松眼周肌肉，促进眼部血液循环，有效缓解疲劳、预防眼袋的产生，非常适合长期用电脑的人士使用。

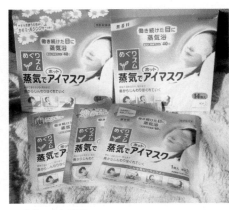
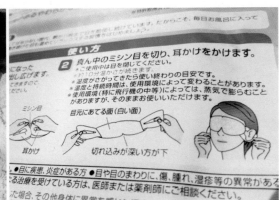

日本花王蒸气眼罩
参考价：14枚/RMB105元左右

使用方法非常简单，按照说明书把眼罩背后的那片轻轻沿虚线撕开，挂在耳朵上就可以了。注意不要在画了眼妆时用这个眼罩，个人感觉最好的时机是睡前做完保养、擦好眼霜之后，戴上躺在床上，感觉蒸汽徐徐冒出，促进眼霜的吸收。之后也不用取下来，就带着它整晚好眠，第二天起来不容易浮肿。用过一次之后不会再有蒸汽了，但也可以当普通眼罩反复使用，柔软的质感比市面上一般眼罩更好。单片包装方便携带，我坐飞机时也会带上一片，美美睡个好觉，下了飞机就精神抖擞了。

除了擦眼霜、敷眼膜，我们更应该重视眼睛的健康。当然要说完全不用电脑、不看电视是不可能的，但尽量还是抽空起身走走，看看远处。如果有佩戴隐形眼镜或处在空调环境中，造成眼球干燥不适，要慎选眼药水。现在不少眼药水添加了薄荷成分，瞬间感觉很清凉，但其实这样的药性长期使用会造成更加干燥和依赖。所以最好选择人工泪液，理性特征与人体自身的泪液非常相似，可以在眼球上形成一层滋润的保护膜，尤其适合干眼症患者和隐形眼镜佩戴者。

ALCON这个牌子是很多眼科医生推荐的，小只装稍贵，但是不含防腐剂，完全没有副作用，用在眼睛上的东西值得投资。

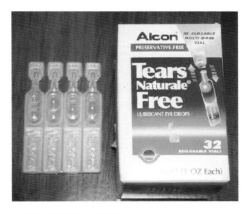

美国ALCON泪然人工泪液
参考价：0.4ML×28支/RMB120元左右

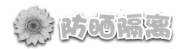

与其晒伤后忙着修复，不如做好晒前防护

　　防晒这个看似简单的概念其实学问不少，而就在皮肤科医生、美容达人大力宣传防晒重要性的今天，居然还有小朋友问我每天擦防晒会不会伤害皮肤，真让人内伤到吐血。而就算有人懂得防晒的重要性，也被一大堆什么物理防晒、化学防晒、UVA、UVB之类的概念搞迷糊了，我们就来由浅入深从头讲清楚。

●●●几岁需要开始擦防晒？

　　根据皮肤科医生的说法，防晒从BABY时代就应该开始，是每个人一生必做的功课。因为紫外线是皮肤最大的杀手，若不能切实做好防护工作，暗沉、色斑、皱纹等就会慢慢爬上脸，神仙也难救。所以切忌：觉得自己还年轻，就不用防晒。护肤永远是防护大于治疗。

●●●可以只在夏天擦防晒吗？

　　每年一到夏天，电视和杂志上到处都充斥着防晒霜的广告，而到冬天就销声匿迹了，让一些人以为只有夏天阳光猛烈的时候才需要防晒。其实就算在寒冷的阴雨天，伤害皮肤的紫外线也还是无处不在。

UVC	波长最长，伤害力最大，但基本被臭氧层隔离掉了，不用太过担心。
UVB	波长中等，阳光越强则UVB越强，会直接造成皮肤被晒黑晒伤。但是它可以被云层阻挡，所以在阴雨天不太有杀伤力。
UVA	波长较长，看不见也感觉不到，却被称为"隐形杀手"，能穿透云层和玻璃，即使在阴雨天呆在室内不出门，仍然有它的踪影。更可怕的是UVA对皮肤造成的伤害可达真皮层，形成自由基，破坏皮肤弹性，出现皱纹，造成色素沉淀形成色斑。而这一切伤害都是慢性积累的，不会像晒伤那样马上体现出来，但一旦出现了就再难挽回，造成的后果有个可怕的学名叫"光老化"。

　　所以几乎所有护肤专家在面对"如果漂流到无人荒岛，只能带一样护肤品会是什么？"这个经典问题时，都会异口同声地回答——防晒。防晒绝不是夏天的专利，只有切实每天认真做好，才能从根本上推迟老化，减少皱纹和色斑的产生。

●●●物理防晒 VS 化学防晒

化学防晒	化学物质与皮肤细胞结合，达到吸收紫外线的效果，一般擦上之后要等二十分钟之后才能生效。一般化学防晒霜中需要好几种化学物质共同作用才能有效防晒，对皮肤来说负担比较重，容易引起过敏，而且质地通常比较干。
物理防晒	由反光离子在皮肤上形成一层防护，主要成分有二氧化钛（Titanium Dioxide）和氧化锌（Zinc Oxide）等。这些成分不被皮肤吸收，负担比较小，尤其适合敏感皮肤。以前技术还不成熟的时候，物理防晒霜涂上去容易死白一片，现在的科技已经可以做到质地轻薄兼具润色效果。

　　从上表对比可以看出，物理防晒用在脸上是更可取的，尤其是对于敏感皮肤来说。要分辨是否物理防晒，除了检查成分表里是否有上面提到的那些成分，最简单的是记住：

　　★日系防晒通常走物理路线，质地轻薄呈液体状，用前要先摇匀，而且多为肤色；
　　★欧美系防晒多为化学配方，质地呈霜状，比较油腻厚重，颜色多为白色。

　　不过现在有些欧美品牌的化学防晒成分超强，虽然还是改不掉油腻的弊病，在大太阳下进行户外活动时用在身体上还是很合适的，之后会介绍几款。

　　而更有效的防晒则是实际意义上的物理阻隔，即是避免暴露在阳光下，夏天出门随身携带有抗UV功能的伞或戴宽檐帽，骑车戴面具和手套，白天在家如果不想擦防晒最好拉上防紫外线的窗帘。若能切实做到这些，绝对是最好的防晒方法，但向日葵热爱阳光，我实在没办法过这种吸血鬼般的生活，所以选择防晒霜就更重要了。

●●●防晒指数是否越高越好？

相信大家都知道SPF是对抗UVB的指数，PA是对抗UVA的指数，但是有些欧美系的防晒是不这样标明的，有些会用PFA或PPD/IPD来衡量。

	PA	PFA	PPD/IPD
轻度防护	PA+	PFA2-4	PPD2-4
中度防护	PA++	PFA4-8	PPD4-6
高度防护	PA+++	PFA8+	PPD6-8

资料来源：张丽卿，《我就是化妆品达人》，广西科学技术出版社。

如果完全没有标注UVA防护值，或者说明中也没提到有这个功能的，还是不要轻易尝试，毕竟损害不是短时间能体现出来的。所以有些网上流行的防晒牌子，完全没提到UVA这回事，口碑再好也没必要冒险。

那我们到底需要用到多高？系数高了会不会对皮肤造成负担？冬天是否要用系数低一些的？

理论上说法各异，其实我个人认为系数是越高越保险，尤其是抗UVA的PA指数。而防晒霜会不会对皮肤造成负担则跟系数无关，跟配方和制作工艺有关，这个只能靠自己长期感受，俗话说谁用谁知道。至少我在过去两年，无论春夏秋冬几乎每天都用SPF50+、PA++的曼秀雷敦防晒液，没有感觉到任何负担和不适。

●●●如何擦防晒功效最强？

希望防晒发挥最佳效果，最好在之前擦一层抗氧化剂，比如含有VC、左旋C或多酚类的精华液或水。这样能及时清除紫外线造成的自由基，最大程度避免对肌肤的伤害。

而防晒霜一定要擦够量才有效，通常擦全脸需要至少一元硬币大小的量，用轻拍的方式少量多次叠上去，擦完之后如果再加一层具有防晒效果的粉底或蜜粉更好。这并不是说如果你擦了几层不同的防晒产品，系数就相加变高，比如防晒霜SPF30+蜜粉SPFI5=SPF45的防护，防晒系数不是这样计算的，而是让不同产品中的有效成分共同作用，补充防晒霜量可能没擦足的缺陷。

身体防晒很多细节的地方一定要注意涂到，基本上所有露出来的皮肤都要涂，比如脖子（短头发的人还要涂脖子后面）和耳朵（这里很容易晒伤脱皮）。还有一个容易被忽略的地方就是脚趾头，如果穿凉鞋脚上不涂防晒，脚趾头很容易被晒黑，看起来脏脏的，所以我都在脚上下重手。

而已经开封的防晒霜，在三个月内要尽量用完，即使还有剩余也不能存到第二年再用。别以为是在省钱，其实又算计了自己。同样道理，即使防晒霜说明书上写着不开封有效期三年，也尽量选当年新鲜出品的，保证活性最强。

●●●防晒VS隔离（抗辐射的迷思）

有天课间跟几个女生聊护肤，一个妹妹问我什么隔离霜好，当听到答案是不需要用隔离霜的时候，下巴都掉到地上："可是……我有朋友在XX化妆品公司，告诉我一定要用隔离霜才行啊！"没错，会这样讲的人不是做化妆品的就是卖化妆品的。

于是问她："你觉得隔离霜是要隔离什么？"

她马上给出一个广告软文似的标准答案："隔离彩妆、辐射和脏空气呗！"

"呵呵，如果要顺利隔离彩妆和脏空气，那不是得把毛孔都堵上吗？那毛孔阻塞不是会长痘痘吗？"

"呃……这个……"

"而电脑辐射是没有任何护肤品能够阻隔的，因为它大部分属于波长约为6.5厘米的低频辐射，而隔离霜和防晒霜针对的主要是波长0.01～0.40微米的紫外线，所以隔离霜对电脑辐射根本没有什么作用，只不过是个噱头罢了。"

道理她似乎懂了，但被洗脑太久，一时间无法接受这个现实："这就是说……隔离霜是没用的？那为什么要发明这种东西呢？"

"其实隔离霜并非毫无价值，它们的主要功能在于调整肤色。一般隔离霜有粉色、绿色、紫色，绿色修饰过度泛红的皮肤，粉色修饰蜡黄肤色，紫色则能美白，有些还添加珠光。如果肤色不太好的人，在涂防晒霜之后打粉底之前涂一些适合自己的隔离霜能让气色好些。但归根结底还不如调整饮食勤奋护肤，让脸上自带好气色，比这些层层叠叠往脸上盖不是强多了吗？而且没有防晒指数的隔离霜绝不能代替防晒霜，防晒是一切之基本。"

这孩子终于释怀了："幸好问了你，不用花冤枉钱买隔离霜了。但辐射是不是就没办法隔离呢？它对皮肤的危害到底是什么呢？"

"辐射的确是无法靠任何化妆品隔离的，真要隔离还不如带个金属面具上网。其实辐射对皮肤的危害并没有我们想象的那么可怕。主要问题是辐射在皮肤表面形成静电，会吸附大量空气中的微尘。如果用完电脑之后没有洗脸，这些灰尘就会阻塞毛孔，长此以往让皮肤变差。所以睡前彻底清洁皮肤，再按部就班保养就可以了。我们今天活在一个无处不辐射的环境中，想要彻底避免是不现实的，擦这擦那不如多买点抗氧化的水果来吃呀！"

●●●爱用面部防晒

▶ 这款在我博客上热情推荐过多次，得到绝大多数人的好评，被列为"如果有天停产会让人悲痛到用圆规扎自己大腿"的榜首，也是我心目中暂时无可取代的面部防晒。这种日系小瓶装防晒用前都要摇一摇，里面有颗小钢珠摇起来会咔咔响。摇匀后挤出来是浅肤色的液体状，在脸上非常容易涂匀，有自然修饰、提亮肤色的效果。

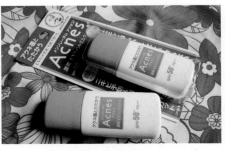

日本原装曼秀雷敦抗痘防晒霜~SPF50 PA++
参考价：30G/RMB70元左右

它最棒的地方在肤感，因为我不能忍受多数防晒霜擦上脸之后那种蒙着一层无法呼吸的感觉，也许是皮肤太敏感了，就连以清爽出名的SOFIA VERY VERY防晒液都觉得闷。但是用了曼秀雷敦完全没有任何不适的感觉，更妙的是它还可以控油，继而起到抗痘的效果。2009年夏天最热的时候我去了曼谷旅行，每天在脸上擦厚厚一层，顶着烈日在路边摊大嚼地道猪手饭，脸上的汗不停地滚下来。但说来也怪，居然汗被风吹干之后脸上呈现干爽的状态，连T字部位也没出油。那几天偷懒，出汗之后也很少补擦，结果暴晒四天之后回来脸上一度也没黑。

按理说有控油效果的防晒应该不适合干性皮肤用，结果有次给皮肤干到会脱皮的朋友试了，居然比她擦自己的某贵妇品牌的滋润型防晒效果还好。我觉得只要不是干到皮肤会随时裂开的人都可以用这款防晒，只要在之前做好了保湿打底工作就不会有问题。

如果动心想试试，记得一定要买日本原装的版本才是最好用的，日本人喜欢把品质最高的产品留着自己用，所以日本的牌子就要买原产的，相机、车子、化妆品都一样。在国内的屈臣氏可以买到国产版，香港特别行政区的SASA能找到港版，而日本版除非亲自飞过去扫货，只能上淘宝找个放心卖家。

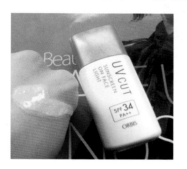

唯一稍微接近曼秀雷敦的是这款ORBIS隔离乳，无油配方适合偏油性皮肤。也是要先摇匀再挤出来，可以看到质地很稀，完全不油腻。这个颜色比曼秀雷敦稍微深点，但擦出来也不觉得，也有稍微修饰肤色的作用。总体说起来它在我心目中还是只能排在曼秀雷敦后面，不过偏低的指数适合用来冬天擦。

日本ORBIS新透妍防晒隔离乳液(隔离露)SPF34
参考价：28ML/RMB75元左右

这个系列还有一款乳霜状的，感觉很像倩碧的SUPER CITY BLOCK，适合偏干的皮肤用。这款修饰肤色的效果不俗，但我用了后T字部位还是觉得闷。

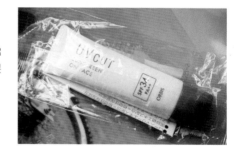

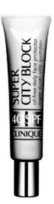

在我用过的欧美系防晒中，唯一能上脸的是这款城市隔离霜的无油版本。它跟上面那款差不多，推荐给身在国外难买日系的同学们用。

倩碧超级城市隔离霜
CLINIQUE SUPER CITY BLOCK OIL-FREE
DAILY FACE PROTECTOR SPF 40
参考价：40ML/RMB180元左右
〔图片来自品牌官网〕

这款我自己是当成身体防晒用的，其实对很多人来说更适合用在脸上。因为曼秀雷敦虽好，却依然不时有人提出：用了曼秀雷敦觉得干怎么办？不希望防晒霜有润色效果应该选哪款呢？这款金色盖子的兰芝就是答案。

给大家比较一下兰芝这两款质地的差距：

上面的是粉紫色盖子的SUN BLOCK TRIPLE SPF40 PA++，质地比较厚重油腻，擦多了不容易推开，而且本身颜色偏白兼带有珠光，跟普遍高倍数身体防晒霜的弊病一样，在炎热的夏天用起来会感觉比较闷。我去曼谷的时候在身上用了它，以为这么厚重又美白的防晒肯定能对抗那边的阳光，结果只有脸上的曼秀雷敦通过了考验。

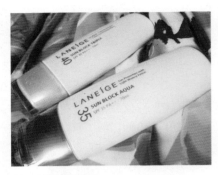

韩国兰芝水凝防晒霜
LANEIGE SUN BLOCK AQUA SPF35 PA++
参考价：70ML/RMB140元左右

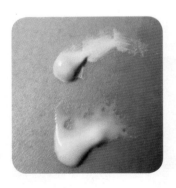

下面的是金色盖子的SUN BLOCK AQUA SPF35 PA++，如图可见是淡黄色，质地极为清爽容易推开，边推边有如水般化开的感觉。当然作为防晒不可能像芳草集保湿霜那样"揉出水珠"，但也很接近了。它的味道也很好闻，带着淡淡柑橘的清香，不像一般防晒霜那样的化学味，总之让我极度满意，让擦防晒都变成一种享受，夏天再也不用忍受满身黏黏的感觉。

其实这款本来是为脸部设计的，防晒成分是二氧化钛加氧化锌的聚合物，加上几种保湿抗氧化的植物精华，非常适合偏干性皮肤。

●●●高倍数身体防晒

夏天一般躲在室内活动的人用兰芝擦身体就可以，但如果要去海边度假，则要出动高倍数防晒来对抗。

露得清这个系列运用Helioplex专利技术，全面对抗UVB和UVA，其中有款SPF70的防晒霜宣称PFA指数竟然达到23.2之高，是户外活动的最佳选择。霜和喷雾两种我都用过，霜不是一般的难推开，很容易涂不均匀。若在平时我肯定不能忍受，但出门度假游玩本来就满身大汗脏兮兮的，咬咬牙也就过去

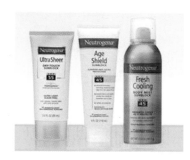

了。喷雾则有冰凉镇定的效果，不过质地油油的，喷完之后要用手抹匀，但还是比霜好对付多了，适合随身携带补防晒。可以想象露得清要是涂在脸上会多么的闷和油，但若是长时间在户外暴晒活动，还是用它擦脸比较保险。

美国露得清NEUTROGENA HELIOPLEX 防晒系列
（图片来自品牌官网）

▷ 理肤泉在防晒成分上也有自己的专利Mexoryl SX和 Mexoryl XL，除了SPF50+的抗UVB指数，居然还注明高达PPD22的抗UVA指数。作为抗敏感的品牌当然不含香精，外加专利活泉水的水包油配方，让敏感皮肤也能安心使用。这款喷雾严格说起来该是乳液，只不过做了个喷头，挤出来完全是乳液状的。

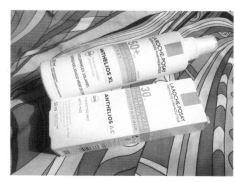

成分、功效都很优秀，唯独有个致命伤——容易搓泥，稍微涂厚一点就搓得不行。不过一般也是上山下海才会出动这款，也就不太介意搓泥了。相比之下防晒霜稍微轻薄一些，不过用在脸上也是难以推匀，总之欧美系高倍数防晒还是留到夏天度假时身体用就好了。

法国LAROCHE-POSAY 理肤泉特护防晒喷雾SPF50+
参考价：200ML/RMB180元左右

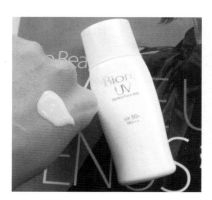

◁ 若实在不能忍受油腻、搓泥，还是回到日系防晒的清爽怀抱吧。这款推出之后，在台湾地区卖得很好，被昵称为"牛奶小白"。我这支是在泰国买的，建议大家去泰国旅游之前完全不必着急准备身体防晒，那边的BOOTS和屈臣氏有大把国内没见过的款式，而且价钱相宜。这个虽说是face milk，我用在脸上还是稍闷，用在身上则正好，带有小小的滋润和润色效果，加上超高的防护指数，可谓非常理想。唯一的缺陷是容量较小，毕竟是为面部使用设计的，不过正好方便随身携带。

日本碧柔牛奶小白防晒液
BIORE UV PERFECT FACE MILK SPF50+ PA+++
参考价：30ML/RMB45元左右

●●●擦防晒霜的手法

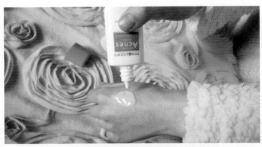

◁ 擦防晒霜跟面霜手法不同，首先把防晒霜摇匀了挤在手背上。擦防晒霜最好是少量多次，一次不必挤太多。

◁ 我习惯用中指和无名指的指腹来蘸取防晒霜，方便涂抹。

▷ 同样是由下往上的顺序，用指腹轻轻把防晒霜拍匀，我通常会涂两层。涂完之后再轻轻扫上一层蜜粉，看起来就非常自然了。

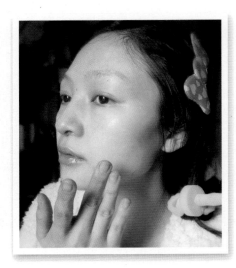

●●●如何补擦防晒?

我们常听说夏天要经常补擦防晒，两三小时补一次，那是不是整天坐在办公室或教室里也要补呢？其实只要在防晒品没有流失的情况下，是不需要常常补擦的，因为绝大多数紫外线吸收剂耐光性和耐热性都很强。所以如果你在照得到阳光但凉爽的房间里，没有流汗，就不需要补擦防晒。

但若是进行户外活动而流汗，或进行水上活动之后，应该尽快把皮肤擦干进行补擦，视乎防晒霜的系数和防水程度一两个小时补一次。

●●●只要擦了防晒霜就不会晒黑吗?

如果你很勤奋地每天都擦，用的产品系数够，擦的量也够，但还是变黑的话，就坦然接受健康的肤色吧。我们都见过天生晒不黑的人，通常白里透红，即使是暴晒也只脱层皮，又变回"小白兔"。也有些人不晒都是黑的，夏天就算不怎么出门，皮肤都仿佛感应到户外阳光自动黑一两度。还有些人是身体跟脸分开的体质，我就像爸爸的体质，脸不容易晒黑，身体比较容易上色。个人觉得这样还不错，夏天身体晒黑一点看起来比较瘦。所以大家选防晒不要一味追求晒不黑，SPF是防止皮肤晒伤，PA是防止皮肤老化。如果怎么防都会黑，就坦然接受健康的肤色吧，只要做好保湿工作看起来亮泽就行了。

●●●眼唇需要专门的防晒吗?

凡是能擦在脸上的防晒，也能用在眼周，包括上眼皮，只要之前擦好眼霜打底就行。而唇部皮肤其实非常娇嫩，户外活动时也最好擦有防晒功能的唇膏。

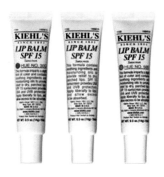

KIEHL'S 15SPF防晒唇膏
（图片来自品牌官网）

▷ 这被称为全世界最好用的唇膏，也许稍显夸张，不过的确是不错。质地润而不黏，涂上去双唇散发自然光泽，加上难得的SPF15防晒系数，据说擦后去滑雪也没问题。除了无色透明的经典款，现在还出了不同颜色的唇彩，价格也算合理。唯一的缺陷是瓶口设计不方便直接涂上嘴，需要用手指抹匀，感觉不太卫生。

●●●晒后修复

不管怎么强调防晒的重要性，每年夏天还是会有小朋友哭着来跟我说不小心晒伤了，问该怎么办。要知道一次晒伤不光是脱皮变黑这么简单，真皮层里的胶原蛋白也会受到严重损坏，要吸取教训啊。

不管有没有晒伤，暴晒之后回家都应该马上进行修复工作，当务之急是补水。如果不是很严重，就敷化妆棉水膜好了，玫瑰加芦荟有很好的镇定补水效果。如果晒伤得厉害，已经开始发红干燥了，就不要再用芦荟，而用强效晒后修复面膜。

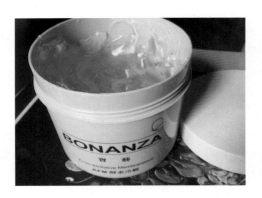

◁ 这一大罐主要成分是蛋清酵素，质地像很厚的果冻，相当浓稠。它对晒后修复、补充水分、恢复皮肤弹性很有效，敷的时候至少要1厘米的厚度，最好躺下来闭着眼睛慢慢享受敷40分钟清凉面膜的感觉，脖子、胸口都可以敷到。

中国台湾宝艺酵素冷膜KFM
参考价：1000G/RMB250元左右

▷ 如果想迅速白回来，最好搭配同系列的水解美肤霜，在敷冷膜之前轻轻拍一层在脸上。这个美肤霜看起来像粉底，其实颜色来自天然成分，还添加了油溶性维他命E &A、水溶性维他命C、蛋黄素等滋养成分。先擦美肤霜再盖上冷膜，等于利用面膜厚度形成的压力把有效成分导入进去。

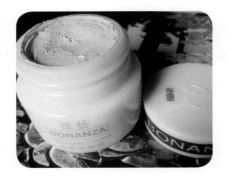

这罐面膜还有针对粉刺和痘痘的治疗效果，不少人反映敷完之后鼻头顽固的粉刺都浮出来了，毛孔也有缩小的迹象。不过对我来说它还有另一个妙处——用来治疗淤青。我身体的皮肤很薄，被撞到或碰到硬的东西容易起淤青，有时候腿上莫名其妙几块都不知怎么搞出来的，也不容易褪。店主教我用冷膜厚厚地敷在淤青上，感觉它变热了就换一块，有时间就多敷一阵。头天晚上敷了两个小时之后，第二天那块淤青真的消散了。

如果手上没有这款面膜，也可以用其他高效补水的面膜代替，总之晒伤之后就是要让皮肤喝饱水。如果身体晒黑了，还可以用牛奶泡澡，一浴缸水加四五盒牛奶密集泡几天能很快白回来。当然最好是家里本来就有快过期的牛奶，或者去超市买最便宜的就好了。

可以理解大家晒黑后想要白回来的心情，但这时候使用美白产品千万要小心，因为不管是VC还是酒精之类对皮肤都有刺激，敏感皮肤晒伤后本来就脆弱，要避免造成毁灭性的打击。

说到底还是回到原点：与其晒伤后忙着修复，不如做好晒前防护！

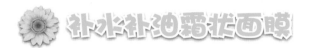

对于偏油性皮肤来说，保养主要在于补水，利用化妆水面膜就能很好做到这一点。但偏干或敏感性皮肤除了日常水膜保养，在特别干燥时期则只有补水补油的霜状面膜能提供足够呵护。

●●●使用霜状面膜的要点：

★涂厚一点，在脸上呈白白一层，尤其在脸颊干燥部位可以加强，敷一段时间后白色面膜会变透明；

★除了少数香味熏眼睛的，一般霜状面膜眼周也可以使用；

★如果敷着霜状面膜上网，在睡之前可以用化妆棉沾花水把表面的灰尘和多余面膜擦掉，然后直接擦晚霜和眼霜；

★如果睡前才敷，可以作为过夜面膜，尤其适合在有空调或暖气的房间里使用。

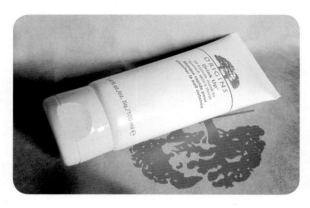

美国品木宣言一饮而尽深度滋润面膜
ORIGINS DRINK UP INTENSIVE
OVERNIGHT MASK
参考价：100ML/RMB230元左右

ORIGINS是我一直偏爱的植物系品牌，最吸引人的地方就是每种产品都有迷人的香气，而且多为清新的柑橘调和热带水果芬芳，走进它家专柜就让人沉醉。在国外不方便买到国货、日货的小朋友们，可以仔细研究品木的产品系列，针对各种肤质、不同年龄都有好用的东西。

这款面膜就是甜甜的杏桃味，质地是很润的霜状，主要成分为海藻精华（algae extract）和杏核油（apricot kernel oil），即时补水滋润能力超强。它刚敷上去是白色的，慢慢会变成透明的油状，这也是不少补水霜状面膜的特性。很多人都觉得敷了刚开始会有刺痛感，但很少听说有人因此过敏，敷完之后能有效缓解皮肤干燥不适，真是名副其实的能让皮肤一饮而尽喝饱水分。

主要成分为来自普罗旺斯的天然蜂蜜，这款霜状面膜质地有点黏，味道香甜，让人敷的时候担心会有小蚂蚁爬到脸上。它的补水效果不错，敷完后能让皮肤变得柔软，适合熟龄肌肤使用。

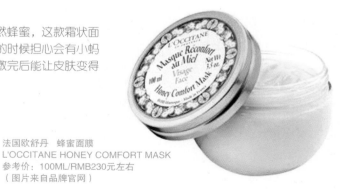

法国欧舒丹　蜂蜜面膜
L'OCCITANE HONEY COMFORT MASK
参考价：100ML/RMB230元左右
（图片来自品牌官网）

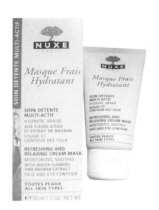

◁ 口碑超好的花水面膜，质地比较稀一点，凑在鼻子前闻居然有点淡淡的花椒味道，不过也可以说是青草味道，说明书上还专门强调可以敷在眼周。敷之前最好用花水打底事半功倍，我就喷了点保加利亚玫瑰水打底。通常霜状面膜都需要敷很厚，但这款只要薄薄一层就能有补水补油的效果，保持皮肤镇定湿润，非常适合旅行时随身携带当睡眠面膜使用。

法国欧树纯花水凝保湿面膜
NUXE MASQUE FRAIS HYDRATANT
参考价：50ML/RMB160元左右

●●●自制霜状面膜

　　霜状面膜效果立竿见影，是我最舍得投资的护肤项目之一，而且用起来也绝不手软。但勤俭环保是我们所提倡的，可以利用手上用不完的面霜和面油来自制霜状面膜。

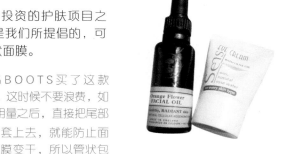

▷ 我爱尝试新产品。2008年在普吉岛BOOTS买了这款SANCTUARY霜状面膜，剩下1/3很难挤出来的。这时候不要浪费，如果把管身剪成三段，中间一段扔掉，挖出需要用量之后，直接把尾部套上去，就能防止面膜变干，所以管状包装的面膜面霜用到最后都可以这样处理。因为面膜本身偏干，我用手上闲置的面油加进去就能做出自己独一无二的霜状面膜。每次用的时候挖出一大块，在手背上多加几滴面油调匀，滋润的效果超级好。其中我用NYR橙花面油加保加利亚玫瑰眼霜调出来的配方，敷完之后脸上又润又亮白，效果比很多现成的面膜都要好。大家也不妨发挥创意，自己调配试试吧！

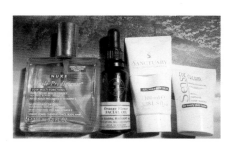

左起：NUXE金油、NYR橙花面油、SANCTUARY
保湿面膜、保加利亚玫瑰水眼霜

唇唇欲滴——润唇膏

　　之前说到多数护肤达人漂流到荒岛上如果只能携带一样护肤品，多数人会说是防晒霜，而我的回答却是大量的防晒唇膏，因为它不但可以用来滋润嘴唇，也能涂在全身作为防晒。实在不能没有唇膏这种东西。害怕嘴唇干这件事应该是天生的，因为我那很man的老爹平生不擦任何护肤品，却常有一只樱桃口味的润唇膏放在床头和口袋深处。

　　有人说擦唇膏太多会造成唇炎或有依赖性，对于我这个唇膏控来说，少说用过一百多种润唇膏，甚至把买唇膏变成一种乐趣，评判一个润唇膏是否好用的标准，除了滋润度之外，还需要质地不黏不腻，功效持久，味道好闻。下面就在我试用过的众多唇膏里，挑选几款我个人非常推崇的。

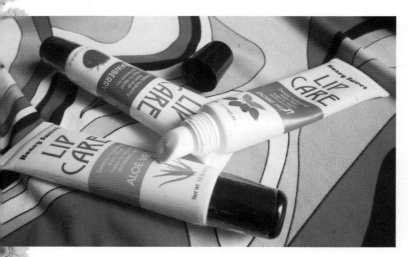

中国台湾 HONEY SWEET 纯天然植物润唇膏
参考价：12.5ML/RMB15元左右

　　◁ 这款唇膏最早是我在香港地区SASA发现的，当时只是买来送人，结果自己拆开试用之后感觉非常"解渴"。效果最好的是玫瑰果（ROSEHIP）口味，在博客上介绍过后现已绝迹于SASA，估计是因为推荐之后造成大量扫货而断货了，现在只能在淘宝买到。

　　它没有廉价的香精味，感觉很天然，轻轻擦一层嘴唇立刻润泽闪亮，连唇彩都省去了，斜口设计非常方便涂抹。我平时上课大量说话，课间就会摸出这个唇膏来补一下，结果被无数人询问擦的是什么唇彩。既能带出嘴唇健康的光彩，也不会太黏，质感很舒服。

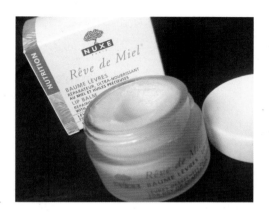

法国 NUXE LIP BALM 蜂蜜润唇霜
参考价：15G/RMB70元左右

◐ HONEY SWEET方便随身携带，比较油亮，会有唇彩的效果，对我来说堪称日间最佳唇膏。这款NUXE则是适合晚上睡前擦的，可以说是我的夜间最佳唇膏。它的质地很像糖霜，闻起来也很像水果糖味，甜甜的让人迫不及待就要擦在嘴上。这款擦上去厚厚一层感觉很滋润，但不会有油腻的感觉，不用担心睡觉时会糊到枕头上。以前有时候半夜醒来还会在床头到处摸唇膏再补一层，用它则完全不需要，第二天醒来嘴唇也不觉得干，坚持使用还有淡化唇纹的效果。

◑ 滋润而不黏腻的质感，应该是德国世家润唇膏最大卖点。这款闻得到有浓重的玫瑰精油成分，质感跟NUXE相仿，擦起来感觉很享受，就是稍微贵了点。

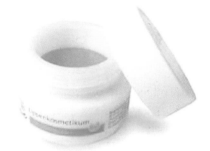

德国世家DR.HAUSCHKA活性修复润唇膏
参考价：4.5G/RMB60元左右
（图片来自品牌官网）

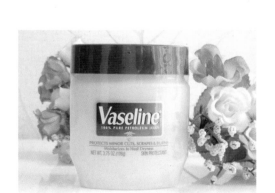

美国VASELINE PURE PETRPLEUM JELLY纯凡士林膏
参考价：106G/RMB25元左右

◐ 性价比最高的要数美国产纯凡士林，巨大一罐而且用途广泛，通常可以用来直接做润唇膏。其实不管再贵的牌子，所有的润唇膏都是以凡士林为基底的，只是加上不同的香精和包装，身价马上暴涨数倍。如果只是作唇膏，这一罐可能几年都用不完。身体皮肤很干燥的同学不妨把它豪迈地擦在身上，尤其是手肘、膝盖、脚跟等部位。皮肤科医生说，凡士林有很强大的保湿成分，只是因为分子大，用在脸上会阻塞毛孔。而对身体来说，它可以有效滋润，让皮肤柔软润滑，还能锁住水分。除此之外，凡士林还可治疗轻微的烫伤、烧伤、蚊虫叮咬，可谓全能——那句话怎么说来着："居家常备，谁用谁知道！"

▷凡士林自己出的唇膏也很优秀，这几款中我最喜欢芦荟味，在头昏脑涨不舒服的时候都会拿来当香膏闻闻。涂上去滋润而不油腻，给嘴唇添上一抹自然的亮泽，睡前擦了第二天起来还是润的。玫瑰杏仁那款膏体是红色的，擦了让嘴唇更有血色。凡士林用途多多，随身放在化妆包里可以当护手霜，紧急时缓解烧伤、烫伤，关键是价钱超便宜，真的应该人手一支。

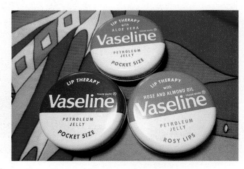

美国VASELINE LIP THERAPY凡士林润唇膏
（原味、芦荟味和玫瑰杏仁味）
参考价：20G/RMB25元左右

我们的嘴唇跟皮肤其他部位一样，也是需要定期去角质的，尤其是常画唇妆的人，免得死皮堆积，显得唇色暗淡。不过嘴唇上皮肤很薄，去角质不易太频繁，每周一次就好，而且动作一定要轻柔。

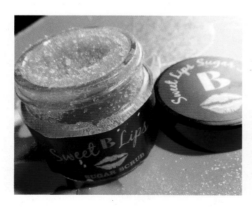

英国LUSH-B SUGAR SCRUB 香草巧克力唇部磨砂
参考价：25G/RMB70元左右

◁这款的主要成分是白砂糖、荷荷巴精油、薄荷精油、巧克力萃取物、香草和柠檬精油，闻起来就是诱人的香草巧克力香味，不小心舔到也是甜甜的。

用这款磨砂在嘴唇上轻轻打圈按摩时简直是一种享受，有时会贱贱地忍不住故意去舔一点。按摩几分钟之后我都让它在嘴上停留一阵，让里面的精油发挥作用，洗掉之后嘴唇变得嫩嫩的。因为我的唇色本来不算深，对别人说的唇色变浅没有特别的感觉，很大成分是当成一种娱乐。

如果不想专门购买唇部磨砂产品，大家可以模仿这个配方，试试用细白糖或红糖加上一点橄榄油或蜂蜜来代替哦。

●●●特别推荐

▷ 把这瓶作为特别推荐，实在因为它用途太广了，而且它是唯一宣称孕妇也能安心使用的精油类产品，从怀孕三个月开始用来擦腹部能有效防止妊娠纹产生，深受俏妈妈们的喜爱。

肯园这个牌子比较低调，但是在芳疗界的地位颇高，创始人为最早将芳香疗法引入亚洲的温佑君老师，大家所熟悉的牛尔老师也是其门下弟子。全线产品选用德国AYUS公司最上乘的高海拔有机原料，采取严谨精准的调配复方配置，让精油之间互相作用以达到最佳疗效，而且配方专为亚洲人设计。

这瓶辛巴达油算是入门产品，价位相当合理，而且每次用量很少，算下来性价比很高。

它的成分主要是甜杏仁油、菜籽油和乳木果油，基本没有味道，细看质地是有点呈小颗粒状的固体状，但是挖出来再稍加温热后就化成油状。对于极干性皮肤来说，尤其是身处北方的同学们来说是冬天保湿的恩物，可以直接用来擦全脸。把它用在精华之后，先挖出泡开的黄豆大小一颗在掌心均匀捂热，然后用按和捂的方式擦上去，若觉得不够可再加一层。我在最干冷那几天去了趟北京，全是靠它撑过来的，不然脸早裂开了。在成都不敢用它擦全脸，只在精华过后捂在脸颊最干燥的部位，能有效锁住水分，保持皮肤的柔嫩。

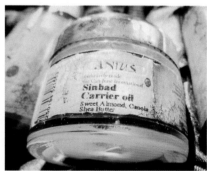

个人感觉它最棒的功效是做唇膏，轻轻按摩之后化在唇上，看起来娇嫩欲滴，软得自己都忍不住不停地摸，而且真的有明显的淡化唇色效果。唇纹特别深的人可以在磨砂之后涂上厚厚一层辛巴达，再盖层保鲜膜当唇膜敷，连续敷几天能让你找回花瓣唇的感觉。而且它完全不含防腐剂，就算不小心吃下去也不用担心。

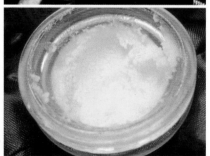

除此之外，也可以用辛巴达来做护手霜，或擦在身体任何特别干燥的部位，立即有效滋润。擦完之后还可以把手上剩的抹在发尾上，能抚平毛躁的发丝，是瓶全能型好油。

中国台湾肯园ANIUS辛巴达圣油
参考价：30ML/RMB130元左右

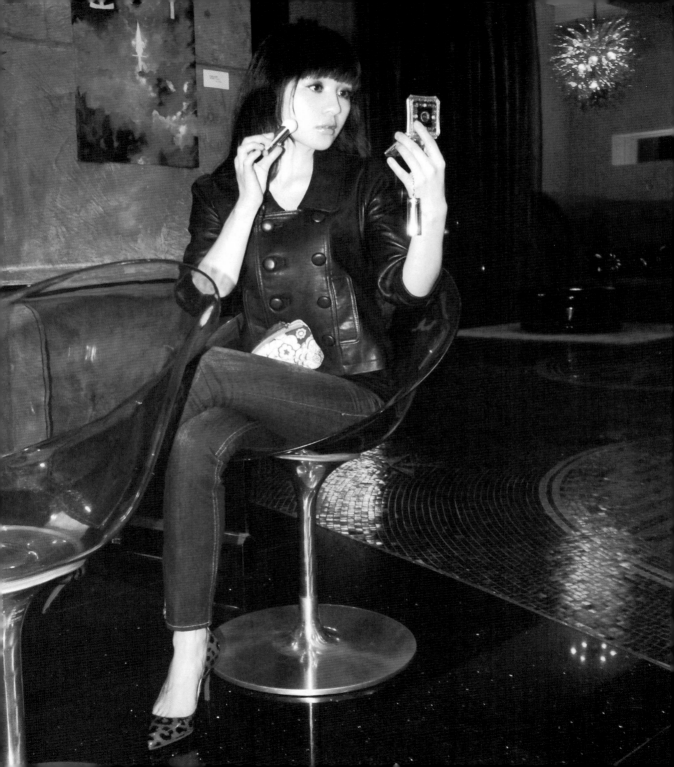

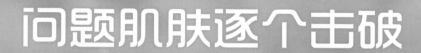

问题肌肤逐个击破

随着环境的污染和恶化，不同年龄的人都会出现不同程度的肌肤困扰，关键不在于年龄，而在护肤的方法，养成良好的生活习惯才能防患于未然，别等问题严重了才后悔哦！

稳定最是美好——抗过敏经验谈

　　每年到了春秋两季，抗过敏铁定成为热门话题，多年来我自己也为此困扰。第一次过敏是高中时去北京，秋天风沙大，把我的脸吹成了红二团。那时候对护肤完全没有概念，听妈妈说用盐水洗脸对皮肤好，于是尝试着用浓盐水去擦脸上的红晕。结果造成一发不可收拾的全面性大过敏，又红、又肿、又疼、又痒，持续了一两个月才治好。盐对皮肤有刺激性，而且浓度高了反而会带走脸上的水分。

　　这次之后每年春秋两季必定过敏，有过这样惨痛经验的人就会知道什么叫稳定最是美好。在过敏的痛苦期间，脸上的皮肤摸上去都是粗糙到扎手的，什么美白、什么细腻统统变成奢求，唯一希望的就是状况能够赶快稳定下来。经过多年抗战，我现在可以说是半个抗过敏专家，一旦发现势头不妙，两三天就能治好。如果你也有这个困扰，来看看注意事项吧：

　　★过敏源众多，每个人都不同，自己要注意观察总结。比如我是对干燥的气候过敏，不管是春秋季风，还是长时间待在有空调暖气的房间都会发作。最好的对抗措施是物理性的：出门用围巾遮脸或戴口罩避免风吹，不管多冷多热坚决不开空调。如果长期身处中央空调这样无法控制的环境，一定要摆个加湿器在桌上随时润着。

　　★过敏期间不可吃辛辣刺激的食品。我有次都快治好了，结果吃了几口超辣的串串脸颊马上熊熊燃烧，还要顶着这样两团去上课，丢死人了。敏感皮肤在非常季节尤其要注意饮食清淡，严重的话，牛肉、羊肉、姜、蒜这些发物都要避免。应多吃银耳、百合，从内部滋润调养，有条件的话还可以每天吃葡萄籽胶囊或蜂胶胶囊来增加身体的抵抗力。

　　★不可用过冷或过热的水洗脸，最好用敏感皮肤专用的卸妆水来清洁。不要过度去角质，尤其要避免颗粒粗大的磨砂产品，最好用豆浆渣来温和去角质。

　　★不可自己随便买药膏来擦。因为多数治疗过敏的外用药膏都含有激素，长期使用会产生依赖，让皮肤变得更脆弱，而且会有药物依赖性。如果过敏比较严重，最好还是去看皮肤科医生，在医生的指导下用药。

　　★不要过度使用抗敏感喷雾。即使一定要用，喷完之后要轻轻把脸上的水拍干，再擦上保湿面霜，不然水分蒸发后反而会带走脸上的水分。

★ 即使是标榜纯天然植物的护肤品，试用之前也最好做过敏测试。要知道很多天然植物可能正是你的过敏源，比如很多人以为有治疗过敏功能的芦荟，对包括我在内的不少人来说只会让情况恶化。

●●●治疗过敏功臣

经过多年自身人体试验，总结出以下产品有强力治疗过敏的作用。注意这些东西都属于治疗性的，不要用在正常期间的日常保养，以免造成依赖，但敏感皮肤应该常备作为急救之用。

过敏人士应该对这个牌子不陌生，主打温泉水成分，整个系列专为抗过敏设计，其中的王牌产品就是芙蓉蜜。它其实是强效保湿面膜，厚厚的一层涂在全脸上，加强过敏的地方，我感觉是停留时间越长越好，用作睡眠面膜也可以。它含有74%雅漾活泉水、红花油、可可油和甘油，有效镇定、舒缓过敏皮肤。用沾满活泉水的棉片擦掉之后，能马上感觉到脸上湿润了很多，不再紧绷或者痛痒。如果情况严重的话连续使用几天就会好。推荐这款给很多朋友，都成为了她们的救星。但是同样有人反映这东西用久了会有抗体，效果不如刚开始好，这就可以换其他急救产品试试。

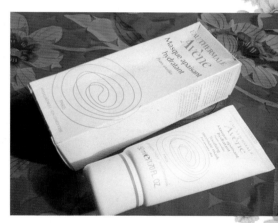

法国雅漾舒缓保湿面膜（俗称敷容蜜/芙蓉蜜）
AVENE SOOTHING MOISTURE MASK
参考价：50ML/RMB180元左右

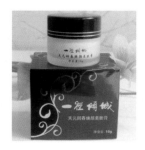

一夜倾城回春美肤膏
参考价：10G/RMB50元左右

名字煽情到我说出来都脸红，所以刚开始对它嗤之以鼻。这是迷奇的一款产品，据说是资深配方师的私人秘方。我向来不喜欢看吹得天花乱坠的介绍，尤其是什么倾城啊、回春啊之类的字眼。得到一瓶体验装，膏体如传说般很瓷实，不过在手心也比较容易化开。闻起来有淡淡的玫瑰精油味道，比较纯正。抹上脸的触感不错，吸收之后脸上不会感觉油腻，第二天早上起来脸也是嫩嫩的。

有段时间疯狂试用新产品，不幸过敏了。当时有点脱皮症状，擦了黄芪也没用，化妆水敷脸也没用，情急之下把这个狠狠挖出来厚厚一层当晚霜擦了。擦完之后满脸刺痛的感觉，但我一直忍着。因为经验告诉我，在皮肤过敏又极度缺水的状况下，如果擦上补水的面膜有刺痛感是正常的。个人感觉是"正在起作用"，以前用的ORIGINS的DRINK UP（一饮而尽面膜）和欧舒丹蜂蜜面膜都有这个感觉。当然这也有点冒险，因为搞不好是这个东西更刺激皮肤加重过敏，这就只能靠艺高人胆大了。我一般会等几分钟，如果是补水，刺痛会慢慢消失，而如果持续刺痛，就应马上用大量清水洗脸。这个面霜通过了考验，几分钟之后刺痛感慢慢消失，皮肤有滋润的感觉，第二天起来脱皮现象就改善多了。

后来又经历了几次过敏，每次都直接把这瓶找出来，当晚霜擦厚一点，睡一觉起来基本就能治好了。小包装很轻便，是我化妆箱里常备的良药，出远门也一定带着。

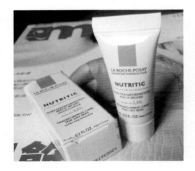

法国理肤泉唤肤复活乳
LAROCHE-POSAY NUTRITIC
小样参考价：5ML/RMB12元左右

对于旅行，真是期待又怕受伤害：期待每一次创造的美好回忆，却又怕坐飞机、住中央空调酒店房造成皮肤干燥，而如果旅行之前刚好已经过敏就更惨了。

2008年春天去香港前就过敏了，第二天一大早要坐飞机，一夜倾城又用完了，情急之下抓了两个理肤泉保湿霜小样随身携带。在飞机上抹了一层当保湿面膜，居然顶住了恶劣的环境，没有出现脱皮现象。接下来住酒店也是以前最怕的，于是把这东西当面霜日用夜用，到第三天过敏基本就全好了。这小样如果当面霜擦用个四五次没问题，现在我的随身化装包里就有一支，出门在外遇到皮肤突发状况也胸有成竹。

在众多宣称抗过敏的品牌当中，我最欣赏的就是理肤泉，朴实而有效。它的舒缓喷雾宣称功效包括止痒抗过敏，减缓肌肤炎症反应，舒缓镇定肌肤以及抗自由基，增加肌肤的抗老化机能。

是不是真的有这么神？光凭喷雾当然是不可能让你的皮肤改头换面的，但这的确是我用过最好的喷雾。它的喷头经特别设计，喷出来

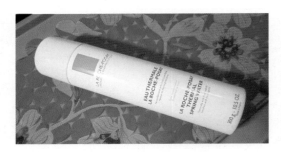

法国LAROCHE-POSAY理肤泉舒缓喷雾
参考价：300ML/RMB120元左右

的基本是雾状而不是水珠，就算在化了妆的情况下喷也不会花妆，可以随时舒缓皮肤。喷上去之后能在皮肤表面形成一层保护膜，专柜小姐特别交代不需要擦掉。甚至连眼睛觉得干燥也可以直接喷进眼睛里，完全不会刺激。欧美的皮肤科医生很推荐皮肤有炎症的病人使用，或者在皮肤手术后进行辅助治疗。

问题肌肤大作战：粉刺、黑头和痘痘

　　粉刺、黑头和痘痘并非年轻人的专利，随着环境的污染和恶化，很多三十岁以上的人也会有此困扰。关键不在于年龄，而在护肤的方法，有很多皮肤问题其实是人为制造出来的。

　　比如很多人觉得自己皮肤太油，就滥用吸油纸，或用清洁力强的产品过度洗脸，反而去掉了角质间宝贵的脂质，造成外油内干的局面。另一个极端则是完全不洗脸，宣称"我妈妈和奶奶就从不洗脸、从不保养，皮肤好得很咧！"但妈妈、奶奶所处的年代环境健康、污染小、辐射少，再看看今天我们所处的环境，怎么能生搬硬套呢。一天下来脸上出油又沾灰，不做好清洁工作自然毛孔堵塞、色素沉淀。

　　所以同学们还是再复习一下关于洗脸的章节吧，护肤首先是要避免问题产生，其次才是治疗问题。如果皮肤状况已经很糟糕了，大家对着镜子仔细看看，判断一下到底是什么症状才能对症下药：

　　★黑头：很多人误以为只要脸上尤其是T字部位乱长东西，就一定是"黑头"，听到号称能去除黑头的护肤品广告就动心想买。如果真的已经形成深层的黑头，是很难自己用工具或面膜去掉的，切记不要使蛮力用针去挑，弄不好会刺伤皮肤，造成严重的后果。最好去医院或正规美容院，求助专业人士，用彻底消毒的工具去掉，再即时消炎镇定。

　　★白头粉刺：这曾是最困扰我的皮肤问题，一度因为滥用卸妆油，鼻头上长满了扎手的小粉刺。以前最爱用妙鼻贴来对付，就是那种弄湿粘在鼻子上，干了撕下来的贴布。这的确有立竿见影的功效，每次能拔出不少粉刺，拔完还爱变态地在灯光下仔细欣赏，反复回味。但问题不但没有解决，还有恶化的迹象，拔完之后会不断再长出来，而且鼻头一带的毛孔还

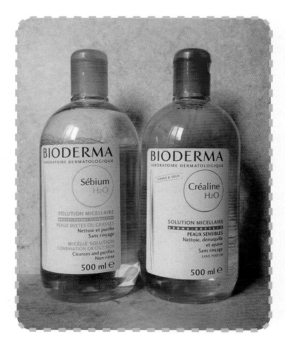

有扩张的趋势。现在想起来真是广告害人呐！在年轻懵懂的时代，多数的护肤信息就来自于五花八门的广告，相信靠洗脸就可以美白，粉刺可以拔出来，结果把皮肤越搞越糟。

我自己在长期摸索的道路上走过不少弯路，但也是个宝贵的学习过程。意识到妙鼻贴并非灵丹妙药后，我在屈臣氏发现了另一样东西：纳米去粉刺指套。它用极细的纳米纤维做成，材质看起来就像是快干毛巾。按照说明洗脸之后使用，彻底湿润指套后套在食指上，用打圈的方式轻轻按摩，磨掉鼻翼的粉刺。这样做真的有效，而且只要力道控制得当，不会对皮肤造成妙鼻贴那样的刺激。磨完之后我会上一点有收敛成分的化妆水，即时缩小毛孔。

这个方法用了一段时间，感觉基本还不错，就是有点担心指套反复使用很容易滋生细菌。终于又是一个误打误撞的机缘，让我发现终结粉刺收缩毛孔的妙方。

之前在清洁篇介绍过贝德玛蓝水，当时提过皮肤不是太油的人没必要用它擦全脸，而可以局部敷在T字部位。话说某天我正准备磨粉刺，突然瞄到化妆台上的蓝水，反正要用水来湿润纳米指套，不如就用它来代替，还可以顺便带有消炎收敛的作用。这样做效果的确非常好，鼻头一天天光滑起来了。后来举一反三，用一次性的化妆棉来代替纳米指套，避免重复使用造成污染。

最有效的清除粉刺方法就是等洗澡之后，乘毛孔处于张开状态，用棉片沾满控油卸妆水轻轻在长粉刺的鼻子、下巴等部位打圈，一边磨掉已经被软化的粉刺，一边让水里的成分收缩毛孔。注意动作一定要轻柔，有同学给我留言说把自己的皮肤硬生生磨破了！暂时磨不下来的也不要大力揉搓，可以用眉夹轻轻拔出来，再擦一层蓝水收敛。一周可以根据情况做个1～2次，坚持一段时间之后鼻子上那些千年大毛孔慢慢开始收缩，粉刺也越来越少，到目前基本不长了，摸上去滑滑的，真乃一大快事啊。

除了去粉刺，蓝水还可以用来治痘痘。这个功效也是小队长发现的，他皮肤太油又爱抽烟、熬夜，前几年很容易长大颗的痘痘，又红、又肿、又痛，擦什么暗疮药都没用。自从开始用蓝水洗脸，他感觉就算长了痘痘，也能很快消炎、消肿。正好遇到闺蜜猪儿大婚，因为操心太多，过分紧张，脸颊正中长了一颗痘痘，害怕无法做最美的新娘。我就给她装了一小瓶蓝水带过去，吩咐用化妆棉湿敷在痘痘上，敷的时间越长越好，干了再加蓝水上去，千万别吝啬。结果她乖乖敷了两三个小时，睡前再抹上赛维极品胶，第二天睡觉起来就基本消掉了。

极品胶也是口碑极佳的抗痘产品，来自成都本地专业芦荟品牌赛维。别看小小一支，成分是99%高浓度的芦荟精华，抹开之后会有化成水的感觉，本身就具有抗痘作用，配合蓝水一起使用效果更好。

除此之外极品胶还有很多功效，比如治疗轻微烧伤、烫伤，皮肤受损之后马上大量擦，不容易留下疤痕。我有年夏天被毒蚊子咬了一星期不退的痒痛大包，擦上它后马上不痒了，并迅速消肿，可以说是居家外出之良伴，我床头和随身化妆包里常年备货，以便不时之需。

注意：它属于急救型产品，不是日常用来擦或敷全脸的。不少网友反馈长期大面积使用高浓度的芦荟产品，会造成某种依赖性过敏，无法换用其他产品，而且皮肤会变得很脆弱。

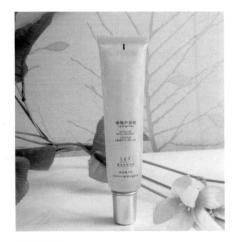

赛维极品胶
参考价：30G/RMB16元左右

●●●果酸面霜，抗痘最强

果酸面霜，不但能强力抗痘，还有收缩毛孔和美白的功效。我用过的牌子里最喜欢的是 NEOSTRATA，它来头不小，是果酸研发的创始公司，全世界最大的医疗用果酸品牌。也就是说不管你买多贵牌子的果酸产品，原料几乎都来自于它家，而它家自己的东西却并不贵。这款乳液主要的成分是12%内酯型葡萄糖酸（gluconolactone acid）、3%乳糖酸（lactobionic acid）以及Vitamin E。

我最早买它是冲着收缩毛孔去的，因为左边脸颊比鼻翼周围更容易过敏而毛孔又较大。使用一段时间以后，发现毛孔明显缩小，肤色比较均匀明亮，出油的现象也有所改善。而且因为加入了多种专利保湿成分，春夏只要不是太干的皮肤可以当作晚霜单独使用就够了，如果还是觉得干，可以当成精华使用，擦完再盖一层保湿面霜就行了。这款产品性质温和，一改我过去对果酸刺激的印象，用过三瓶也没有出现过敏现象（注意：敏感性皮肤试用之前还是要做贴布敏感测试）。

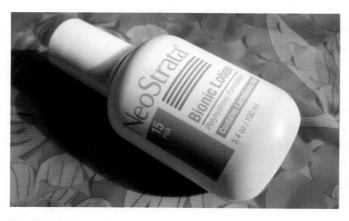

美国妮傲丝翠乳糖酸乳液
NEOSTRATA BIONIC LOTION
参考价：100ML/RMB170元左右

持续使用果酸面霜会有去角质的功效，所以不建议长期使用，以免皮肤变得过薄。我通常会在夏天当成晚霜用，一个季节过去也差不多用完了，到了秋冬转成保湿面霜。

　　还有一点一定要提醒大家，果酸是光敏感的，所以我都只在晚上使用。如果非要白天用的话必须配合高倍数的全面防晒，但建议尽量不要冒险。

　　2008年夏天我的果酸面霜没用完，剩下的一点被用来对付痘痘。长痘痘的原因有很多，有此困扰的人一般符合以下条件：

　　★ 经常熬夜，睡眠不足。充足而高质量的睡眠乃一切之根本，这个问题不解决实在别指望不长痘。

　　★ 饮食不健康，常吃油炸生冷的东西。这样破坏了身体机能平衡，自然猛冒油长痘痘。女孩子们千万不要贪图口舌之快常吃冰的东西，这两年我不怎么长痘痘的一大原因就是忌口，不管夏天再热也尽量忍住，即使一定要吃冰的东西也只能偶尔为之，浅尝则止。如果常在外面吃饭，摄入太多油分、盐分，或者煎炸这些"火气大"的食品，要尽量多吃些滋润的东西来调养，在之后的章节会介绍一些我常煮的美容甜品。

　　★ 压力和焦虑，心情的烦躁也会直接反映在皮肤上。别把自己逼太紧，抽时间泡个澡，放些薰衣草、甜橙这些有舒缓作用的精油，放松紧张的神经。

　　★ 荷尔蒙失调，分为暂时性的和长期性的。如果一直不正常地大量爆痘痘，光靠擦药是无法解决的，最好先去看看医生，或者吃中药调理一下。暂时性的则多发生在生理期前后，下巴和额头容易长痘痘，这时候要特别注意保暖，多喝泡红枣枸杞的热水。

　　如果已经长了痘痘，可以试试用蓝水敷和芦荟胶擦。但我长过一种很难对付的痘痘，属于埋藏在深处发不出来那种，又红、又肿、又痛，用蓝水敷也不见效。灵机一动睡前擦厚厚的一层果酸面霜在上面，第二天起来白色的脓就冒出来了。这时候用干净的棉签蘸一点酒精或消毒水去挤。记得一定要彻底，多换几次棉签把所有的血都挤出来，不然会容易使色素沉淀留下痘印。挤干净之后用蓝水或金缕梅化妆水敷一阵消炎，就可以照常保养上妆了。刚挤过会结疤，接下来几天晚上继续用果酸面霜厚厚一层擦在疤上，能促进伤口愈合，伤疤很快脱落，几天之后就基本平滑，没有印子了。

　　问题肌肤里还有一种叫做闭口粉刺的坏蛋，通常出现在下巴、鼻周和额头上，是那种埋藏在表皮下的小突起，摸起来不光滑，也很难去掉。根据我自己的经验，果酸面霜对于闭口粉刺也是很有效的，每年夏天用完一瓶皮肤就光滑了许多。

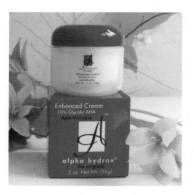

美国ALPHA HYDROX 经典果酸面霜
ENHANCED CREAM
参考价：56G/RMB85元左右

ALPHA HYDROX也来自美国，价钱比NEOSTRATA便宜。它似乎浓度更高，闻起来有酸酸的味道，擦在脸上也会有小刺痛感。其实擦果酸会刺痛是正常现象，一般过一阵就会消失，我心里感觉刺刺的是在"起作用"，真是痛并快乐着。但如果刺痛持续不退，并伴有发红、发痒症状，就可能是过敏了。所以敏感皮肤的同学在尝试这瓶之前，一定要做贴布测验。

感觉这瓶更适合大油皮肤使用，尤其是痘痘、毛孔问题比较严重的人，不少油性皮肤的同学都反馈说用完感觉皮肤焕然一新，说皮肤变光滑、痘印消失、毛孔缩小、肤色变白的都有，是价廉物美的好选择。

总之果酸是皮肤科医生非常推崇的成分，能有效解决多种皮肤问题。现在不少品牌都推出了家用果酸焕肤套装，宣称去角质、抗痘、收毛孔、美白一次完成。这类快速见效的产品一般浓度较高，刺激性也就更大，我顾忌敏感肤质没敢尝试，还是细水长流慢慢改善来得好啊。

●●●终极猛药：维A酸乳膏（Tretinoin Cream）

如果你的痘痘是大面积一片一片的，用上述方法都无法治好，建议还是尽快去看医生。说不定并非青春痘，而是皮炎或病毒引起的症状。排除这些可能性之后，医生应该就会说跟我同样的话啦："杜绝熬夜，不吃生冷辛辣食物，多喝水，多吃蔬菜、水果。"除此之外，医生多半会开维A酸乳膏给你，因为它是目前最有效的强力抗痘药物。

凡事都有两面性，它药性这么强，就必定有副作用，而且副作用还不小。首先孕妇是绝对不能使用的，不然有导致胎儿畸形的危险。而且前面讲过VA光敏感的问题，这种软膏和其他含VA的抗衰老产品都最好别在白天用。

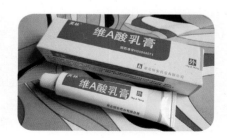

这个软膏有不同浓度的，如果是医生开给你的，

浓度应该是适合的。自己去药房买的话，不要选浓度超过0.025%的，不然会过分刺激皮肤，导致脱皮。因为它容易引起皮肤敏感，用在脸上之前一定要在手肘内侧涂一点做过敏试验。即使没有当场过敏，在使用时也一定要注意手法。不少人反映VA软膏治痘痘虽有效，但是会导致皮肤过度干燥脱皮，而且痘痘好之后也容易留疤。为避免这种状况，晚上洗脸之后要先用薄薄一层纯补水保湿功能的面霜打底，然后在长痘痘部位涂一层VA软膏，也是薄薄的就好。别为了治痘心切反复涂抹或者加大用量，这样容易留下痘疤。

总之，我认为若不是很严重的痘痘，尽量不用上这么猛的药，即使要用也尽量在医生指导下进行。如果光靠擦还不好，医生还有可能开口服VA药给你吃，这就更需要谨慎了。

说到底还是防患于未然，养成好的生活习惯才不容易长痘痘，别等问题严重了才后悔啊！

●●●小颗粒大烦恼：对抗脂肪粒

脂肪粒通常出现在脸颊靠近眼周的地方，感觉不痛不痒，但有个小突起很有碍观瞻，而且难以去掉。小小的脂肪粒，背后藏着许多成因，并不光是我们平时以为的"眼霜太油腻不吸收而造成脂肪堆积"。

皮肤科医生认为所谓脂肪粒其实是皮肤病，多为粟丘疹，与遗传体质有关。当我们因为长时间画浓重色彩的眼妆，卸妆又没做彻底，或是过分使用磨砂膏或去角质产品时，就会伤害眼周娇嫩的肌肤，出现肉眼看不见的伤口。在自我修复的过程中，如果同时用的眼霜比较油腻，会出现白色小囊肿，就是粟丘疹，也就是我们以为是脂肪粒的东西。所以各位姐妹，看完这章再去复习一下之前讲过的卸眼妆手法，以及去角质的章节，不要自己活生生造出脂肪粒了。

如果已经长了粟丘疹但不是太严重，大可不必太担心。只要每天乖乖彻底卸妆，手法够轻柔，并且避免眼周去角质，再选用不油腻的清爽质地眼霜，过段时间囊肿会自动脱落。记得切勿自己用针去挑破脂肪粒，我每次听到这种悲壮的故事都感叹怎么能有人对自己下如此毒手！痛就算了，如果消毒不彻底还会进一步造成皮肤感染，有烂脸的可能性。若是实在看不惯脸上的小颗粒，想让它即刻消失，最好还是求助专业人士，找正规的医院或者美容院，采用充分消毒的器具挑除是比较安全的办法。

前几年我也长过类似的东西，估计是那时候卸妆不够认真吧，那一两年总有两颗顽固不化地挂在脸颊上，后来被我用下面这个宝贝敷好了：

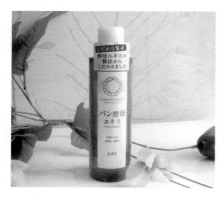

日本POLA PDC咖啡酵母水

这瓶咖啡酵母水没有跟之前章节的敷脸化妆水一起出场，目的是在这里作为治疗型化妆水亮相。POLA是日本最大的化妆品集团之一，旗下不同价位的品牌甚多，其中PDC算是便宜的开价产品。这瓶水的质地介于浓稠派和清爽派之间，主打从咖啡中提炼的酵母精华成分，可以促进皮肤新陈代谢，提高透明感。这瓶水虽便宜，却因为是用有质感的茶色磨砂玻璃瓶子包装，让人感觉很高级。一般用它来局部湿敷，通常敷在T字部位和脸颊上，感觉有收缩毛孔却很滋润的效果。敷了几个礼拜，发现脂肪粒居然也不见了，之后再也没长出来，真是意外的惊喜。

当时就觉得有点悬，但还是在博客上提到了这件事，同时指出对我有效的不见得对每个人有效，大家不妨抱着提高整体肤质的期望来敷这瓶水，如果正好去掉了脂肪粒就算捡到了。根据后来的读者反馈，的确有不少人用它敷掉了脂肪粒，最不济也觉得毛孔缩小了。

这瓶水在淘宝上一度断货，现在则是因为停产了，即使买到也可能是不新鲜的存货。谁让POLA研发能力强大，一直勤快地开发新产品代替旧产品呢！很多朋友一直要求我再推荐些有类似功效的化妆水，可以试试下面这两款：

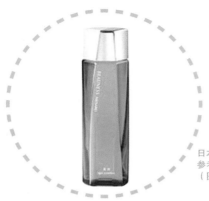

美伊娜多是日本元老级贵妇品牌，我自己没用过，但这款精华水在美容编辑界口碑非常好。据说敷了对脂肪粒有奇效，也有治疗痘痘的作用。

日本MENARD美伊娜多碧优温泉清脂精华水
参考价：160ML/RMB330元左右
（图片来自品牌官网）

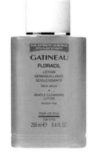

屡获殊荣的法国医学美容品牌，王牌产品就是这款护眼水，在各大美容论坛中被广泛推崇。它可以用棉片沾满当眼膜敷，消除浮肿兼去脂肪粒，推荐给朋友们反馈都非常好。

这两款水价格稍高，但淘宝上能找到小包装，不妨先买小容量的来试试。总之记得即使用各种方法治好了粟丘疹，还是要在日常护肤中格外注意，以免再次出现状况。

法国积姬仙奴护眼爽洁水
GATINEAU DIFFUSANCE
GENTLE CLEANSING LOTION
参考价：250ML/RMB150元左右
（图片来自品牌官网）

　　另一种比较少见的是汗管瘤，是由于人的小汗腺表皮内的导管分化、畸形发育而成的一种痣样瘤，多出现在青春期女性身上。这一类型的脂肪粒不局限于眼周，在前额、脸颊和颈部都可能会长，而且有些是多个密集出现的。汗管瘤是良性的，可一旦出现就会不断增多，不会自行消退或靠针挑这样的方法去除，医生通常会建议做激光手术来根治。

　　偶尔还会有人长扁平疣，症状看起来就是脂肪粒，但越是按摩或用护肤品刺激就会越严重，也只能靠激光或者冷冻治疗消除。所以如果长了"脂肪粒"，又持久不消退或是恶化的情况，最保险还是先去看看皮肤科医生，再根据具体状况对症下药。

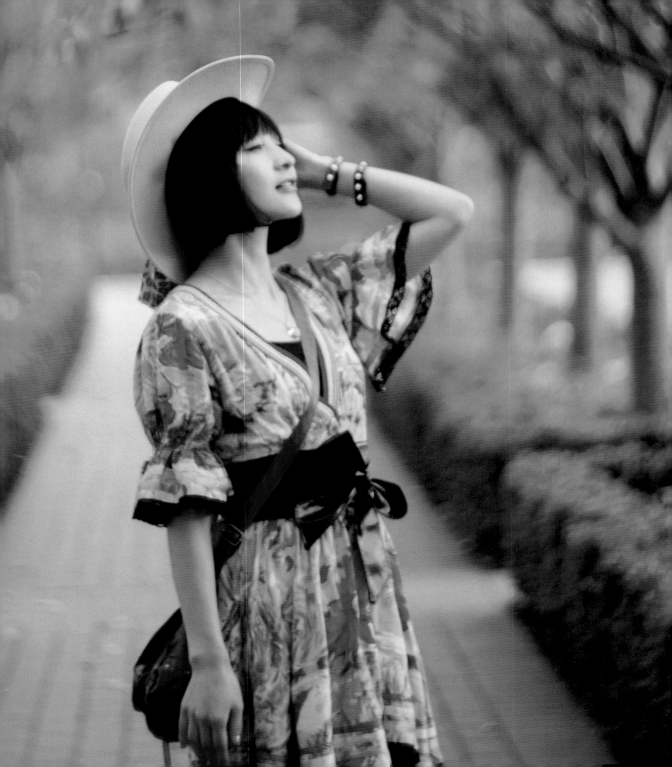

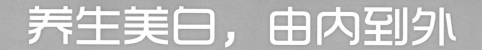

养生美白，由内到外

美白虽然不需要"白得像日光灯"那么极端，但即便是走健康肤色路线，起码是要有光彩的肌肤，拒绝暗淡发黄。最有效的美白方法是食补，大量摄入含丰富VC、氨基酸和抗氧化剂的食品，才能真正从内白到外，而且白得有光泽。

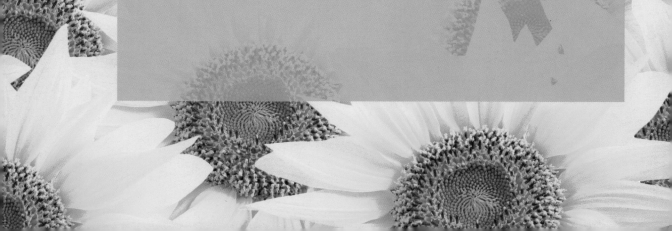

美白的正确观念

　　美白是亚洲女性最关心的话题之一，势头强劲到一些大牌来发展市场都要专为亚洲女性推出美白系列。美白虽然不需要"白得像日光灯"那么极端，但即便是走健康肤色路线，起码是要有光彩的肌肤，拒绝暗淡发黄。其实美白绝不仅仅是敷个面膜这么简单，首先必须树立几个正确的观念。

　　★最有效的美白方法是食补，大量摄入含丰富VC、氨基酸和抗氧化剂的食品，才能真正从内白到外，而且白得有光泽。豆浆和杏仁露是美白圣品，每天坚持喝跟红枣、银耳、百合一起打出来的豆浆，全身都会变得又白又嫩。除此之外，还有几款我爱煮的简易美白养颜甜品，稍后介绍给大家。

　　★市面上美白产品不少，多为面膜和精华的形式，宣称能让你在短时间内变白，不可轻信这样的广告。不少速效美白产品中汞含量超标，或是含有大量的酒精成分，都对皮肤有强烈的刺激。如果什么产品用完马上会变白两度以上，那若非成分可疑，就是在脸上糊了一层色素。美白产品的成分安全性非常重要，所以在护肤品中算值得投资的项目。

　　★以目前的科技，也许还没有外用美白产品能做到彻底淡斑，因为它们只能在皮肤基底层以上起作用，达到全面性的浅层美白。而深层色斑、蝴蝶斑、黄褐斑等，则是只能靠激光手术来消除。我左脸颊上有个小斑，大约出现在三年前。随着时间的增长，我终于忍不住咨询皮肤科医生想做激光打掉它。她看了一眼我颧骨上这块斑，直接说是晒斑很难打掉的，即使打掉了也会再长回来，而且可能更糟。这就是为什么我在防晒那章一直大喊预防重于治疗！这个斑就是对我早年不重视防晒的惩罚，但后来懂得了防晒的道理和方法，让这块小斑不再扩大，而且不靠很近看不出来。如果你已经长斑了，但又不能做激光手术，唯一能做的是亡羊补牢，多敷面膜勤防晒，让情况不要再恶化。

　　★另一个常听见的抱怨，是美白产品没有持续效果，意思是敷完一盒面膜没有从此就变白了。护肤品不能改变你的基因，用完变白之后皮肤还是继续受自由基作用氧化暗沉，当然要持续使用效果才能维持，急功近利的人应该端正心态才是。如果本身肤色偏黑，却想奇迹般变成白雪公主，恐怕只能考虑去医院打美白针了。美白针在很多国家是不被批准的，因为会对人体造成很多副作用，而且要长期打效果才能维持，请务必三思而后行。

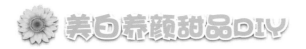

美白养颜甜品DIY

●●●平民燕窝入门

燕窝，称之为养颜圣品，但这个东西似乎可望不可及。以前觉得自己在家做燕窝是件极其麻烦的事情，只有偶尔出去吃饭点来补补，一客四五百的价钱当然不舍得经常腐败，但跟任何补品一样，燕窝要长期坚持吃效果才最好，因为它性质平和，功效是慢慢渗透的。踏入三字头，觉得应该对自己好一点，于是学着买干燕窝来自己做。

现在卖燕窝的很多，假货也相当猖獗，要擦亮眼睛明辨。辨别的主要方法是将燕窝浸在水中，然后用手指轻轻挤压，若毫不胶黏，那就是真燕窝。另一个办法是用火点燃干燕窝片，如果是真燕窝就绝不会产生任何噼啪作响的火花。此外，纯正的燕窝无论在浸透后或在灯光下观看，都不完全透明，而是呈半透明状。而血燕的辨别方法则是浸泡，泡一晚之后水仍然是清的，就不太可能是染色的血燕。

血燕一般比白燕贵，并非因为民间传说中是燕子边吐血边筑巢而来，而是因为金丝燕食用某些藻类植物和昆虫，做出的燕窝含矿物质量较高，稀有而珍贵。据说现在真正的血燕已经比较少了，大部分是用白燕加工而成。如果自己不太会分辨，还是吃白燕就够了，成本也较低。

说起燕窝的益处，不少研究公认纯燕窝主要包含水溶性蛋白质、脂肪、8种必需氨基酸以及钠、碘等元素物质。和鸡蛋、豆腐以及银耳比较起来，燕窝所含的蛋白质、8种必需氨基酸以及其他元素的含量都要高出不少。比如银耳的必需氨基酸总和中只包括6种，缺乏异亮氨酸和亮氨酸两种。最为珍贵的是，燕窝中含有2种胶原质活性蛋白，能加速细胞分裂，促进表皮生长。也就是说，燕窝里含有美容基因，可激活衰老皮肤细胞。中医则认为燕窝的功能包括养阴润燥、益气补中、健脾补肺、治虚损及咳痰喘等。大病后用燕窝补身最宜，孕妇也可安心食用。自己吃的话不一定要买高贵的盏燕，便宜的燕碎也有同样的效果。

资料来源：www.nestworks.net

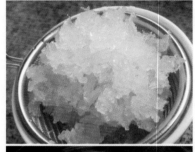

◁ 第一步是泡发，需要泡两次，最好别用自来水。我用的是桶装矿泉水，泡上两个小时后倒掉，再用矿泉水泡一晚上（10小时左右）就可以了。血燕泡完之后体积不会有太大的增加，白燕则会涨大好几倍，称为发头。

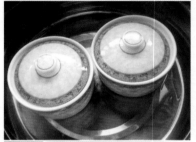

◁ 把泡好的燕窝放进炖盅里，用泡发的水来炖效果更好。盖上盖子等水沸腾之后转为小火，血燕需要大约3~4个小时，白燕则只需1小时左右。

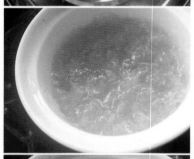

◁ 炖了1小时的样子，胶着状态刚好。注意绝不要炖太久，我的一盏白燕就是不小心炖了两小时结果全部化成水了，郁闷了好一阵，最后也只有化悲痛为力量把汤喝了。如果要经常炖燕窝，建议买个电子炖盅方便控制时间。

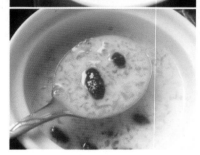

◁ 再放些椰奶和泡好的枸杞，爱吃甜的还可以等燕窝稍凉后加点蜂蜜，增加口感和卖相，自己能做出这样的东西会感觉很有成就感。

我每次会炖50克左右，炖好之后放在冰箱里，可以吃2~3次。燕窝最好是早上起来空腹吃，从冰箱里拿出来加入温蜂蜜水或温牛奶里一起喝下去，稍微隔一阵再吃别的东西，最有利于营养成分的吸收。

●●●来自大海的珍品：花胶

　　花胶也叫鱼胶，是各类鱼鳔的干制品，是滋补上品。据《本草纲目》记载，它有"味甘、气温、入肾经；专补精阴，更能生子"的功效。其主要营养成分是黏性胶体高蛋白和多糖物质，其中胶原蛋白质含量达84.2%、脂肪0.2%，另外还有钙、铁、磷、锌、硒等多种微量元素和多种维生素。中医认为花胶由于含有大量胶汁，有活血补血、滋阴助阳、固肾培精、御寒祛湿之功效。所以说花胶真是来自大海的珍品，常吃能让皮肤由内而外润出来。

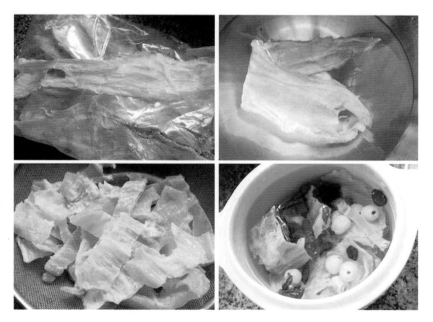

　　○ 干花胶先用清水泡一晚（我拿出来泡的时候猫就在旁边抓狂地叫，怕它偷吃还专门找个盖子盖好），第二天起来就泡软了，根据说明要切成小段，不过韧性很强，刀根本切不动，我是用剪刀剪的。其实还可以把干花胶拿去药房切成丝，泡软之后就可以直接炖了。

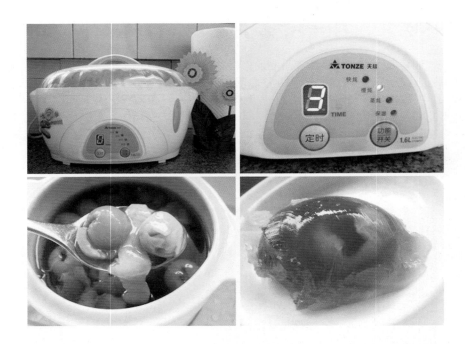

　　之前炖燕窝失败之后，在小班同学的建议下买了这个一锅三胆的电子炖盅，机器小巧，只比酸奶机大一点。配了两个小的和一个大的内胆，从燕窝到鸽子都可以炖，而且操作简便，只要把装好食材的内胆放进去，按照标明的水位线往锅里注入清水，然后盖好盖子设定时间就可以了。炖好之后会自动进入保温模式，还有水干自动断电保护功能，如此人性化的设计，用它来炖燕窝再也没出现过炖化的惨剧。

　　第一次炖成甜的，加了红枣、枸杞、莲子和桂圆干，老实说很难吃，因为花胶本身有种腥味，不放大量的糖无法掩盖那种味道。我又不愿意放糖，这一盅简直是捏着鼻子吃的。勉强吃了一点剩下的放进冰箱，第二天拿出来凝结成了很扎实的果冻状，又是捏着鼻子吞了几块。

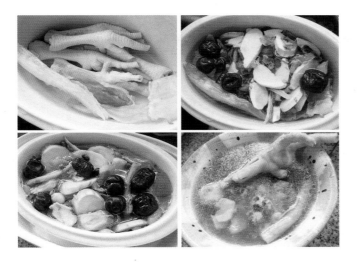

于是琢磨着换一种方法吃，炖成咸的，港式养生火锅不也常有花胶汤底吗？第二次买了几个鸡爪放进去，花胶泡好后懒得切小了，反正3个小时炖出来胶原蛋白怎么都化进汤里了，剩下的胶皮吃不惯就捞出来喂猫。花胶性温可以任意搭配药材，这锅里面就加了淮山、红枣和芡实。炖好之后放点盐（注意别在炖前放），味道鲜美，丝毫不觉得腥，比甜的好喝很多。发现加了鸡爪炖出来的汤有点油，不利于身材，于是又研究了第三种做法。

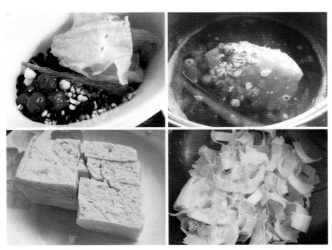

这次就让花胶唱主角，搭配了薏仁、芡实、红枣、莲子、黑豆和当归。我超级爱当归的味道，闻到就觉得很温暖，胃口大开。它是女性的好朋友，补血功能超强。黑豆也是好东西，具有祛风除热、调中下气、解毒利尿、补肾养血之功能，中医认为具有抗衰老养颜之功效，常吃还能改善视力。最棒的是它炖出来很好吃，饱腹感也强，是高蛋白低脂肪的减肥良品。

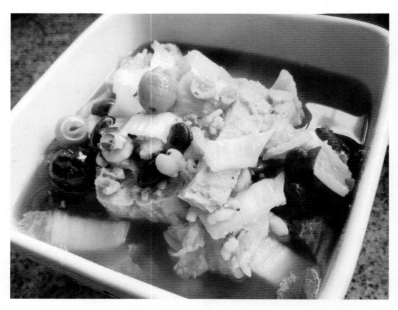

用炖出来的汤底煮一锅减肥美容餐，加入冻豆腐和娃娃菜，丰富的一碗吃下去全身都暖和了，完全不含脂肪却觉得很饱，正是皮肤需要的营养。

汤里的材料蘸酱油更好吃，我最爱这个李锦记的蒸鱼豉油，盐分比较低，味道带少许甜味，吃起来很鲜美。就是比一般的酱油稍微贵一点，不过我觉得衣服少买几件都没关系，吃绝不能省，尽量买好点的材料。

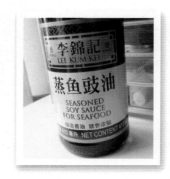

●●● 孝敬妈妈的甜品：木瓜炖雪蛤

雪蛤膏来自我国长白山林区一种珍贵蛙种——林蛙，它的输卵管俗称蛤油。其性味咸平，不燥不火，含有大量的蛋白质、氨基酸、各种微量元素和少量有益人体的激素，尤其适合作为日常滋补之品。木瓜炖雪蛤是高级餐厅里必备的养颜甜品，其实自己动手做也十分容易，是孝敬妈妈最好的甜品。因为雪蛤含有雌性激素，年轻人只能偶尔吃，但四十岁以上的女性可以每周吃1~2次，能使更年期延期并且减轻更年期症状，更有驻颜之功效。

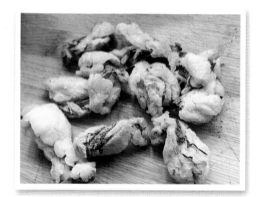

◁ 干的雪蛤膏看上去分量很少，发的时候拿出来洗干净，去掉黑色的部分，在清水里泡一晚就可以了。洗的时候家里的猫闻到腥味就发疯般地叫，于是把撕下来的黑色部分拿给它吃，不知道多开心。

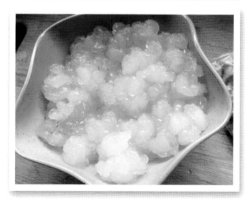

◁ 发一晚上之后居然涨成一大碗，起码是外面吃一次的三四倍。

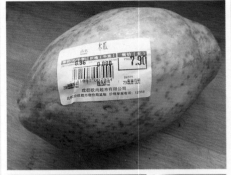

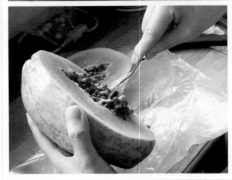

最常见的方法是用木瓜炖，找一个刚好熟透的。懒女人们别忙着喊麻烦，过程其实既简单又轻松，长时间对着电脑的间隙起来亲手做个养颜甜品很容易的。首先沿木瓜顶部1/4处纵向切开，用小汤勺把籽挖干净。话说我有点密集物体恐惧症，觉得木瓜的籽有点恶心，后来学到木瓜是有公母之分的。图中这个就是典型的母木瓜，身体圆润、肚子大大的，里面有很多籽，适合生吃。而公木瓜两头比较尖，籽很少，肉质紧实适合用来炖糖水。

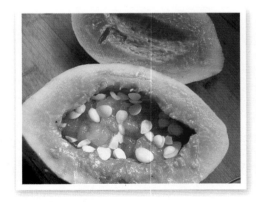

然后把发好的雪蛤清洗一下，放进去，可以加入润肺的杏仁和美白的百合，都是外面吃不到的口味。

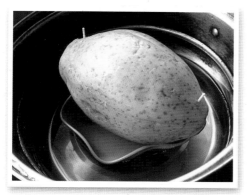

把切下来的部分盖上去，用牙签固定，放进蒸锅。没有专门的蒸锅就随便找一个大锅，没有蒸格就放个碗在里面托住，注意碗里最好装点水，免得不稳。往锅里倒一些水，以不淹过碗为界限，盖上盖子开火就成了。先用大火煮到水沸腾，再用小火慢慢炖半小时左右就搞定了。

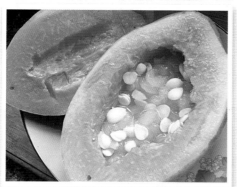

刚蒸好很烫，放凉一点再拿出来，打开一看满心欢喜，跟外面的卖相有一拼啊！木瓜炖熟了之后更加清甜，把果肉挖下来跟雪蛤一起吃，丝毫没有腥味。这道甜品完全不用加糖，爱吃奶味的可以加些椰奶，口味更佳。我手边没有椰奶就加了脱脂牛奶，混合起来就变成了香滑牛奶木瓜雪蛤煲，光听名字都口水直流，美容养颜又不担心发胖。

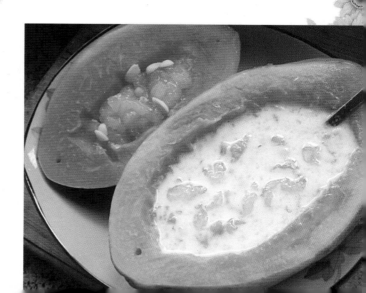

●●●胶原蛋白口服液真有那么神奇吗？

维持我们皮肤弹性的胶原蛋白，随着年龄增长，加上环境伤害的因素，含量会慢慢下降，致使女性出现衰老的迹象。但喝胶原蛋白真的就能让皮肤长出胶原蛋白吗？到目前为止尚没有任何科学实验可以明确证实这一点。

实际上人体只能吸收独立的氨基酸，而不会直接吸收蛋白质。胶原蛋白终究是蛋白质，其分子结构很大，就算是吃到肚子里，也要经过分解变为氨基酸才能被吸收。当胶原蛋白被分解为氨基酸，其形态和结构已不复存在，也不可能直接以胶原蛋白的形式补充到皮肤中。所以口服胶原蛋白不是完全没用，而是功效跟高昂的价格不成正比。而多数人在日常摄入的蛋白质当中，某些氨基酸已经过剩了，再把胶原蛋白当水喝反而会造成身体的负担，热量也不低。

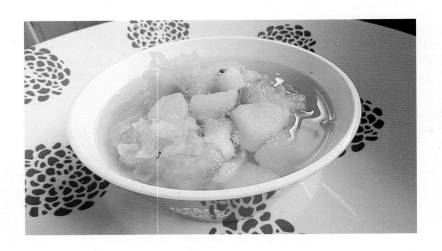

如果有时间，不妨自己动手做些胶质丰富的甜品，就算是平价的银耳、百合，坚持吃也能起到美容效果，还能摄入膳食纤维等营养物质。而胶原蛋白口服液对于生活忙碌，没时间自己下厨的人来说还是有一定意义的。

●●●固元膏

要想肤色好，首先要气血充足，现在流行的固元膏就是最好的补血良方。

▷ 有条件的可以自己做，没时间的可以买这种现成小包装的，开袋即食，而且是低糖型，还加入了玫瑰的成分，跟之前吃过朋友妈妈做的比起来酒味没那么重，可能因为阿胶成分多质感比较韧，要一点点啃，细细去品尝它的味道。这东西果真低糖，吃起来完全不甜，很放心，小小一块方便随身携带，我一般都在嘴巴痒的时候用来加餐。

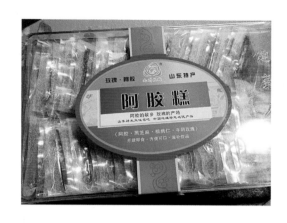

●●●美白面膜

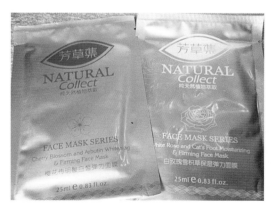

芳草集樱花传明酸白皙弹力面膜
白玫瑰雪积草保湿弹力面膜
参考价：10片/RMB80元左右

◁ 这两款可谓是我用过的平价面膜中效果最好的了。

樱花是专门美白的，成分有樱花萃取、桑白皮萃取、奇异果萃取、熊果苷、传明酸、玻尿酸、海藻萃取、芦荟萃取、橙花纯露，都是温和的植物美白成分和保湿成分，即使敏感皮肤也能放心使用（注：目前尚未发现任何对这个面膜过敏的案例，但不排除有极个别特殊情况，还是提醒大家先做过敏测试）。

白玫瑰主打保湿，成分包括白玫瑰萃取、玫瑰纯露、积雪草萃取、葡萄籽、海藻萃取、玻尿酸、氨基酸、蚕丝蛋白、EGF。这两款用起来质感差不多，但樱花的美白效果更好。

拿到手的第一个感叹就是芳草集真是越做越好了，包装精美有质感，摆脱了国货简陋的形象。不过光是中看不行，彩妆就算了，我从来不会为包装买护肤品。拿出来敷在脸上惊奇地发现这个面膜纸是有弹性的，可以充分贴合面部轮廓，而且质地非常柔软。里面的精华液也非常充足，拿出面膜后袋子里还剩下许多。等敷了20分钟左右面膜稍干时再挤出来涂上去，再敷20分钟拿下来还是湿润的，可以用来抹脖子、抹身体，充分利用不浪费。而且它的味道十分宜人，是种熟悉的淡淡花香。

第一次刚敷完没什么特别感觉，照例涂上面霜和眼霜就睡了。奇的是第二天早上起来照镜子，发现脸上皮肤明显白亮了一度，不像通常起床后那种暗沉的状况。于是坚持每天晚上连续敷，在最忙那段时间都能维持脸色不难看。因为自己用的东西较多较杂，为确定是这个面膜的功效就拿了一些给朋友也试试。朋友本身肤色偏深，用了之后跟我一样，当时没什么感觉，第二天早上起来发现肤色变亮，精神焕发！

在我所有用过的美白面膜中，这是唯一有明显持续效果的，又不像某些产品会刺激皮肤，用起来也比化妆棉面膜方便得多，简直爱不释手。如果不小心晒伤、晒黑了，可以试试持续敷一周作为晒后补水美白重点护理。若第二天要去拍照，我头天晚上也会敷这个面膜让脸色充满朝气！

除了急救之外，平时一周敷两次就够了，再好的东西也不能天天吃，不然效果就不明显了。

注：有同学问我敷完这种片状面膜用不用洗脸，主要还是看高分子胶。比如芳草集这款唯一的缺点就是有胶感，敷完之后如果任由它干透会有一层封闭皮肤的感觉，这就需要用清水洗掉再擦别的保养品。而有的面膜精华液为乳液状，敷完之后不洗脸也不觉得干，就可以直接晚安喽。

不伤皮肤的粉底——矿物质粉

我的皮肤对粉底极其敏感，用口碑再好的粉底液也不行，过一阵就会干燥起皮，细看粉底裂成一条条的，还不如不擦。

于是长期以来都是用曼秀雷敦防晒加蜜粉的组合。也尝试过流行的BB霜，结果更糟糕，多数根本无法推开，而且让皮肤感觉无法呼吸。曾试用过一款极度保湿的鱼子酱BB霜，效果虽然不错，但在秋冬寒燥的天气下略显干燥。唯一经得起考验的、遮瑕力和滋润度都最好的，就是划时代的矿物质粉。

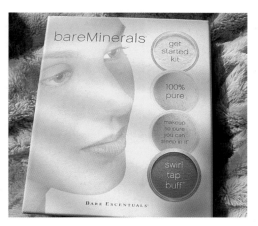

美国自然香调矿物粉底经典入门彩妆组合LIGHT
BARE ESCENTUALS GET STARTED KIT
参考价：9件套/RMB580元左右

◁ BARE ESCENTUALS宣称是最纯净天然的化妆品，得到美国皮肤癌协会的推荐，让人再也不用担心化妆会伤害皮肤。根据张丽卿老师的说法，最好的粉底就是这种干粉状的。液体粉底的风潮是轻薄服帖，多数配方中15%是粉，85%则是为了利于涂抹延展添加的液体基质，擦在皮肤上是会有风险的。因为有些用来制造滑顺感的合成脂不但对皮肤有害，还会协助将香料、防腐剂等小分子渗入皮肤。所以习惯擦粉底液的人，一段时间后就觉得自己不化妆脸色很差，除了心理落差之外，也许皮肤真的变糟了。

使用这种干矿物粉，完全不含香料、酒精、色素、合成脂等，不会滋生细菌，永远不会变质。而且它不含油脂，附着力强，即使大量运动流汗也不会脱妆，还自带SPF15的防晒系数。更神奇的是，如果只擦这款粉底没用其他彩妆，就算睡觉不卸妆也没问题。当然我还是会乖乖用贝德玛粉水卸妆。

唯一的遗憾，就是我选错了色号。这个套装一共有三种色号：fairly light、light和medium，我想白人发明的品牌，自己应该还不至于要用最浅色号，就选了中间那种。结果用来擦全脸马上深了一度，倒是可以说成是健康的蜜糖色啦，但明明美白有成效，又被粉底盖住了。如果是偏白的同学，记得一定选最浅的fairly light，偏深的用light也就够了。

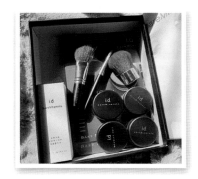

◁ 入门套装里有两盒矿物粉底：一盒修容粉、一盒蜜粉、配合三把不同的刷子。另外还有一瓶妆前乳、一本说明书和一张DVD教学带。在教学带里公司CEO亲自出马，在不同肤色的模特身上示范如何用这个粉底。

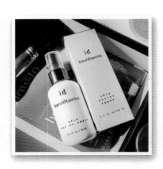

◎ 在防晒之后、粉底之前擦上这个妆前乳，只要黄豆大一点就能擦遍全脸。乳液中含有多种维他命和植物精华，能平滑皮肤表面，让粉底效果更持久。

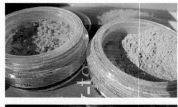

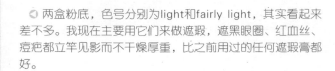

◎ 两盒粉底，色号分别为light和fairly light，其实看起来差不多。我现在主要用它们来做遮瑕，遮黑眼圈、红血丝、痘疤都立竿见影而不干燥厚重，比之前用过的任何遮瑕膏都好。

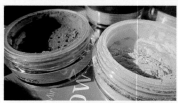

◎ 修容粉(warmth)看起来颜色深得吓人，其实每次只要用一点点，扫匀了阴影效果很自然。而蜜粉(mineral veil)真是轻盈到如尘一般，妆感相当透明，多涂几层也完全没问题。

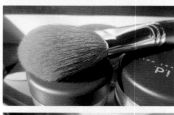

◎ 粉底专用刷（flawless face），稍微有点掉毛，不过触感很柔软完全不扎脸，抓粉力也不错。

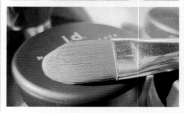

◎ 最好用的遮瑕刷（max coverage concealer），独特的刷头角度不但用来遮瑕很容易上手，用来遮鼻翼的红血丝也很好操作。

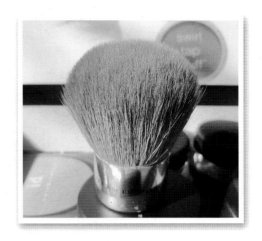

◔ 蜜粉刷/修容刷（full coverage kabuki），大大一只，第一次用它来修容就马上掌握了个中真谛。这个大刷子稍微沾一点点修容粉之后，随意顺着腮骨刷上去，就能营造淡淡的阴影，让脸看起来更小。

光是这几把刷子的品质，就不止整个套装的价钱了，真是超值的组合。这一套的好用程度要亲自体会才知道，用之前要认真学习DVD教学带，CEO一直强调试用步骤是swirl-tap-buff。刚开始觉得稍微麻烦，而且每次抖得到处都是粉，但它的效果真不是盖的，在干燥的气候下只要打好底就不会裂开。

矿物质粉有个特性，就是刚擦上去还有点粉感，但过段时间皮肤稍微出油之后感觉就被融进去了，看起来更透明、更自然。以前偶尔擦粉总担心到了晚上变妖怪，用矿物粉就完全没有这种烦恼，任何肤质都适合用这款。

另外还要有个清醒的认识，擦粉底并不是戴面具，没有任何粉底能把满脸痘痘、疤痕高低起伏的皮肤修饰得完美无瑕。不要一味想遮盖，注重基础保养才是关键。

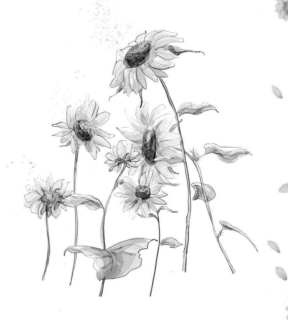

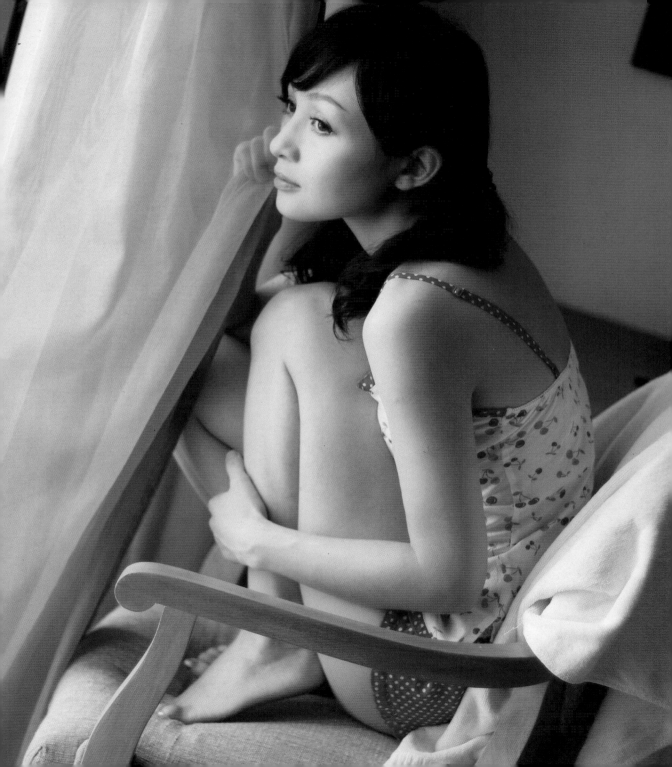

身体护理篇

面部问题固然重要，身体的护理也不能忽略。身体的皮肤比较厚实，也没有复杂的肤质状况，不需要用昂贵的产品，只要切实坚持做好护理工作就能得到不错的效果。

身体也要去角质

　　身体磨砂最好也在洗澡时进行，在膝盖、手肘和臀部常坐椅子的部位加强打圈去除死皮，每周1～2次。其实自己动手就能制作好用的身体磨砂膏，秋冬可以用滋润的白糖、红糖，春夏则换成有杀菌消炎作用的粗盐，或者之前讲过的芝麻粉都可以。只需要把这些材料跟蜂蜜或橄榄油混合，浓度可以自己根据喜好调节。

　　如果懒得自己做，腻腻也有不错的法宝告诉你：

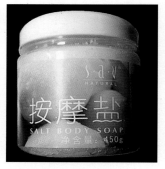

　　◀ 前面介绍过的塞维芦荟滋润洁颜面乳用来去身体角质就很合适，它家还有另外一款按摩盐，浓度较高、质地较干，洗澡的时候用来按摩，对身体上长的痘痘、粉刺有一定治疗作用。

赛维芦荟SPA按摩盐（旧版）
新版参考价：350G/RMB15元左右

　　▶ 滋润的杏仁油和希腊橄榄油包裹着蔗糖颗粒，闻起来很香甜。我试着用它为双手做过去角质，涂上去轻轻打圈按摩，按一阵之后洗掉，不需要再擦护手霜就很滋润，手上的皮肤变得很软很嫩。在秋冬寒冷干燥的天气，身体皮肤极度干燥的人用这个浴糖来做个磨砂保养非常适合。

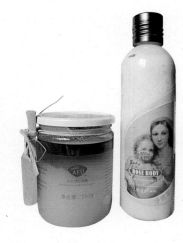

希腊阿芙AFU杏仁浴糖
参考价：250G/RMB130元左右

身体保湿乳液

乳液不需要昂贵，也不需要什么高科技成分，最重要是坚持使用。保养的最好时机是洗澡过后把水擦干，趁皮肤还有点湿润的时候大量擦上身体乳，就能常保肌肤光滑细腻。这样一个小小的步骤，不少人却因为偷懒，或抱怨冬天太冷而略过。其实现在大家浴室都装有取暖灯，养成洗完澡就在里面暖洋洋地擦干、抹好乳液再出来的好习惯，其实并不难吧？

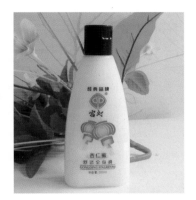

◁ 怀旧的名字，淳朴的包装，这款宫灯杏仁蜜性价比极高。我喜欢它偏稀的质地，很容易吸收，不像厚重的乳霜在身体上半天抹不匀。它闻起来有点苦苦的杏仁味，成分货真价实。

宫灯杏仁蜜
参考价：200ML/RMB6元左右

▷ 这罐东西很好玩，挤出来就像蛋糕上的奶油一样，质地扎实绵密。有草莓奶油味和芒果椰子味，香甜如水果糖，涂完整个房间的空气都是甜的。在皮肤上很容易抹开，关键是擦匀之后皮肤感觉滋润，却丝毫没有油腻感，适合不喜欢身上黏糊糊的人。它的滋润度在春夏很合适，在北方的秋冬则可能稍显不足。这款产品最大的卖点是好看、好玩，如果你总不记得擦身体乳，有了这么可爱的小东西，会让你觉得护肤的过程也变成一种乐趣，这样坚持用下去就是成果。

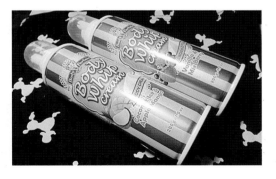

日本BODY PARFAIT BODY WHIP CREAM身体奶油泡沫
参考价：200G/RMB150元左右

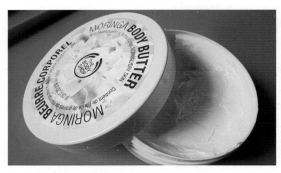

英国美体小铺辣木花籽保湿润肤霜
THE BODY SHOP MORINGA BODY BUTTER
参考价：200ML/RMB100元左右

TBS的BODY BUTTER一向是王牌产品，不但容易吸收又够滋润，还有多种诱人的香味可供选择。除了常见的甜美水果味如木瓜、芒果等，我最喜欢的是这个特别的辣木。这是一种原产于印度北部喜马拉雅山系的灌木，被称为"生命之树"。辣木籽含有丰富的蛋白质、氨基酸和矿物质，用来泡茶饮用有抗老化、降血糖、降血压的功效。这款润肤霜就添加了辣木花籽精油，有美白和紧致皮肤的作用，味道非常清新高雅。

身体的滋润主要靠补油。如果到秋冬感觉身体乳已经不够力了，可以自己往里面添加油性成分。我最喜欢的是杏仁油，除了爱那种味道，杏仁还富含维他命E，有美白、抗衰老的作用。另外适合用来擦身体的还有橄榄油、乳木果油和椰子油，不过后两种在低温下会凝结成固体，冬天不太方便操作。这些基础油在网上很容易买到，价钱也不贵，只要加进身体乳瓶子里，用的时候摇匀就行了。同样道理，你甚至可以不专门花钱买身体乳，把用不完的面霜、乳液或手霜拿来加上各种油调匀，环保又好用。

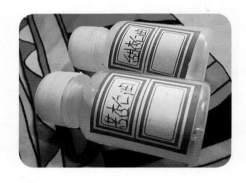

 背部痘痘的治疗方案

背部是最容易被忽略的部位，也很容易长痘痘，不但夏天不敢穿露背装，还会又痛又痒让人辗转难眠。跟脸上一样，背上的痘痘多半也是因为清洁不彻底所致。多数人都习惯洗澡时顺便洗头，冲洗护发素的时候不小心流到背上，如果不洗干净就容易堵塞毛孔。再加上常年穿不透气的衣服，长痘痘是顺理成章的事。所以一定要洗完头之后，用沐浴液再彻底清洗背部。如果已经长了，下面这个法宝就能将它快速击退。

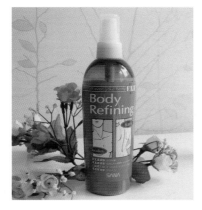

○日本药妆品牌SANA有不少身体系列产品，最好用的就是这个美背喷雾，专门对抗背上的痘痘和身体其他部位的湿疹。它独特的喷头设计可以随意正着喷、倒着喷，非常顺手，效果可以说是立竿见影的。每天洗澡之后喷在擦干的背上，痘痘很快就消下去了。而且坚持用完一瓶之后，再加上改善了洗澡方式，几乎不会再长。

如果不方便买到这款喷雾，也可以用酒精或水杨酸浓度高的抗痘化妆水来代替，同样可以装在喷瓶里自己喷，只是用起来不如这款方便而已。

日本SANA叶绿素白皙美背液
参考价：300ML/RMB75元左右

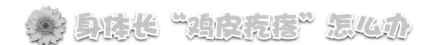

身体长"鸡皮疙瘩"怎么办

有些人身体表面皮肤粗糙，是因为长了一种凹凸不平的小颗粒，看起来很像鸡皮疙瘩。这其实是一种皮肤病，叫做毛孔角化症，多为遗传所致，少数人则是因为饮食不均衡，体内缺乏维他命A造成的。这些小疙瘩一般不痛不痒，但有碍观瞻，尤其是对女生来说，若情况严重夏天都不敢穿清凉的衣服。坏消息是，若遗传得来，这种皮肤病几乎是没有任何药物可以根治的，只能等到年纪大一点它自动消失。我的一位闺蜜从小就这样，看过医生也被告知无药可医，结果到了25岁以后自己就好了。不过也有些人要到四五十岁才会好。

有个在网上流传甚广的方子，说用白醋和甘油以3:1的比例调和，每天洗澡之后擦身体，边擦边按摩，能让皮肤变光滑。这里面的醋其实就是以酸性来去角质，软化掉那些角化的毛孔，外加甘油的保湿作用。若能长期坚持下来肯定会对肤质有所改善，不过感觉浓度那么高的醋擦在身上应该不会太舒服。其实就按照之前说的方法每周2～3次去角质，再做好身体保湿工作，效果是一样的。除了外在的努力，平时注意在饮食中多摄取富含维他命A的食物，比如胡萝卜和动物肝脏等，也会对皮肤有改善作用。

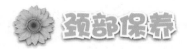

颈部保养

　　脖子最能出卖女人的年龄，不过为什么有些小朋友才十几岁，人也不胖，就有好几条深深的颈纹呢？只要不是胖到肥肉堆积造成的颈纹，多半都是天生的，就算做拉皮手术也不能彻底改善。但这不代表天生不足就可以自暴自弃，保养最大的意义就在于保持在自己最好的状态。瑜伽里就有几个简单动作是改善颈部线条的，可以在伏案工作、学习之余边休息边运动：身体坐正，双臂自然下垂，让头缓慢地360°转圈，一边深深地吸气、吐气，感觉脖子上的肌肉被慢慢放松、按摩，这样对颈椎也很有好处。另外，过了25岁就应该坚持擦颈霜了，可以试试下面这款：

　　▷我以前不太重视颈部保养，偶尔想起来了就拿用不完的面乳乳液随便抹两下。买这瓶是因为之前用过同牌子的眼膜，感觉很好，顺便把眼霜和颈霜也拿下试试，果真没让我失望。

　　这瓶质地有点介于霜和果冻之间，粉色还带珠光，有着淡淡的清香。说明书上写的功效主要在于"赋予颈部细胞制造胶原蛋白纤维的活力，重整纤维网络结构，迅速提升，重获生气与弹性，减轻皱纹及细纹，使颈部轮廓明显得到修饰"。

　　记得有次看美容节目检测女艺人肤质，在残酷的仪器下有些人脸部保养得很年轻却被脖子泄露了年龄，那些连脖子也照顾得很好的人则大受赞扬。我顺手拿起镜子对着灯光仔细检查自己的脖子，居然发现有两条细细的纹路，虽然很短，但足以让我慌了阵脚。老猫烧须啊！平时还振振有词告诉大家什么抗衰老要从早做起，什么皱纹预防

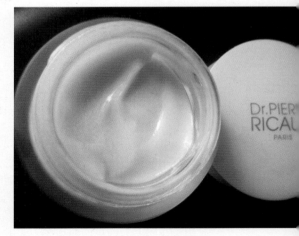

法国DR.PIERRE RICAUD 超高效紧致美颈霜
参考价：40G/RMB140元左右

大于治疗，自己却忽略了这么重要的地方。于是马上把这瓶颈霜翻出来，日夜虔诚地擦，坚持了一周左右。天天对光仔细检查脖子的状况，那两条纹居然真的消失了！心情简直大好！一边提醒自己不能松懈以后也要坚持，一边思索除皱效果这么好不知能不能用在脸上。我自己的脸是试不出效果，要是谁给妈妈买了的不妨让她们试试看吧！

嫩脚丫养成计划

常穿高跟鞋的女生通常都有一双惨不忍睹的脚：脚掌和大拇指有厚厚的茧、脱皮、水泡、小脚趾变形……可谓触目惊心。我的脚以前也是粗糙不堪，到别人家做客都不好意思脱鞋。而市面上流行的脚部磨砂棒对我的千年老皮似乎也没有明显的改善效果，有时候太心急还会把皮磨破，感觉更难受。幸好从常光顾的脚部按摩师那里学来一个简单却有效的秘方——用醋泡脚。

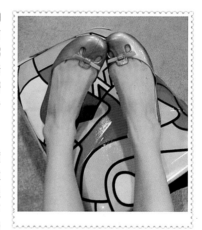

去超市买那种最便宜的袋装醋，倒入温水中，浓度自己掌握（我个人觉得越浓越好，大概每次用半袋在一盆水中）。酸味的确会很重，那还不是只有忍！而且薰醋是预防感冒的，就当自己在做一个醋SPA嘛。然后把脚放下去泡，可以一边看电视或上网一边泡半个小时左右，中途若冷了可以加热水。泡完了冲洗干净，擦上厚厚一层乳霜（身体上擦的都可以擦在脚上，或者用凡士林来擦），穿上一双薄棉袜子去睡觉。第二天起床，保证嫩的你自己都想啃一口，哈哈。

当然，千年老树皮要多泡几次才有效，我刚开始密集的每天泡，大概一个星期以后惊奇地发现小脚趾上被长期挤压出来的厚茧居然神奇地消失了，小脚丫嫩得就像baby皮肤一样。稳定之后，就可以一周一次地泡了，不但能维持这种柔嫩，也可以促进血液循环。最惊喜的收获是它让我的脚变白了！以前夏天懒得给脚上擦防晒，结果穿凉鞋被晒得脚趾都是黑的，丑得无法见人。泡醋相当于高浓度果酸换肤，把黑色素全都去掉了。可惜醋不敢用在脸上啊，如果身上有晒黑的部分倒可以用这个方法泡澡试试看。

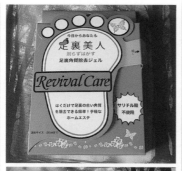

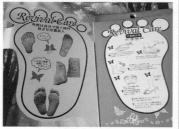

日本足裏美人去死皮套装
参考价：一套两只/RMB95元左右

有同学反馈说用黑醋泡完脚会有点被染色的现象，估计是醋放得太多，或者泡完之后没有清洗。记得泡过要用清水冲洗，如果还是洗不掉可以用一点沐浴液。实在担心这个问题的可以用白醋泡脚，原理是一样的。

◁ 如果实在不能忍受醋的味道，或临时抱佛脚希望快速见效，则可以试试这个足裏美人去死皮套装。

一套里面有两只脚套，充满了精华液。用的时候只要把脚放进去套好，停留一小时左右，再把脚拿出来洗干净就可以了。然后就等着见证华丽的脱皮过程吧，脚部皮肤很粗糙的人会见到又惊悚又爽快的效果。一般用后两三天开始脱皮，尤其在洗澡之后，死皮会大面积地脱落，而完全没有痛或痒的感觉。不少人忍不住会去撕死皮，边撕还边慢慢研究，再欣赏露出的崭新光滑嫩肉，有和另类的满足感。我试用的时候因为长年用醋泡脚，脱皮并不是很严重，见过一些网友的使用照片那叫一个壮烈！真佩服她们的勇气敢把这样的画面拿出来分享，你若试过就知道是怎样的一种感觉。

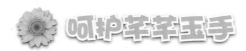

我们的手劳苦功高，容易衰老，而这也正是另一个暴露女人年龄之处。要护手最主要是避免外来伤害，平时洗碗、洗衣服都尽量要带塑胶手套，在阳光下开车、骑车也要戴手套防止晒伤。像我当老师常需要在黑板上写字，粉笔的石灰是很伤手的，所以下课都会马上用清水洗手，再擦一层护手霜。手部的皮肤很少分泌油脂，所以擦护手霜就是每次洗手之后必做的功课。护手霜这个东西技术含量不高，丰俭由人。爱浪漫的可以选有机芳香精油品牌，实用派就用超市里几块钱的宝宝霜擦手也很好，总之不管什么产品关键是经常擦才有效。

如果说身体乳喜欢做成杏仁的，护手霜就爱做成玫瑰的，我用过的这三款可以称为"玫瑰护手三剑客"。虽然都是玫瑰，味道可完全不同。我最爱的是保加利亚玫瑰精油护手霜，并不如它们的玫瑰水那样甜香，而是更有种栀子花的清爽香味，擦完之后闻极不厌。而且它的质地比较稀，能很快吸收，滋润度也够。

而来自澳洲的有机精油品牌茱莉蔻的王牌产品就是这款玫瑰护手霜，日本人去澳洲旅游都几十支地疯狂扫货来送礼或自用。这款玫瑰精油味道很浓，甚至有人觉得是偏闷的味道，质地也比较厚重，但不得不说一旦抹匀之后，它的滋润度和持久度最高，很适合在秋冬干燥季节使用。

瑰柏翠的手霜也是有口皆碑，不过比起前两个，这款的玫瑰味几乎没有，要凑很近才能闻到淡淡的花香。它的质地介于前两者之间，比较容易推开，滋润效果也持久，只是味道没有那么吸引人。

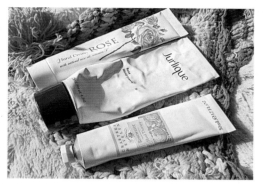

从上往下：

保加利亚玫瑰精油护手霜
参考价：50ML/RMB90元左右

澳洲茱莉蔻JURLIQUE玫瑰护手霜
参考价：125ML/RMB240元左右

美国瑰柏翠CRABTREE&EVELYN玫瑰护手霜
参考价：50ML/RMB50元左右

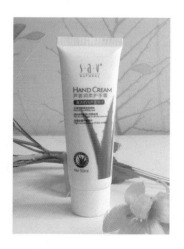

赛维润柔护手霜
参考价：50ML/RMB8元左右

赛维这款润柔护手霜含有85%芦荟成分，有淡淡的香味。擦上去的感觉很润很柔，手上皮肤变得嫩嫩的，但不会油腻，效果也算持久。不到10元大大一支，性价比极高。

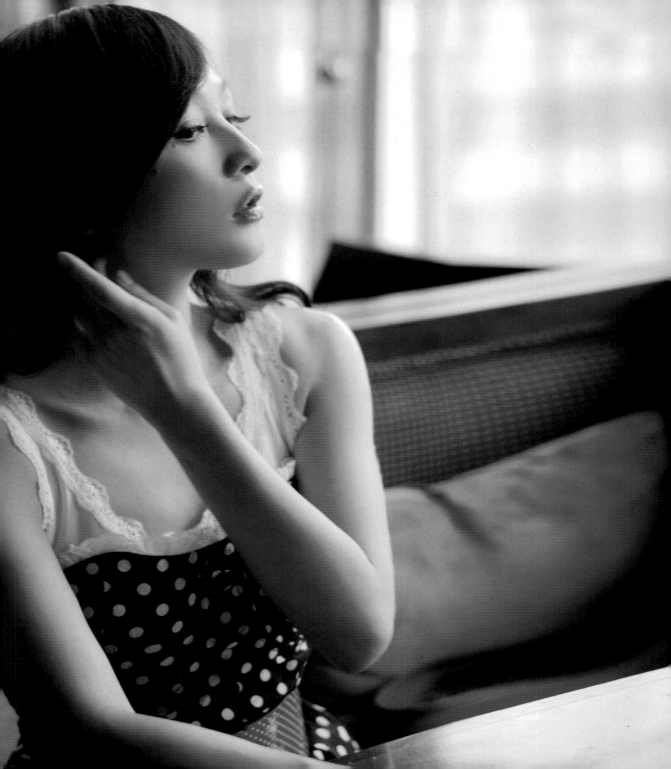

护发宝典

我也经历过染黄毛的拉风阶段，现在返璞归真黑发示人，也许不那么时尚，至少自然健康。

正所谓三千烦恼丝，这真是困扰我多年的问题。本人天生头发又细又软发量少，自己很小的时候就意识到这个问题，掉一根头发也要哀叹半天。后来长大了喜欢赶时髦，把"清朝十大酷刑"都用在头发上：漂白了又染，拉直了又烫卷，接了假发又拆……长期下来，变成了最悲惨的发质：油性头皮、干性发尾。

据我观察很多人都是这样：头皮一天不洗就很油腻，发根贴在头皮上，发尾却干燥分叉，这都是自己折腾出来的。其实要头发健康，只需遵守最简单的原则：不染不烫，定期修剪，多吃养发的食物。

尽量避免染发

跟烫头发比起来，染发的伤害更大。这几年关于染发剂致癌甚至致死的问题闹得沸沸扬扬，媒体曝光市面上多数永久性染发剂含有过敏物质对苯二胺（Para Phenylene Diamine），简称PPD。而PPD接触头皮之后会引起过敏，造成红肿、痒痛、湿疹，更可怕的是会破坏我们体内的血球，造成贫血，当积累到一定量的时候还可能会引发癌症。

染发最麻烦的是要定期补染，不然根部长出黑头发会很难看，等于上了贼船、骑虎难下，导致头皮越来越脆弱，发质越来越干枯。我也经历过染黄毛的拉风阶段，现在返璞归真黑发示人，也许不那么时尚，至少自然健康。

如果就是爱美一定要染，也尽量选择非永久性（semi-permenant）的产品，通常不会有PPD的存在。要注意现在网上热卖的一些强调天然安全的纯植物染发剂其实挂羊头卖狗肉，成分跟一般的化学染发剂没有两样，赫然含有PPD，别被营销伎俩蒙骗了。而且就算不含PPD，能将发色变浅的染剂中一定含有双氧水，分子极小，容易进到皮肤里造成伤害。

所以要减少染发带来的健康问题，最重要是尽量避免染剂接触到皮肤。不管是在外面染还是DIY，染发前至少两天不要洗头，让头皮受到自身分泌的油脂保护。而染之前记得在发际线处涂上像凡士林这样封闭型的油脂产品保护皮肤，能有效把水溶性的碱剂和双氧水挡在外面。

洗发护发的正确观念

本以为到了今天大家已经该意识到洗发跟护发是要分开进行的，不能使用二合一产品，结果不少人听到这个概念仍一脸惊讶和疑虑。这是谁的错呢？

我在大学时所学专业是市场营销（marketing），记得初次接触商品包装、定位、推广背后的秘密，感觉很兴奋。后来懂得越多，越发现不少做marketing的人对消费者缺乏起码的责任感。所谓洗发，并不是清洗发丝，而是单纯的清洁头皮。因为我们的头发长出来以后就是死的，最重要的是头皮上毛囊的健康。头皮喜欢干净、无油脂及汗垢的环境，这样才能保证新陈代谢的健康。而一些二合一洗发水中的大分子润发成分则会阻塞头皮毛孔，造成出油、脱发等状况，所以一定要避免。

而那种洗后感觉特别滑顺的产品也要当心，因为里面多半添加了硅灵（dimethicone或silicone）。这种成分通常添加在润发的产品里，以制造瞬间柔顺的感觉，但不能用在头皮上，否则会阻塞毛孔，造成毛囊无法呼吸。用了添加硅灵的洗发水后，要用大量清水才能冲洗干净，而多数人并没有这样的耐心。这样刚洗完会觉得很滑，但很快头皮就开始出油，头发塌下来，脱发也会越来越严重。所以选择洗发水很重要，如果无法分辨洗发水是否添加硅灵，通常选择透明的洗发水比较可靠。所以要有正确的观念，真正好的洗发水洗完之后会感觉涩涩的，头皮感觉清洁舒畅。之后配合的护发产品主要是滋润发丝，闭合毛鳞片，绝不能涂在头皮上。

●●●应该每天洗发吗？

要不要每天洗发没有固定答案，首先要看你的头皮性质。大家可以动手测试一下，洗发吹干之后5~6小时用吸油纸轻轻按压头皮：

- 如果这时候已经开始出油，在吸油纸上留下痕迹，属于油性头皮；
- 如果吸油纸保持干爽，则是健康中性头皮；
- 两天之后再做同样检测，如果仍没有出油，则属于干性头皮。

油性头皮每天洗是没问题的，不然反而会因油脂过多阻塞毛囊；中性头皮隔一天洗一次就好；干性头皮则根据自己的感觉2～3天洗一次。

其次要看你生活的环境，如果生活在空气污染严重的城市里，觉得总是脏脏的，不管哪种头皮都可以每天洗发，就像我们每天要洗脸一样，关键是洗去灰尘。只不过偏干性头皮可以第一天只用清水冲洗，第二天用洗发水，这样交替着来，油性头皮则可以每天使用洗发水。

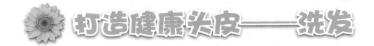

打造健康头皮——洗发

头皮的清洁至关重要，正确的洗发方法有以下要点：

★ **不能用过热的水。** 跟洗脸一样，太烫的水会过度清洁皮肤上的油脂，刺激头皮造成干燥出油的状况。不健康的头皮也跟脸上的皮肤一样，多数是外油内干。所以洗发最好用温水，以不超过38℃为宜。

★ **不要直接把洗发水涂在头皮上。** 最好先挤在打泡网上，加水揉搓出丰富的泡沫，再用这些泡沫来洗发。如果不是每天洗发，可以用泡沫清洗两次。

★ **不可用指甲抠头皮。** 有些人因为头皮痒，洗的时候爱用指甲抠，理发店洗发小妹也会主动为客人提供这项服务。抠的当下是爽了，但指甲容易划伤皮肤不说，还带有很多细菌，更会造成头皮的感染。所以不可贪图一时之快，洗发时只能用指腹轻轻按摩头皮。

★ **不要揉搓发丝。** 洗发水广告上那些揉搓发丝的动作建议大家慎学，因为头发在湿的时候毛鳞片会打开，这样揉搓会让它们互相拉扯造成伤害，头发会慢慢失去光泽变得干枯。所以要特别再啰嗦一句，洗发只是清洁头皮，无需搓洗发丝。而且洗之前最好先用扁平宽齿梳先把头发温柔地梳开，避免清洗过程中纠缠打结而扯掉头发。

●●●枯草的救星——滋润洗头法

不少人的头发因为长期染烫过度伤害，或甚至接了假发，长期处于梳不开理还乱的困境，可以试试我爱用的滋润洗头法：

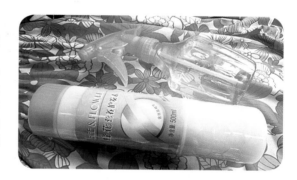

▶ 洗发之前用喷壶装自来水把发尾喷湿，湿润就好，不要有水滴下来，然后抹上护发素。护发素只要抹在靠发尾一大半的部分，不要靠近头皮。这个步骤不需要用太好的护发素来做，去超市买十几元一大瓶的蜂花就很好。这个步骤等于pre-condition，先做好滋润，洗发时就不容易打结掉发。洗的时候先用清水冲掉护发素，头发就已经无比滑顺了，再用洗发水来清洁头皮。

注意不管再好的洗发水，清洁完毕之后一定要用大量清水冲洗干净，这样头皮才能保持洁净，进行充分透气呼吸。洗完之后再把护发素或发膜涂在耳朵以下的发尾，稍加停留后冲洗干净。

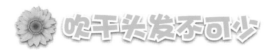

吹干头发不可少

从小就听说吹干头发会损伤发质，所以洗发之后都只用毛巾挤干，不管天冷天热都顶着一头湿发到处跑，等它自然风干。相信不少人都是这样做的吧？其实又是错误观念。

诚然，用过热的风来吹干头发的确会造成一些伤害，其实不吹的伤害有过之而无不及。为让头发干得快，很多人用毛巾用力挤或搓，甚至用掸灰尘的方式大力掸掉水分。殊不知当头发湿润的时候因为毛鳞片张开非常脆弱，这样粗暴的行为很容易造成干枯分叉甚至断裂。而且湿发出门在冬天容易感冒，湿气进入体内造成不适和疾病。湿着头发睡觉就更不可为之，起床后保证头又痛又晕。所以洗完之后要彻底吹干头发，关闭毛鳞片，还要照顾到头皮，这就要选个称职的电吹风。

▷ 这款沙宣负离子陶瓷吹风方便家用，有两档不同强度的热风和一档冷风。负离子能够把水分打成微小的粒子，保持头发滋润度，营造柔顺光滑的质感，更能阻止静电的产生。吹出来的风感觉很柔很润，真是货真价实的负离子感。而且功率够大，不到十分钟就能把头发彻底吹干，适合赶时间的人使用。

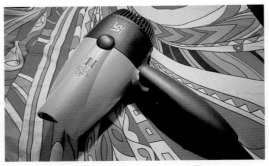

沙宣1600瓦特双重负离子陶瓷COMPACT电吹风
参考价：RMB200元左右

●●●吹整也要讲求方法

Step1：洗完发之后先用强力吸水毛巾包住，轻轻按压吸干多余的水分。

Step2：用大功率的热风从下往上吹，离头发10公分左右不停移动吹到七八成干，避开头皮。

Step3：换冷风彻底吹干，能有效关闭毛鳞片。尤其要记得用冷风吹干头皮，边吹边用手指抓松，会有定型作用，让发根站起来不会塌塌的。

Step4：用小功率的热风稍微吹干刘海，梳顺之后带上发卷再吹一分钟左右，最后用冷风彻底吹干定型。还有个小秘方，就是用魔鬼发帖粘在刘海外层，这样吹的时候头发不会翻开来，吹干以后放下刘海，随意拨到一边，就会看起来蓬松自然。

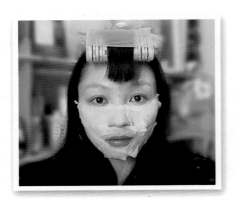

◁ 洗澡之后边吹头发边敷脸，节省时间。

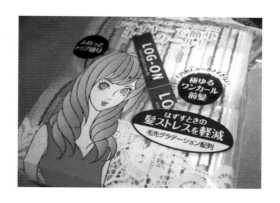

这是我在香港又一城的LOG-ON找到的刘海专用发卷,日本人对发型那么有心得,这种小道具应该会好用。它造型非常特别,是大大的椭圆形,吹出来的弧度特别自然。里面还有金属导热丝,能增加定型效果,的确超越一般发卷!

打理卷发好帮手

发量少的人都爱烫发,看起来蓬松比较丰厚。我也一直羡慕杂志上美女们的大波浪卷发,看起来是那么浪漫,但自己很难做出那种效果。刚刚烫完,经过发型师的专业吹整还好,洗几次之后就塌掉了。其实有些小工具,让我们自己在家也能轻松打理出浪漫大波浪。

去美发沙龙吹整过卷发的同学都见过这种烘罩吧?它能让头发吹出柔软蓬松,充满空气感。这种专业发廊在用的烘罩现在网上几块钱就能买到,基本上所有型号的吹风都能插上就用(不过之前介绍的沙宣陶瓷负离子吹风口是扁的,没办法用这个)。

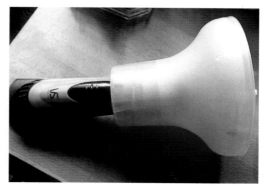

万能电吹风罩
参考价:RMB5元左右

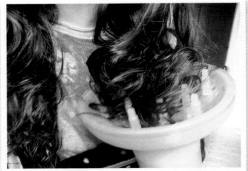

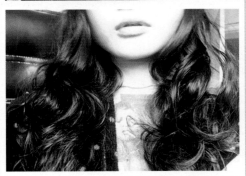

只需洗发之后擦干在发尾抹上免洗护发素，用正常风筒吹到8成干，然后插上这个烘罩，把头发放在里面吹干即可。如果风筒有冷风档的，最后再用冷风吹一下，定型效果更好。

我有时候会在发尾擦点芦荟纯露，有滋润和轻微定型的功效。当然要长时间强力定型最好用点慕斯类产品，不过我不喜欢擦太多东西在头发上，更不喜欢有些啫喱水把头发变得硬硬的效果，还是柔软自然点好。

烫发虽然不像染发那么伤，但也不能经常为之。我留了三年多的直发后，那年为去普吉岛度假第一次烫卷，效果那叫一个好，自然波动有光泽，人见人爱。半年后贪心又去补烫了一次，结果不知是发型师操作失误，还是头发本身不如第一次烫之前健康，出来的效果很糟糕，发质变得很毛。无奈之下只好剪短了，而且大半年都只能绑马尾。后来经过密集护理慢慢变长了，卷度也变直了，再也不敢轻易去烫了。

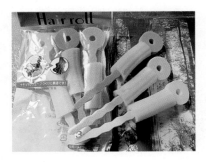

日本大创卷发棒
参考价：一包三支/RMB15元左右

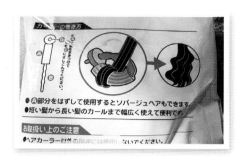

但还是迷恋卷发的感觉，曾买过网上热卖的泡沫球发卷，感觉很难定型。还买过沙宣的陶瓷卷发棒自己试着卷，但人笨手拙怎么也卷不好，还很怕把耳朵烫了。直到遇见这个大创卷发棒，没想到这么便宜的小工具竟有如此好的效果。

质地也是泡沫的，构造简单，使用说明一目了然。

▷ 我买了两包，六根对我的发量来说绰绰有余了，就算分得很细也只需要四五根就够了。最好在洗发之后用，先用热风把头发吹到八九成干，稍微有点润的时候上卷，再用冷风彻底吹干。如果不想洗发，就用水把头发稍微喷湿再用，同样也用冷风定型。

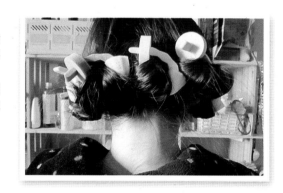

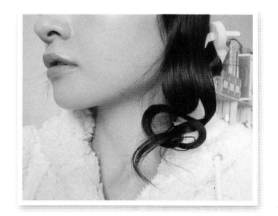

◁ 我早上起来洗完发吹干后就卷起来，然后化妆换衣服，半小时之后拆下来就这么卷了。

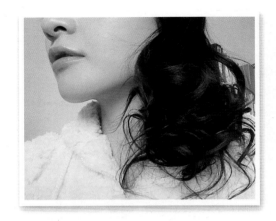

○ 想要效果自然一点，就把发卷拆完之后用手稍微抓松，效果刚刚的！到现在几乎每天都用，总结了一下这个卷发棒的要点：

>>>要想卷度比较强就多卷几个，如果希望有自然的大波浪就少卷几个，像我后来就用三个卷整头，卷好之后是微卷的大波浪，很好看。

>>>卷的时间越长，持久度越高，如果整晚睡觉都卷着，第二天拆掉后一整天都是超卷的，也不用喷定型发胶，比用电卷棒做出来的效果更好。

>>>发质比较软，或者烫过的头发容易上卷度。如果发量多发质又硬的话应该也是可以的，不过可能卷的时间要长一些效果才好。

>>>因为不需要加热，这种卷发方式可以说完全不伤头发，而且操作非常容易上手，比电卷棒安全得多。

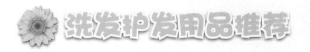

我家的浴室里随时至少有七八种洗护产品交替使用，以免长期使用某一种造成疲劳。至于每次具体用哪瓶，则要看当天头皮状况决定。

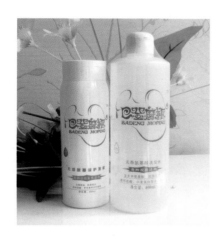

巴登魔瓶无香氨基酸洗发水
参考价：400ML/RMB55元左右

无香氨基酸护发素
参考价：250ML/RMB38元左右

这款洗发水采用温和的氨基酸起泡技术，PH值为最适合头皮环境的弱酸性5.5，不含香精、香料等刺激成分，是很优秀的日常基础洗发水。

它的泡沫很细腻，洗得非常干净。长期用错洗发水的人试试这款，才能体会真正洗干净的感觉。护发素质地很稀，很像专业沙龙级品牌护发素的感觉。以前以为护发素就该是那种超市货，为浓稠的质地。后来用过之后才知道这种稀稀的护发素，涂在头发上过3~10分钟左右冲掉，头发变得轻盈顺滑，如浴春风。

油性头皮还可以把这款无香洗发水搭配有控油效果的薄荷、迷迭香或薰衣草精油一起用，每次加入2~3滴混合打泡再洗发。用完一瓶就能改善出油现象，慢慢将头皮调节到中性。我一个闺蜜从小头皮就巨油，如果用超市洗发水，早上刚洗过到下午刘海就会贴在额头上，但发梢又会干枯分叉，头皮还发痒。用过巴登魔瓶之后，她惊呼出油现象大有改善，到第二天才会稍微有点油，头皮不痒了，掉发也减少了，而且发梢健康有光泽，人见人问用的什么洗发水。估计这是因为以前毛囊都被硅灵阻塞，现在终于把头皮洗干净营造出了健康的环境。她爱上了就懒得换，持续用了两年之后感觉效果不如当初好了。其实再好的东西长期用也会有抵抗性，最好经常换换。

干性头皮则可用它作为每周一次的深层清洁，无需每天使用。

这的确是给马用的洗发水，符合我一贯的小白鼠精神。其实这个牌子是欧美价值连城的名驹专用洗发水，也是许多好莱坞以头发漂亮出名的明星如Sarah Jessica Parker，Jennifer Aniston等人的爱用品牌，被称为best kept secret。它的卖点在于含有多种高浓度的蛋白滋

美国箭牌马用洗发水MANE'N TAIL SHAMPOO
参考价：473ML/RMB65元左右

深层护发素 DEEP MOISTURIZING CONDITIONER
参考价：355ML/RMB90元左右

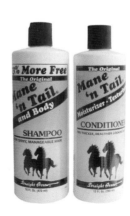

润头发，更能让发根"站起来"，使头发看起来比较丰厚。我用这套洗护完吹干后效果非常明显，披着头发的时候也显得发量很多。

这款适合任何头皮使用，但发质受损干枯的人应该在洗之前先润发，避免干燥打结。

左边那一罐是胡萝卜油免洗护发素，质地比较清爽。每次洗发后擦干头发，取一点在手心搓化，均匀抹在发尾上。这种产品能滋润发尾防止开叉，也能减轻吹风对头发带来的伤害。

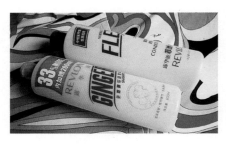

美国露华浓REVLON生姜精华洗发水
参考价：600ML/RMB25元左右

FLEX菲丝蛋白洗发水/护发素
小样参考价：100ML/RMB5元左右

中医认为用生姜汁擦头皮能促进血液循环，起到生发的作用，但一般人在家用姜汁擦头毕竟很麻烦，那就可以试试露华浓这瓶生姜精华洗发水。倒出来有很浓很纯正的姜味，泡沫也很细腻，但因为清洁力强洗之后头发有点干。我一般一星期用一次作为深层清洁，而且要搭配强力的发膜使用。至于能不能让头发长得多不好证明，我的要求很实际：把我已经有的那几根固定住，别有变少的趋势就谢天谢地了。

蛋白系列则是露华浓几十年不变的老配方，成分朴素、含有丝蛋白和维他命原B5，一套配合使用，洗后头发轻盈丰厚，不愧是经典产品，据说美国原产的更好用。

PHYTO是法国著名的植物护发品牌，是很多明星爱用的。它的特别之处在于从创始之初就坚持采用玻璃瓶和铝质包装，以将防腐剂含量降到最低，而保护高浓度的有效成分不会变质。这款洗发水的主要诉求是强健头皮和发根从而达到抗老化的目的，专门针对女性脱发现象。它的味道很好闻，有种缤纷的热带水果味道，泡沫并不是太多，不过洗完之后觉得头皮很干净，头发有种健康、强韧的质感。

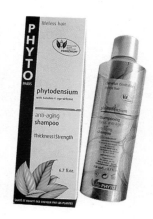

法国发朵活力再生洗发水
PHYTO ANTI-AGING SHAMPOO
参考价：200ML/RMB140元左右

来自英国的专业护发品牌TIGI旗下有很多好产品，这套燕麦蜂蜜洗护系列是受损发质专用的。它有着香甜的蜂蜜味道，让洗发也变成一种享受。这一套非常滋润，适合干性头皮和干燥发质使用，修复效果不错。

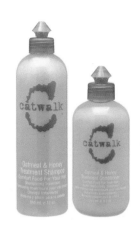

英国TIGI CATWALK燕麦蜂蜜洗发水
TIGI CATWALK OATMEAL AND HONEY SHAMPOO
参考价：350ML/RMB85元左右

燕麦蜂蜜护发素OATMEAL AND HONEY CONDITIONER
参考价：750ML/RMB250元左右

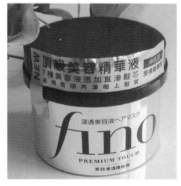

感觉发质毛糙的时候，我每次洗发都用发膜来当护发素，因为用量大一般都买平价产品。这罐价位合理的发膜连续三年蝉联COSME护法大赏桂冠，性价比超高。它宣称含有"七种顶级的美容液合成的超顶级美容精华液"，打开是很浓厚的霜状，洗发后把水挤干抹在头发上，味道是很好闻的花香。发膜停留的时间越长越好，我通常都等待个10分钟左右再冲掉，头发会变得无比顺滑强韧。它的功效就是改善头发的毛糙，用后打结的情况也减少了。很多人说染烫后的头发用它作护发素天天用，修护效果很好，我去台湾地区遇到屈臣氏打折一口气囤了四罐，送给发质极硬又干燥的妈妈用也大受好评。

日本资生堂FINO高效渗透发膜套装
参考价：230G/RMB65元左右

这瓶名字很惊悚，其实并不是真的添加母乳，而是模仿母乳的滋养成分做出的配方。它内含保湿的蛋白质氨基酸，再加上汉方植物精华，闻起来倒是没什么奶味。质地比FINO稀一点，但滋润效果相仿，我也是爱它便宜大罐可以放手用。

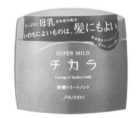

日本资生堂 CHIKARA母乳精华深层修护发膜
参考价：200G/RMB60元左右
（图片来自品牌官网）

●●●自然卷和大枯草的救星

○ 椿油是日系护发产品里爱用的成分，其实椿就是山茶花，山茶油在日本从古代就被封为护发圣品，具有把头发变黑和强韧的效果。这是我在台湾地区微风广场专门贩售日本商品的HANDS买的，贪图它外形有趣，结果买来之后发现并不适合我。这并不是说产品本身不好，这个小小的梳子还挺高科技的，特殊设计的梳齿上布满了五万个纳米级微孔，里面充满了山茶油，能边按摩边滋润。但我的头皮本来就偏油，用了之后头发全都塌下来黏在头皮上。

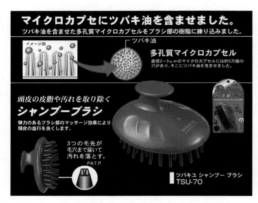

日本IKEMOTO天然焗油护理洗发按摩梳
参考价：RMB70元左右
（图片来自品牌官网）

甲之砒霜，乙之蜜糖，这个梳子成为我母亲的大爱。她的发质跟我完全相反，有点微微自然卷，发质粗硬又蓬松，头皮偏干，一周洗一次发都不觉得油。她用这个按摩梳仿佛枯木逢春，看电视的时候就顺手用来按摩头皮，按一阵之后头发服帖顺滑，正是她一直追求的境界。所以头皮偏干、发质毛躁或天生自然卷的人不妨试试这款，常按摩也能让头皮更健康。

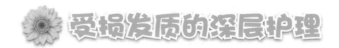

受损发质的深层护理

上次烫坏了头发后郁闷好长时间，一度想去烫直，其实这是更伤头发的。所谓离子烫，根本就是把头发烫死了。这种技术是用高温的夹板把毛鳞片处于完全打开状态下的头发夹变形，从椭圆形夹到扁平，才会不再弹回去。表面上看起来光滑柔顺的直发，其实已经失去了活力与弹性，发质变得脆弱，容易分叉更容易断。

已经受损分叉的头发想再修复回来很难，只能下狠心剪掉，再长出来的头发才更健康。我见过不少人爱用随身携带的指甲刀来修剪分叉，千万别这样做，因为若刀面不够锋利，就算剪完之后还会再分叉。其实现在要买发型师专用剪刀也不贵，在网上挑个50元左右的就很好了，合适的工具是非常重要的。

剪掉分叉后如果发质还是毛糙，就要常做深层护理，尤其染烫前后都要给头发额外的呵护。去外面做护理价格不菲，还要忍受发型师巧舌如簧推销各种产品，不如自己DIY，经济实惠效果不打折。

其实护理的关键在于加热，建议买顶电热焗油帽，洗发之后擦干多余水分在发尾涂上护发素或发膜。在发廊里很多小妹做这一步时会疯狂用梳子扯开湿头发，这绝对是错误示范，会损伤毛鳞片。对待湿头发一定要温柔，用手一缕缕轻轻分开，边抹上发膜边轻轻顺着头发生长的方向按摩，不可一阵乱揉。抹匀之后带上浴帽，再罩上焗油帽加热。焗油过程半小时至一小时，之后用温水冲干净，最后再用冷水淋一遍更能增加头发的韧性和光泽，然后照常吹干就行了。护理的频率视发质状况而定，通常每周一到两次，而我在头发最糟糕的时候几乎隔天就做一次。

有专家从理论角度指出，这样蒸头发，营养成分也无法进入发丝深处发挥作用，只能对表面起到整理作用。不管理论怎么说，我亲身体会到焗油的强大效果，让被误烫成小卷的头发护理几次之后就变成大波浪，而且恢复了往日的光泽。而有了焗油帽，就算不用昂贵的发膜，搭配普通护发素使用也能大大提升功效。

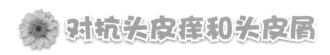

对抗头皮痒和头皮屑

自从慎选洗发水以来，头皮痒的情况大有改善，不过时不时还会发作。每次头皮开始痒，我先问自己：

★ 洗发的时候水是不是太烫了？
★ 有没有不小心用指甲抠头皮了？
★ 会不会洗发的时候没有彻底冲干净？
★ 是否没吹干头皮就睡觉了？
★ 枕巾会不会换得不够勤？

头屑和头皮痒的成因很复杂，如果以上问题的答案都是NO，那可能就是真菌感染了，要用药来解决。

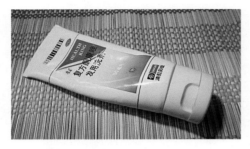

康王复方酮康唑发用洗剂
参考价：50ML/RMB18元左右

◀ 其在各大药房有售，所含酮康唑为广谱抗真菌药，对皮肤癣菌和念珠菌均有抑菌或杀菌作用，用于治疗和预防多种真菌引起的感染，如头皮糠疹（头皮屑）、脂溢性皮炎和花斑癣，能迅速缓解由脂溢性皮炎和头皮糠疹引起的脱屑和瘙痒。

我本来对这样名字古怪的药充满恐惧，以为会很难闻，结果挤出来是有清新薄荷香味的透明gel。按照说明涂在头皮上，等待3分钟后冲掉，头皮感觉无比清凉，头发也不会太干燥，不过搭配滋润护发素使用更好。用过一次之后头皮状况就明显改善，但它毕竟是药，不能当成洗发水长期用，要严格按照说明书规定的频率和周期使用。

▶ 海伦仙度丝也就是内地的海飞丝，两种版本我都用过，个人感觉只有港版才有明显的止痒止屑效果。这系列产品中最好用的是这款能用在头皮上的护发素，在以往，只有在高端专业品牌才能找到这样的产品，还添加了专利抗屑活化头皮的成分"活肤锌"（zpt）。它分为干性、油性和敏感性专用，这三种头皮异常都会导致头屑和掉发，我选的是油性头皮用的薄荷。

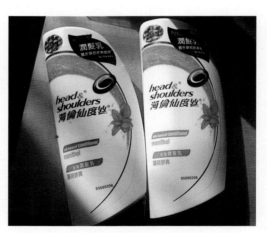

美国海伦仙度丝薄荷舒爽去屑润发乳（港版）
参考价：400ML/RMB45元左右

头皮洗干净之后涂上，感觉强力清凉、有清醒头脑的作用，而且对发丝的滋润效果也很好。冲洗完，头上会一直带着清凉的香味，而且坚持用了一段时间头皮出油现象有极大的改善，用过之后即使隔天洗一次发也不会痒了，头屑也明显减少。

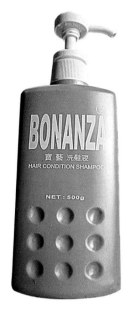

中国台湾宝艺 KSOP洗发液
参考价：500G/RMB138元左右

◀ 不知为什么2008年夏天皮痒再次发作，这已经成为一场噩梦了，经常半夜把自己抓醒，头皮屑也变得比较严重。以前发作用海伦仙度丝和康王能很快压下去，这次简直无敌了什么都没效，每天痒得抓狂，几乎随时都在挠头。就在快绝望的时候朋友强力推荐这款洗发水，说自己和妈妈的顽固性头痒就是用它治好的，抱着急病乱投医的态度买来试试。

超大一瓶浓缩洗发水，质地非常浓稠呈乳白色，跟我近年爱用的透明氨基酸系洗发水不同。只用挤一下就能在打泡网上搓出绵密的泡泡，再用这些泡泡来按摩头皮，洗了两次之后冲干净。洗完并没有马上特别舒服，但痒的感觉的确减轻了，当天晚上没有再把自己抓醒。再接再厉继续用，我不确定是里面什么成分起了作用，但是真的有效！洗了一段时间之后头皮基本不再痒了，头屑也几乎没有了，真想大喊哈利路亚——看了网上不少关于这个产品的评价反馈，多数人都称赞有效止痒，并且以往容易出现的大块头屑也消失了。

它还可以用来洗澡。正好小队长皮肤干又太爱洗澡，每年到冬天小腿都会奇痒无比，擦什么润肤霜都没用。他本来是不屑试用我捣鼓的这些东西，但也是抱着急病乱投医的心态用了，居然只用了一次就治好了这个长期困扰他的问题。

▷ 这个净化水用途很多：痘痘皮肤可以用来除菌抗痘，有伤口可以用来消毒，居然还能喷眼睛，我就试过在眼睛干涩的时候当眼药水来滴。不过用得最多的还是用来喷头皮，喷完稍微按摩一阵，搭配洗发水双管齐下对抗头痒、头屑，效果相当不错。

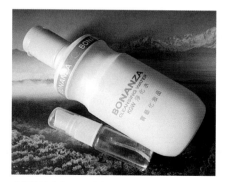

中国台湾宝艺KGW净化水
参考价：270ML/RMB110元左右

头发能长得快一些吗

女人总是爱折腾，长发的时候觉得短发清爽，真剪短了又做梦都想长回来。想要头发长得快又好，最主要是每天按摩头皮，促进血液循环，让毛囊充满活力，所以每天用正确方法洗发的人会感觉头发生长速度较快。如果不能每天洗发，则可以用配合发根营养液来按摩。

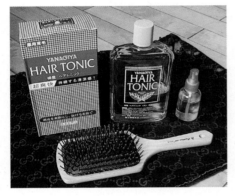

日本YANAGIYA柳屋发根营养液
参考价：360ML/RMB105元左右

这是日本有四百年历史的老牌子，汉方成分包括龙胆、苦参、人参和延命草萃取，专为养毛育毛设计，长期使用能让稀细的头发变得强壮。淳朴的包装大大一瓶，闻起来就很清凉，涂在头上感觉很爽。唯嫌玻璃瓶不好操作，我都先倒进小喷瓶里，每次用的时候拨开头发喷在头皮上，然后用宽齿气囊梳轻轻按摩。用的那段时间头发真是疯长，基本两个礼拜就要修剪一次刘海。

注意油性头皮喷了这个可能会有点黏，所以我通常头天晚上用这个按摩，第二天早上起来洗发也觉得头发有更滑顺更强韧的效果。

●●●食补护发

要想头发好，除了外用品，最主要是从内部食疗。中医认为头发是肾脏的外在表现，只有肾气足了才能长出健康光泽的头发，而所有的黑色食品几乎都是补肾的，比如黑豆、黑芝麻、黑米、黑木耳等。另外**女人还要加强补血**，血气足了头发会旺，可多食红枣、红豆等。

至于乌发圣品何首乌，它的神奇效果则是我亲眼从外婆身上看到的。外婆因为糖尿病和胆结石病痛缠身，又做了好几次手术，前几年头发全部变白，而且掉得很稀疏。三年前她打听到这个方子，把何首乌磨成粉，每天坚持吃两勺。奇迹不是一天出现的，但的确发生了，她现在又长出一头浓密的头发，而且一部分还变黑了，看起来完全不像是70多岁的人。

中医说何首乌可是有生熟之分的，新鲜采挖的首乌经晒干或烘干后，就是生首乌；而将生首乌与黑豆汁拌匀，蒸至棕褐色，晒干成黑色，称为制首乌，也就是熟首乌。熟首乌补肝肾、益精血，且温而不燥，补而不腻，实为滋补之良药。对于劳累过度的职业女性来说，熟首乌才是最好的滋补良药。而且首乌还有促进神经细胞生长，提高肝细胞转化及代谢胆固醇的能力。

这些东西都要长期食用才有效，最简单的吃法就像减肥篇中介绍的，用这些材料磨成粉每天早上加豆浆或牛奶当早餐，减肥、美容还能美发。另外每天一把坚果，里面的不饱和脂肪酸和维他命E也是对头发很好的。

救救我，不要掉头发

好羡慕天生发量多的妈妈，她说年轻时头发多到没事自己就扯一些下来玩，反正资源丰富——这是种怎样的境界啊！掉头发是我最恐惧的事，毕竟全部家当还比不上人家三分之一呐。其实掉发是人体正常的新陈代谢，一天掉100根以内都是正常的，不必过分揪心。只要注意洗护手法，并多吃养发食物，观察到头顶上有短短的小头发冒出来问题就不大了。

而如果在没有更换洗护用品的情况下，掉发量突然异常地多，要自己检测是否为以下原因：

★压力过大。当我们用脑过度，或者过分紧张，导致头部血液供氧不足就会引起掉发。这点我深有体会，每次要开新班，或者第二天一大早就要起来上课，就会莫名焦虑，睡觉都梦到考数学，隔天起来洗发就狂掉。这点恐怕没有什么产品或药物能够治疗，除了尽量自己调节、放松心情，保证睡眠充足，还可以用食补的方法来改善。

★换季因素。每到季节交替的时候，尤其在进入秋冬时节，掉发量就明显增加，这就跟动物在冬天来临之前换毛一样正常。但是春秋两季掉发还与天气干燥、不做好护理等因素有关。

2008年秋天我就明显感觉掉发比较严重，压力跟换季因素混合，感觉随时身上都挂着几根掉下来的头发，洗发时也掉得厉害。有天突然想起pre-condition，就是在洗发之前先用护发素润一次，居然掉发数量明显减少了，原理就是先滋润了头发使其不容易在清洗过程中打结。看来人真的是懒不得，我自己发明了那个方法之后经常嫌麻烦或赶时间省略了这个步骤，白白掉了那么多头发啊！

★脂溢性脱发。主要是因为皮脂溢出过多，堆积在毛囊周围，甚至压迫或堵塞毛囊孔，对毛发正常生长制造障碍，另外皮脂分泌物中的油酸、亚油酸等过量时对毛囊有毒性作用，导致毛发中毒、枯萎、脱落。这种情况多发生于皮脂腺分泌旺盛的青壮年，从头顶开始蔓延，头皮油腻而发红。

如果病症尚不算严重，可以用康王洗剂来对付，同时注意少吃油腻和辛辣食品，少抽烟喝酒熬夜。若还不见效请尽快就医。

★水质原因。各地水质的硬度不一样，偏硬的水含有大量矿物质，就会引起掉发。所以不少学生说到了英国就狂掉发，应该是那边的水质很硬吧。我觉得成都的水质一直还好，可是2008年大地震之后就变了，头发开始不正常地猛掉。身上随时感觉有头发挂着，洗发就掉一大把，房间也满地都是，简直触目惊心。问了不少朋友，他们甚至夸张地说头发都快掉光了。通常在换季的时候掉发是正常的，但这样长期的持续的掉就有问题了。本想用些生发产品会有帮助，头发长度倒是增加的快，该掉的还是照样掉，直到那年秋天去普吉岛旅行才发现真正原因。

在岛上洗发时就觉察到，平时在家洗发起码会掉个十几二十根，在这里洗就掉个两三根，而且用完洗发水还没上护发素头发就已经很柔顺了。跟小队长讨论这个问题，他认为是泰国的水很软，而成都的水太硬，这就让我想起家里烧水壶里的确总有一层水垢。那如果成都的水一直就硬，为什么地震以后掉得更凶呢？又联想到报上说地震后怕水源被污染，自来水每天都大量消毒，用饱含消毒成分的硬水来洗头，不掉发才怪。想通了这个问题，我心里无限悲哀，因为还不得不回到这个地方。回来第一天晚上我洗发，又是大把大把的掉头发了，郁闷两个字就是这样写的。

有同学跟我介绍了软水机，软水机是直接连接水管总闸的，可以对全家所有的生活用水进行软化。刚装好的时候师傅就叫我们一起来测试用肥皂洗手，打一点点肥皂就出了很多泡沫，而且无论怎么冲洗都感觉手上滑滑的，跟平时用肥皂洗手那种干涩的感觉截然不同。师傅一走我们两个就迫不及待要洗发，小队长先进去，洗完之后宣称自己的头发不用conditioner也silky smooth。我赶快接上，洗的时候还是有掉头发，但大概只有平时掉的一半还要少一点。想起我在普吉岛那几天也是开始有点掉头发，走之前最后一次洗发就基本只掉几根了，可能自身有个慢慢的净化过程。洗完吹干之后觉得头发比较蓬松，不会像以前那样贴在头皮上。后来再洗一次比一次掉得少，真是变成了一大享受。而且用软水来洗脸、洗澡，还能保持皮肤柔软润泽，用来洗衣服色泽也会更鲜亮。

但软水有个缺陷，就是不适合大量饮用。因为其中离子交换的原理，用粗盐中的钠离子交换了水中的镁离子和钙离子，长期饮用会造成微量元素的缺乏。我自身的体会则是软水喝起来有点咸，一开始还不觉得，结果越喝越口渴。我喝水量又大，狂喝了一天软水几乎有点脱水的现象。第二天赶快联系了送桶装水的大叔。所以如果要安装软水机，就用它来洗澡、洗发、洗衣服、洗碗，另外喝桶装矿泉水就行了。

有不少人分不清软水机、净水机和纯水机的概念，请看：

	功能	特点
净水机	能够过滤掉自来水氯气、杂质等，最后出来的水能够达到生饮的标准，保留了自来水中对人体有用的矿物质。	没有电机，不需要电源，靠水压驱动过滤。没有储水罐，比较好的为五级过滤，第一级为滤芯，第二和第三级为活性炭，第四级为中空丝膜或陶瓷过滤，第五级为精致活性炭，主要用于改善口感。
纯水机	过滤掉自来水中所有物质，出来的水相当于瓶装纯净水，把水中的各种有害有益的矿物质都过滤掉了，这样长期饮用容易造成体内矿物质缺乏。最好添加麦饭石，这样出来的就是矿物质比较丰富的矿泉水了。	有电机，需要电源，有储水罐，一般为五级过滤，第一级为滤芯，第二级和第三级为活性炭，第四级为用于宇航技术的RO逆渗透膜（此为核心），第五级为精致活性炭，主要用于改善口感。可加第六级放置麦饭石。
软水机	主要是软化水，去除水中水碱，不能直接饮用，是生活用水，比如洗澡、美容等，好的美容院都用软水机给客户做美容。	通过树脂过滤，定期放置大粒盐恢复树脂活力。

如果有条件的话，家里最好装一台软水机、一台净水机，毕竟水对人体至关重要。有人说在学校没条件装软水机，就用桶装纯净水烧开了洗头，非常麻烦但也很有效。

参考文献

《水是最好的药》，（美）F·巴特曼医学博士著，吉林文史出版社，2008。

《我就是化妆品达人1～3》，张丽卿著，广西科学技术出版社，2008。

《美肌革命》，（日）佐伯千津著，中信出版社，2007。

《美丽圣经》，（美）宝拉·培冈著，安徽文艺出版社，2006。

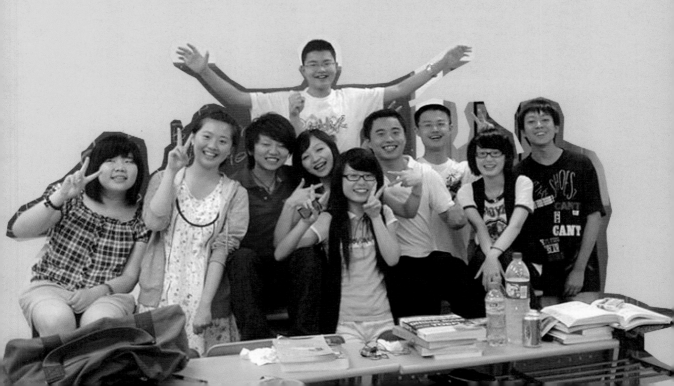

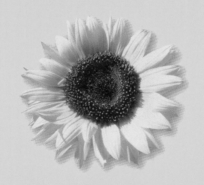

图书在版编目（CIP）数据

后天美女养成记：升级版 / 小腻腻著． — 北京 ：
经济科学出版社，2011.11
　（小腻腻的向日葵小班系列丛书）
　ISBN 978-7-5141-1179-8

　Ⅰ．①后… Ⅱ．①小… Ⅲ．①女性-保健-基础知识
②女性-修养-通俗读物 Ⅳ．①R173②B825-49

中国版本图书馆CIP数据核字(2011)第212485号

策划编辑：刘　瑾
责任编辑：刘　瑾　宋艳波
责任校对：杨　海
版式设计：水彩田视觉
封面设计：程　莹
特别感谢：郝博莹

后天美女养成记（升级版）

小腻腻　著

经济科学出版社出版、发行　　新华书店经销
社址：北京市海淀区阜成路甲28号　邮编：100142
总编部电话：88191217　　发行部电话：88191540
网址：www.esp.com.cn
电子邮件：esp@esp.com.cn
北京市十月印刷有限公司印装
889×1194　24开　11.75印张　150000字
2012年3月第2版　2012年8月第6次印刷
ISBN 978-7-5141-1179-8　定价：48.00元